U0226091

常见中药
临证妙用

蒋远征 编著

海峡出版发行集团
THE STRAITS PUBLISHING & DISTRIBUTING GROUP

福建科学技术出版社
FUJIAN SCIENCE & TECHNOLOGY PUBLISHING HOUSE

图书在版编目（CIP）数据

常见中药临证妙用/蒋远征编著．—福州：福建科学技术出版社，2021.4
ISBN 978-7-5335-6361-5

Ⅰ.①常… Ⅱ.①蒋… Ⅲ.①中草药－临床应用 Ⅳ.① R285.6

中国版本图书馆 CIP 数据核字（2021）第 018014 号

书　　名	常见中药临证妙用	
编　　著	蒋远征	
出版发行	福建科学技术出版社	
社　　址	福州市东水路 76 号（邮编 350001）	
网　　址	www.fjstp.com	
经　　销	福建新华发行（集团）有限责任公司	
印　　刷	福建新华联合印务集团有限公司	
开　　本	720 毫米 ×1020 毫米　1/16	
印　　张	20	
图　　文	320 码	
版　　次	2021 年 4 月第 1 版	
印　　次	2021 年 4 月第 1 次印刷	
书　　号	ISBN 978-7-5335-6361-5	
定　　价	188.00 元	

书中如有印装质量问题，可直接向本社调换

自 序

　　吾十有三，家母患血崩症（功能失调性子宫出血），屡医无效，幸蒙当时居住在下杭路 105 号的福建省中医妇科泰斗孙朗川主任精心医治，霍然而愈。家母数次恳求孙老收我为徒，蒙孙老俯允，吾从此开始了中医启蒙生涯。

　　舞象之年，以中医学徒身份，插队到浦城县临江公社七墙大队任"赤脚医生"。因拯救一名为"五步倒"（蕲蛇）咬伤而致七孔流血、生命垂危的少年，受到《福建日报》（农村版）报道宣传，一时名声大噪，求诊者众，被保送参考，1973 年考入福建医科大学中医系学习深造。

　　求学期间，蒙第一批国家级名老中医药专家赵棻教授青睐，侍诊赵老案侧，勤于学习并及时总结赵老的宝贵临床经验，整理十余篇中医论文，发表在《中医杂志》《新中医》等专业杂志上，破格提拔为赵老临床助手；1987 年经过福建省卫生厅考核，晋升为内科主治中医师，长期在福建省人民医院工作，服务桑梓，受到群众的好评。

　　1989 年始，本人因医治《传奇夫人》主角原型黄依娇女士疾病，取得较好效果，先后接受玻利维亚、日本、加拿大、新加坡等国邀请，赴海外行医讲学，医治了不少政商显要。1995 年 11 月以《中医针灸镇痛原理探讨与临床应用》一文，参加在新加坡举办的世界第三届中医与针灸在临床医学的新进展学术交流会，当场表演针灸镇痛操作，技惊四座，引起与会者重视。2003 年在加拿大卑诗省温哥华考取到加拿大最高级别中医行医执照。特别是自创"蒋氏改良腹针术"后，治愈疑难病症颇多，受到好评。

2011 年因照顾家人，慨然回国，先后在福州瑞来春堂、博医汇等坐堂应诊。并在临床工作中，带教青年中医近二十人，其中有硕士研究生（包括一个从韩国来我国就读的女硕士研究生）、本科生及中专生。发现他（她）们对中药的临床运用及认识还不够全面，急需有一部便于临床掌握、能够朗朗上口、易于记诵、通俗易懂的中药科普读物，供他（她）们掌握。

另外，有一些病人也希望我能写一些中药科普读物，以便大家加深对中医中药的认识。在家中遇到一些小伤小病时案头有一个参考资料。

我考虑良久，先师赵棻教授曾经说过：给人以鱼，不如授人以渔。你给人们治好一次病，患者心存感激。但你如果能把防病治病的中医药知识传授给大家，那就能发挥更大的社会效益。我想到能让大家深入了解中医药知识最佳切入点，就是从介绍中药着手。就像先有神农尝百草，才有了《神农本草经》，到了春秋战国《黄帝内经》的出现，就是先有实践，然后就有了理论的升华。

从 2019 年 3 月开始，我在微信和微博上坚持写《每日一药》，在这基础上精选出 158 种中药，重点在临床应用上加以重点阐述，并更名为《常用中药临证妙用》出版。

我把这些想法向博医汇任福董事长汇报后，得到他的认可与大力支持。

《常用中药临证妙用》不但真实记载了本人行医五十余

年许多临床经验，也记载了先师赵棻教授，福建省许多著名中医界老前辈如孙朗川主任、周绍奇主任、严守正主任，北京四大名医之一施今墨老师，以及外省许多中医名家的临床验方、效方及临床用药经验。这些药方既可以供广大青年中医药工作者临症借鉴，也可以供广大民众在需要中医中药治疗时，案头有参考资料。这是本书出版的初心。

历史上庚子年多是多灾多难，今年也不例外，新冠病毒肺炎波及整个世界，对每一个国家都是重大的考验。能在庚子年出版《常用中药临证妙用》，既有以中药制疫的深刻寓意，亦有以科普读物形式，推广中医药知识，以增强我国民众体质之实际意义。

在本书编写过程中得到妻子吴爱慈各方面大力支持，全书录入得到我儿子蒋天鸣、博医汇王宇航主管、博医汇主治中医师郭潮（硕士研究生）的大力支持和帮助，一并致谢。

《常见中药临证妙用》为本人回国后编著的第一本中药科普读物，力争做到文字深入浅出，结合临床实践，言之有物。每药配有带有福州民俗顺口溜一首，以便于中医初学者及普通读者背诵及记忆。以这种形式来推广中医药科普读物，是本人的一次大胆尝试，希望能得到大家的欢迎与喜爱。因才疏学浅，不足之处，敬请中医老前辈及同仁们批评教正，也希望得到广大读者批评指正。

本人虽然早已七旬，不敢自卑，力争做到著名诗人臧克家一首诗中所说的"老牛明知夕阳短，不用扬鞭自奋蹄"。

本人之所以能在中医药学习和研究上能取得一些微小成绩，党和人民的培养与关怀是首要条件，与先师赵棻教授的栽培与督导亦有很大关系。在全文结束之前，引用赵老的一首诗，与大家共勉：

　　杏林涉猎几经年，

　　垂老犹惭砚未穿，

　　一事今生堪自慰，

　　喜看灵素有薪传。

　　本人将不遗余力为中华民族伟大复兴，为祖国中医药事业全面复兴，做出自己应有的贡献。

　　祝大家在庚子年平平安安、顺顺利利、健健康康、大吉大利。

蒋远征

2020 年 7 月 9 日

于福州市屏东城

目　录
CONTENTS

1 一、蔬果类

229　四、其他类

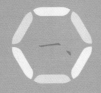

蔬果类

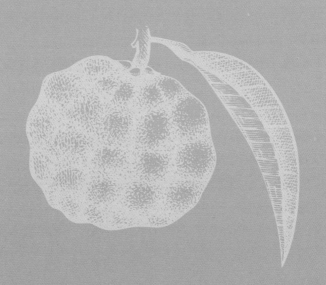

香 葱

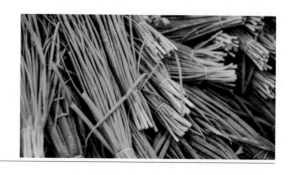

香葱又叫做葱、青葱、四季葱，是一种很常见的蔬菜类食物，一般作调味使用。中医认为，本品性微温，味辛，具有补中益气、发表通阳、宣肺通窍、养发明目之功效，主要用于风寒感冒、恶寒发热、头痛鼻塞、阴

咏香葱

辛温无毒话香葱，
气味清香令人聪。
加豉煮汤治感冒，
升阳能把清窍通。

寒腹胀、痢疾泄泻、乳汁不通等症。民间有食葱能使人聪明之说。尚有谚语："香葱蘸酱，越吃越壮"，可作佐证。

功 能

现代医学研究表明，葱含蛋白质、碳水化合物及多种维生素、矿物质，对人体有益。尚有如下功能：

1. 解热：葱含有挥发油等有效成分，具有刺激身体汗腺，达到发汗散热作用。

2. 促进消化吸收：葱具有刺激机体消化液分泌的作用，能健脾养胃，促进食欲。

3. 抗菌、抗病毒：葱中所含大蒜素，具有明显抵御细菌、病毒作用，尤其对痢疾杆菌、皮肤真菌抑制作用更强。

4. 防癌抗癌：香葱所含果胶能明显减少结肠癌的发生。葱白的蒜辣素，也能抑制癌细胞的生长。

5. 三降作用：葱能降脂、降血压、降血糖。与蘑菇同食，还能促进血液循环。

一般人都可以食用葱，脑力劳动者更适宜。

禁 忌

胃溃疡的病人不宜多食，会刺激胃黏膜，加重胃痛。食葱过量会损目，眼疾患者不宜多食。表虚多汗者禁用。

❀ 临床经验

1. 葱豉线面汤治疗感冒初起：用香葱 3 根，洗净切段，加适量豆豉，用香油略炒，加水煮汤，再加入已用沸水捞好的线面，酌加调味品进食，具有发散风寒、理气和中的功效，可用于感冒初期恶寒发热、头痛鼻塞、咳嗽等症有效。

2. 岳美中老中医言：清代吴翌风《灯前丛录》载神仙粥，专治一切感冒症。凡初得病二三日者，服之即解。用糯米 30 克，生姜 5~6 片，河水两碗，于砂锅内煮一二滚后，次入带须葱白 5~6 个，煮至米熟，再加酸醋半小盅，入内搅匀，趁热吃粥，或只服粥汤，于无风处睡，以出汗为度。此方可略变通为：生姜 5 片（一元钱硬币大小厚薄），大枣 3 个（掰开），葱白 3 段（每段 3 厘米，最好带须），红糖一小勺，食醋数滴。熬水，趁热温服，盖被子捂出点汗，避风。效亦佳。

3. 清朝名医王清任著有《医林改错》一书，中有通窍活血汤（麝香、桃仁、红花、老姜、青葱、大枣、川芎、赤芍、黄酒），可治头发脱落、脑卒中、久年耳聋、顽固性偏头痛等症有良效。方中有用 3 根香葱。本人临床上发现，有一些患者未加入香葱，则效果不佳。这些经验可供参考。

2 大 蒜

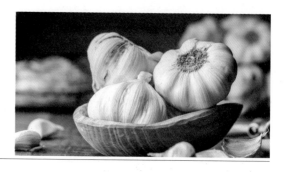

人类种植食用大蒜已有 6600 多年历史，我国自汉代张骞从西域将大蒜引进陕西关东后，很快开始大规模种植，其食疗、药疗价值逐渐被中国所挖掘。

中医认为，大蒜性温，味辛，归心、脾、肾经，有杀虫解毒、健胃止痢、消痈止咳的功效。药用以紫皮独头蒜为佳。

咏大蒜

汉使张骞通西域，
带来此物进关东。
同心抱柱怀忠信，
义薄云天显悌恩。
驱瘟除病味辛辣，
健胃止痢有奇功。
我今吟蒜无妙句，
善服此物保健康！

功 能

大蒜有如下功能。

1. 强力杀菌、抗病毒、抗真菌。

2. 防治肿瘤。

3. 排毒清肠，预防胃肠疾病。

4. 降血糖、预防糖尿病。

5. 防治心脑血管疾病。

6. 预防感冒。

7. 抗疲劳。

8. 抗衰老。

9. 保护肝功能。

10. 旺盛精力，治疗阳痿。

11. 抗过敏。

12. 预防真菌性阴道炎。

大蒜以生吃为好，每天吃 2~3 瓣，泡醋服用更佳。经常长期服用，能防病健身，延年益寿。

李时珍在《本草纲目》中指出："大蒜，辛能散气，热能助火，久食伤肝损眼"。民间有"大蒜百益而独损目"之说，因此在临床上，眼病患者，不宜服用大蒜，请予以注意。

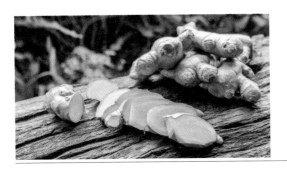

3

生 姜

咏姜

《伤寒》一书善用姜，
百余方中一半强。
温中止呕化痰湿，
发汗解表能壮阳。
夏日多吃能防暑，
开胃健脾等闲尝。
皮皱色黄寻常物，
常服能把病来防。

汉代医圣张仲景，著有《伤寒论》一书，流传千古。书中载有113首方，其中用生姜方有35首；若包括用干姜和姜汁，则有59首方，占全书所有方中一半多。

中医认为，生姜性温，味辛，归肺、胃、脾经，功能解表散寒、温中止呕、暖肺散寒，主治脾胃虚寒、食欲减退、恶心呕吐、感冒风寒、恶寒发热、鼻塞头痛、寒痰咳嗽。它还能解生半夏、生南星等药物中毒，以及鱼蟹等食物中毒。

功 能

现代医学研究表明，生姜中含有蛋白质、脂肪、膳食纤维、胡萝卜素、视黄素、硫胺素、尼克酸、维生素C及多种微量元素，尚有能促进消化液分泌的姜辣素。

1. 生姜中所含姜烯，能保护胃黏膜，具有健胃促进食欲的作用。

2. 生姜能兴奋呼吸中枢和心脏，并能强烈抑制血小板聚集，有活血功能。

3. 生姜对神经中枢有抑制作用，并有明显的镇痛作用。

4. 生姜对金黄色葡萄球菌等致病菌有杀灭作用。其中所含的姜醇和姜酚，具有杀灭软体动物及杀灭血吸虫的作用。

5. 生姜能抗氧化、祛斑、抗衰老。

6. 其他方面，生姜对创口有明显促进愈合作用；在一定程度上能抑制癌细胞的生长；具有一定的抗过敏作用。

谚云：早上吃生姜，胜过喝参汤；晚上吃生姜，等于吃砒霜。言虽太过，但有一定道理。因为姜含姜酚，能刺激胃肠蠕动，白天可以加强脾胃运化功能，晚上则影响睡眠，伤及肠胃，且易上火，一定要引起重视。

生姜虽好，不能过量。每个人应根据自己的体质，酌情应用。烂姜绝对不能吃，含有强毒物质，会吃坏身体！

谚云：冬吃萝卜夏吃姜。夏天适量进食生姜，能改善全身血液循环，有一定的防暑作用。中医有"春夏养阳，秋冬养阴"之说，可以进一步深入研究。

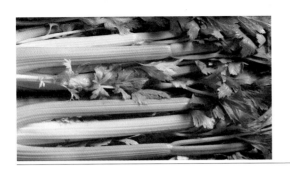

4

一、蔬果类

芹 菜

咏芹菜

《诗经·采菽》曾说芹，
翠绿飘香味芳浓。
镇静安神降血压，
清肠瘦身能美容。
小儿吐泻煮汁饮，
妇科崩漏效亦宏。
男子婚后须慎用，
以防不孕杀精虫！

芹菜，属伞形科植物，在中国有数千年栽培历史。距今 2000 多年的《诗经·采菽》中有"觱沸槛泉，言采其芹"。芹菜有水芹、旱芹、西芹三种，功能相似，药用以旱芹为佳。

中医认为本品性凉，味甘，具有清热涤痰、祛风理气、利口齿爽咽喉、清肝明目、利尿等功效，可以辅助治疗早期高血压、高血脂症、支气管炎、肺结核、咳嗽、头痛、失眠、经血过多、功能失调性子宫出血、小便不利、麻疹、腮腺炎等症。

功 能

现代医学研究表明，芹菜含有丰富的维生素、微量元素与矿物质，还含有甘露醇和食物纤维素等成分。

1. 镇静安神：从芹菜中分离出一种碱性成分，能安定情绪，消除烦躁。

2. 降血压：芹菜中含有降血压成分，对原发性、妊娠期及更年期高血压均有效。

3. 利尿消肿：芹菜中含有利尿成分，能消除体内水钠潴留。临床上以本品水煎剂用来利尿消肿，有效率达到 85.7%。尚可治乳糜尿。

4. 补血：芹菜中合铁量高，可治缺铁性贫血。

5. 清热解毒：芹菜对于因为热毒内聚导致的皮肤粗糙、头痛、失眠等症有一定疗效。

6. 减肥：多食本品能有效控制体重，达到减肥效果。

7. 预防结肠癌：芹菜可以抑制肠内细菌产生的致癌物质，加快粪便在肠内的运转时间，减少致癌物质与结肠黏膜的接触，可预防结肠癌。

8.醒酒保胃：芹菜能通过利尿功能，把体内酒精排出体外，并能缓解胃部压力，故能醒酒保胃。

9.美白护肤：芹菜是高纤维食物，经肠内消化作用，产生一种木质素或肠内脂的物质，属于抗氧化剂，能美白肌肤。

10.止吐泻：明代李时珍在《本草纲目》中介绍："小儿吐泻有芹菜切细，煮汁饮服。"可资参考。

禁 忌

芹菜属凉性食物，脾胃虚寒者慎用。过量久服芹菜，会抑制睾酮的生成，有杀精的作用，婚后男性在备育期间应慎服。

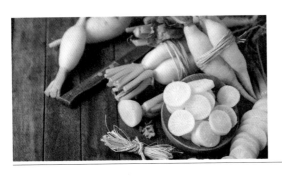

白萝卜

咏白萝卜

萝卜上场医还乡，
虽然说法有夸张。
健身防病抗衰老，
化痰利尿能通肠。
皮薄个大多津汁，
排毒养颜效力强。
减肥瘦身去粉刺，
久咳加饴有妙方！

中医认为，本品性凉，味甘、辛，具有下气消食、除痰生津、利尿通便的功效，主治肺热咳喘、便秘吐血、气胀食滞、小便不通等症。

❀ 功 能

现代医学研究表明，本品含白芥子油、淀粉酶和粗纤维等，具有促进消化、增强食欲、加快胃肠蠕动和止咳化痰等功能。

李时珍对本品的评价可谓最恰如其分："可生可熟，可菹可酱，可豉可醋，可糖可腊，仍蔬中最有利益者"。

白萝卜最适宜现代人食用，对于一些营养过剩、运动不足、脂肪堆积者有很好的调节作用。

1.防癌抗癌：本品含有木质素，能提高巨噬细胞活力，吞噬癌细胞及病理性细胞。并含有多种酶能激活正常细胞的新陈代谢，溶解癌细胞。故能防癌抗癌。

2.嫩肤抗衰：本品含有丰富的维生素 A、维生素 C 等多种维生素，能防止皮肤老化，阻止黑色斑形成，保持皮肤白嫩。

3.清肠排毒：本品中膳食纤维素含量十分可观，可促进肠胃蠕动，消除便秘，起到排毒作用，能改善皮肤粗糙及治疗粉刺。

4.健身防病：本品中含有芥子油、淀粉酶和粗纤维，能促进消化，增强食欲，加快胃肠蠕动。中医认为"脾胃为后天之本"，脾胃功能改善，对提高免疫力有一定帮助，故能健身防病。

❀ 禁 忌

白萝卜属凉性食物，气虚、阳虚、脾胃虚寒者，包括慢性胃炎、胃溃疡等患者最好不要吃或少吃白萝卜。

在服中药的人，最好不要吃白萝卜，因为它会使中药被人体快速吸收，且加快它的代谢速度，有可能影响到中药的疗效。

◉ 临床经验

治疗儿童久咳，用鲜嫩白萝卜一个，洗净，切丝，放在瓷碗里，加入适量麦芽糖，调拌匀，包上保鲜膜，放在冰箱中冷藏 24 小时，取出榨汁，一日三餐餐后服用。根据年龄大小，每次半汤匙至一汤匙，缓缓吞服，有良效。

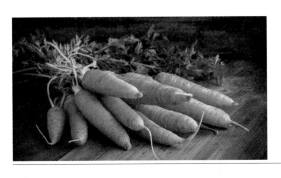

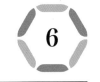

胡萝卜

咏胡萝卜

一个萝卜一个坑，
土掩精灵蓄毓丹。
益肝明目安五脏，
胜过人参能抗癌。

中医认为，胡萝卜性平，味甘，有健脾和胃、补肝明目、清热解毒、壮阳补肾、降气止咳、透疹等功效，可用于肠胃不适、便秘、夜盲、百日咳、小儿营养不良等症。

🌸 功 能

现代医学研究表明，本品营养十分丰富，素有"赛人参"之称。本品含有糖类、脂肪、挥发油、多种维生素、花青素、钙、铁等人体所需要的营养素。

美国科学家研究，每天吃两根胡萝卜，可使血中胆固醇降低10%~20%，每天吃3根胡萝卜，助于预防心脏病和肿瘤。

胡萝卜中含有丰富的维生素，可刺激皮肤新陈代谢，促进血液循环，对美容健肤有独到作用。

胡萝卜尚含有胡萝卜素和微量元素，能使免疫力增强，使人体细胞更年轻。

本品中木质素，也能提高免疫力，具有一定抗肿瘤作用。胡萝卜还有如下功能。

1. 保护心血管健康。
2. 祛斑美容，保护皮肤弹性。
3. 益肝明目，能缓解眼睛疲劳。
4. 增强免疫力，能间接杀灭癌细胞。
5. 促进新陈代谢与改善血液循环。
6. 促进肠道健康。
7. 延缓衰老。

🌾 禁 忌

过量食用胡萝卜，会使皮肤发黄，应予注意！

🌸 临床经验

治疗夜盲及干眼症，用胡萝卜1根，洗净、切片，新鲜叶下珠15~30克，炖新鲜鸭肝，吃鸭肝喝汤。

茄 子

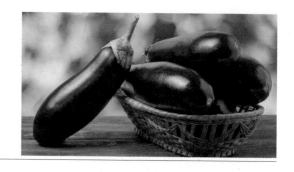

中医认为茄子性凉，味甘，入胃、脾、大肠经，功能清热利尿、活血化瘀、消肿止血、祛风止咳，临床上可用于风湿性关节炎、老年性慢性支气管炎、高血压、高脂血症、水肿、久咳、带下病、遗精、尿血、便血、痔疮等症。外用能治冻疮。

> 咏茄子
>
> 青紫皮肤貌一般，
> 光圆头脑作僧看。
> 味甘性凉利小便，
> 清热活血善祛斑。
> 降脂降压软血管，
> 营养丰富能抗癌。
> 脾胃虚寒君莫用，
> 生吃有毒记心间！

功 能

现代医学研究表明，茄子营养丰富，含有蛋白质、脂肪、碳水化合物、维生素以及钙、磷、铁等多种营养成分。

茄子中维生素 P 的含量很高，每 100 克中含维生素 P 高达 750 毫克，能增强人体细胞间的黏着力，增强毛细血管的弹性，降低血管的脆性及渗透性，防止微血管破裂。

茄子还含有胆碱、葫芦巴碱、水苏碱、龙葵碱等多种生物碱，尤其是龙葵碱能抑制消化系统肿瘤细胞的增殖，具有一定的防癌抗癌作用。

茄子中含有丰富的的纤维素、维生素 C 和皂草苷，具有降低胆固醇的功效。国外科学家提出"降胆固醇 12 法"，食用茄子即是其中方法之一。

在晚餐时分，用深色茄子切成长条型，用开水烫熟后，用芝麻酱加酱油调拌佐餐，可治疗高血脂症及高血压。

茄子中含有丰富的维生素 E，具有一定的防止出血和抗衰老的功能。

茄子中所含的 B 族维生素对痛经、慢性胃炎及肾炎水肿也有一定的辅助治疗作用。

禁 忌

茄子虽然营养丰富，中医却认为它是发物，不可多吃。《食疗本草》指出："不可多吃，动气，亦发痼疾，熟者少食之，无畏。患冷人不可食，发痼疾"。

茄子属于寒凉性质蔬菜，消化不良、易腹泻、脾胃虚寒、有便溏等症状人群及孕妇不宜多吃。

秋后的老茄子其味偏苦，最好不吃。茄子切忌生吃。

🌑 临床经验

1. 治久年咳嗽：用白茄子 30~60 克，煮后去渣，待凉后加蜂蜜适量，每天分两次服，对治疗热性体质久咳有效。

2. 祛斑：新鲜紫色茄子适量，切成斜面，不断摩擦面上斑点处（注意避免波及眼睛），擦红为止，然后用清水洗面。天天擦面，能不间断坚持 3 个月以上，效果十分显著。

3. 治痔疮：每天服用适量蒸茄子，长期服用能有效防治痔疮出血。

4. 治疗冻疮：取冬天地里的茄子秧连根，2~3 棵茄子用水煮，水开后再煮 20 分钟，倒在脸盆中，待水温适中，泡洗患处，同时用茄子秧轻轻摩擦患处，二三次可愈。

葫芦

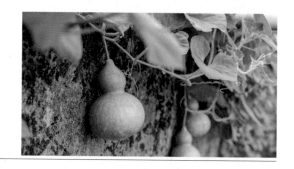

中医认为，葫芦性平，味甘，入肺、胃、肾经，功能清热利湿、除烦解渴、润肺止咳、消肿散结，临床上可用于热疹、肺病、皮疹、重症水肿及腹水，能抗病毒及防癌。

咏葫芦

悬壶济世说葫芦，
一片丹心在玉壶。
清热利尿能消肿，
抑邪扬正降瑞符。
烹饪咸宜为佳蔬，
药食两用解热毒。
诸多民俗增福寿，
古往今来吉祥物！

功 能

现代医学研究表明，每 100 克新鲜葫芦中营养素如下：蛋白质 0.7 克、脂肪 0.1 克、维生素 A 7 微克、胡萝卜素 40 微克、硫胺素 0.02 毫克、核黄素 0.01 毫克、尼克酸 0.4 毫克、维生素 C 11 毫克、钙 16 毫克、磷 15 毫克、钾 87 毫克、钠 0.6 毫克、镁 7 毫克、铁 0.4 毫克、锌 0.14 毫克、硒 0.49 毫克、铜 0.04 毫克、锰 0.08 毫克。此中可以看出葫芦中营养丰富，其中所含的胡萝卜素、维生素 C、硒等物质，能促进抗体形成，提高免疫力，具有一定的防癌抗癌作用。葫芦中尚含有胰蛋白酶，有降血糖作用，糖尿病患者可适量食用。

葫芦的吃法很多，元代王祯《农书》说"瓠（葫芦）之为用甚广，大者可作素羹，可和肉作荤羹，可蜜煎作果……"又说："瓠之为物也，累然而生，食之无穷，烹饪咸宜，最为佳蔬"。可见古人是把葫芦作为瓜果菜蔬食用的。

葫芦是世界上最古老的植物之一，中国考古工作者在浙江余姚河姆渡遗址发现了 7000 年前的葫芦及种子。《诗经》中提到"七月食瓜，八月断壶"，中国人对葫芦的研究，有文字记载的最少有二千年以上。

葫芦与中医关系颇大。古代中医行医，经常拿着一个晒干的空心大葫芦，里面装着各种制好的中药，出诊时打开盖子取出来，以便病人服用。古代的药店或中医诊所，也经常在门口悬挂着大葫芦，表示悬壶济世，治病救人。

在古人看来，葫芦嘴小腹大的外形，可以很好地吸收自然界上好的气场，对有邪气的东西进行有效抑制，甚至把妖魔鬼怪吸入壶中，不能再行妖作怪害人。从而营造一个适宜的家居环境。因此，古代的豪门大族，多在家中供养几枚天然葫芦，置于中堂之上，认为有避凶趋吉之妙用。

⚙ 禁 忌

脾胃虚寒者慎食本品。

⚙ 临床经验

鲜嫩葫芦一个，洗净，压榨取汁，加入适量蜂蜜调服，每次约50毫升，可以治疗水肿、小便不利、湿热黄疸、肺热咳喘。

葫芦与其他瓜果不同的是，不论是葫芦还是它的叶子，都要在嫩时食用。而作为药用的葫芦壳，愈是陈年葫芦壳，疗效愈高。临床上有报道，用陈年的葫芦壳，配合猪苓、茯苓、泽泻等可治晚期血吸虫病形成的肝硬化腹水。

9

秋 葵

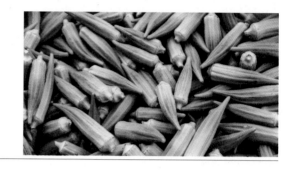

秋葵，又名黄秋葵，俗称羊角豆。原产于非洲，近年被中国、东南亚国家广泛引进，成为热门的畅销蔬菜。

中医认为，秋葵性寒，味淡，入肺、膀胱、小肠经，具有清利咽喉、利水通淋、下乳调经的功效，主治小便淋涩、乳水不畅、月经不调。

> **咏秋葵**
>
> 秋葵又名羊角豆，
> 植物伟哥须推敲。
> 保肝降糖扶肠胃，
> 减肥润肤美容貌。
> 保护视力能补钙，
> 补肾降脂抗衰老。
> "绿色人参"莫轻忽，
> 菜蔬保健有良效。

🌑 功 能

现代医学研究表明，秋葵嫩果中含有黏液质、果胶、黏多糖类，还含有蛋白质、脂肪、碳水化合物以及丰富的维生素 A 和 B 群，尚含有钙、磷、铁、锌和硒等微量元素。

1. 保肝：秋葵的某些果胶、多糖有护肝功效，适宜慢性肝炎患者食用。

2. 降血糖：秋葵的黏液中含有水溶性果胶，能减缓糖分的吸收，减低人体对胰岛素的需求。而且秋葵中有丰富的类胡萝卜素，可以维持胰岛素的正常分泌，平衡血糖值。

3. 保护肠胃：秋葵中可溶性纤维素，可以促进消化和促进胃肠蠕动，改善便秘，其中果胶和黏多糖，可以保护胃黏膜。

4. 减肥：秋葵中富含蛋白质、钙、磷等，有高蛋白、高营养、低脂肪、低热量、无胆固醇等优势。经常食用有助减肥。

5. 润肤美容：秋葵含有丰富的维生素 C 和可溶性纤维素，不仅对皮肤有保健作用，而且能使皮肤美白细嫩。秋葵也富含胡萝卜素和 β - 胡萝卜素，可以保护皮肤，减少自由基损伤，是爱美人士较好的食用选择。

6. 保护视力：秋葵中含有维生素 A 和胡萝卜素等，有益于视网膜健康，保护视力。

7. 补钙：秋葵不但钙含量与鲜奶相当，以有机物形式存在，有着较高的吸收率，且不易形成结石，是肝、胆、肾结石患者，又存在缺钙情况下的理想钙源。

8. 补肾：秋葵有"植物伟哥"的美称，其所含有特殊的有效成分，能减轻肾小管间质疾病，减少蛋白尿，改善肾功能。而对于阳痿、早泄等男性性功能减退，未见有明显疗效，故对"植物伟哥"这个称号，值得商榷。

9. 降脂：秋葵中的膳食纤维与胆汁的结合率高于其他蔬菜，能减少对饮食中胆固醇及脂质的吸收，有一定降脂作用。

10. 抗衰老：秋葵中含有丰富的营养物质，并含锌、硒等抗氧化、抗肿瘤等微量元素，也含有一定量的植物激素，被日本人誉为"绿色人参"，经常食用能抗衰老。

❀ 禁　忌

秋葵性寒，体质偏寒及脾胃虚寒、经常腹泻的病人不可多食。另外，过敏体质者亦不宜食用，因为秋葵中黏液蛋白及表皮上的细绒毛都属于过敏原。

秋葵不要切段烹饪，以免黏液蛋白流失。

❀ 临床经验

治疗糖尿病和减肥：将秋葵洗净，切掉头尾，切片后泡入已经冷却的开水中，泡一个晚上，早上空腹饮用秋葵水。本法对2型糖尿病及减肥有一定效果。

10 丝 瓜

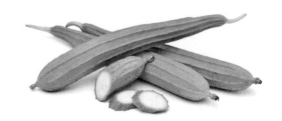

中医认为，丝瓜性凉，味甘，入肺、肝、胃经，功能清热化痰、解暑除烦、通经活络、利尿通淋、催乳，可以治疗痰热咳嗽、热病心烦、月经不调、产后乳汁缺乏等症。

咏丝瓜	丝瓜甘凉入肺肝，调经和血清心烦。利尿通淋降尿酸，更能催乳化热痰。

❀ 功 能

现代医学研究表明，丝瓜中含蛋白质、脂肪、碳水化合物、钾、钙、磷、铁、镁，以及维生素 B_1、维生素 C、胡萝卜素、维生素 A、叶酸、膳食纤维，还含有皂苷、植物黏液、木糖胶、瓜氨酸等。

丝瓜钾含量较高，有轻微降血压作用。

丝瓜中维生素 C 和 B 族，能滋润皮肤，防止皮肤老化，消除斑块，使皮肤洁白细嫩，是不可多得的美容佳品。

丝瓜中含有皂苷等物质，具有类人参作用，能健脑强心。

丝瓜中含有干扰素诱生剂，能刺激人体产生干扰素，再加上维生素 C 和植物蛋白含量很高，能促进人体免疫蛋白合成，增强人体免疫功能。

❀ 临床经验

1. 治疗痛风：取一条新鲜丝瓜，洗净，削皮。取皮加入土茯苓 30 克、车前草 15 克，煎服代茶，能排出尿酸，改善痛风症状。

2. 治疗产后乳汁不足：用丝瓜络 15 克，炖猪脚，能改善症状。

3. 治痰热咳嗽：用鲜丝瓜，削皮，切块，与川贝母 6 克炖汤，喝汤，有良效。

4. 治痛经，月经前后不定，功能失调性子宫出血：直接将丝瓜络烧成灰，根据体质寒热虚实，配以红糖水、盐开水、黄酒等送服有良效。

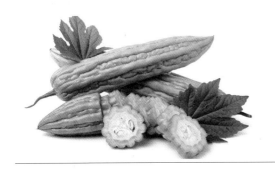

苦 瓜

咏苦瓜

疙疙瘩瘩面麻麻，
碧碧绿绿架上爬。
莫看外表无长处，
善清热毒效堪夸。
减肥瘦身美容貌，
祛暑除烦可代茶。
更能降糖强体质，
补肾健脾亦不差。

中医认为，苦瓜性寒，味苦无毒，归脾、肾、心、肝经，功能清热祛心火、解毒、明目、补气益精、止渴消暑、解痦治痈。李时珍说：苦瓜具有"除邪热，减肥，解劳乏，清心明目，益气壮阳"之功效。古人有诗赞苦瓜："一味寒凉偏苦口，三分益气更驱邪"。"眉头紧皱尝来苦，却是清心第一瓜"。由此可见古人对苦瓜的重视，评价还是颇高的。

功 能

现代医学研究表明，苦瓜含有丰富的维生素 B、维生素 C 及钙、铁等微量元素。

1. 清暑退热：苦瓜中含有生物碱类物质奎宁，有利尿活血、清暑退热、清心明目的功效。

2. 促进食欲：苦瓜苷和苦味素能增进食欲、健脾开胃。苦瓜的微苦能刺激胃液分泌，有利于消化。

3. 降低血糖：苦瓜的新鲜汁液中含有一种类胰岛素物质，能降血糖。

4. 排毒减肥：苦瓜中苦瓜素，被誉为"脂肪杀手"，能使摄取脂肪和多糖减少，具有很好的减肥消脂功效。

5. 养颜嫩肤：常吃苦瓜能增强皮层活力，有利于人体皮肤的新陈代谢，使皮肤变得细嫩美丽漂亮，促进伤口愈合。用鲜苦瓜捣汁或煎汤内服，可以治疗痈肿疔疮，肝火目赤。夏天小儿易患痱子，将苦瓜切片拭擦小儿身上的痱子，可早痊愈。

6. 增强免疫力：苦瓜中含有类似奎宁的生理活性蛋白及大量的维生素，能增强人体的免疫功能。

🌀 禁 忌

苦瓜性寒，脾胃虚寒及体质偏寒者不宜过量食取。

❀ 临床经验

1.治疗烦热口渴、中暑等症：鲜苦瓜一个，截断去瓤，切片，水煎服。

2.治疗中暑：取鲜苦瓜 1 个截断去瓤，纳入茶叶，再结合，悬挂通风处阴干。每次 6~9 克，水煎服或泡开水代茶。

3.治疗 2 型糖尿病：用新鲜苦瓜 15 千克，洗净，去内瓤，切丝，暴晒干后研粉，装入大玻璃并中备用。每天早晚餐后，用温开水送服 2~3 克，配合控制饮食，适当运动有良效。

经考证：苦瓜肉及皮苦寒泻火、清热解毒，苦瓜内瓤及子甘温能益气壮阳、健脾补肾。在一种瓜蔬中含有两种截然不同的物质，感叹造化之奥妙，实人所不能及。

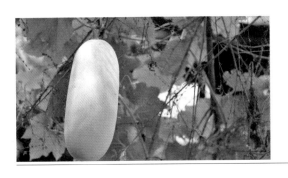

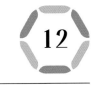

12

冬 瓜

咏冬瓜

白白胖胖一冬瓜，
炎夏消暑全靠它。
皮里皮外都是宝，
听我老汉话桑麻。
味甘性凉能清热，
减肥消肿功效佳。
孕妇常食儿无病，
天然美容最堪夸!

中医认为冬瓜性凉，味甘，入肺、脾、肾经，功能消热利水、解暑生津、清肺化痰，可以治疗暑热、水肿、痰喘，疔疮疖肿、痔疮等症。

《随息居饮食谱》指出："若孕妇常食，泽胎儿毒，令儿无病"。意思是：怀孕的妇女，经常进食冬瓜，能清胎儿体内毒素，出生后不易生病。

冬瓜全身都是宝，皮里皮外都可入药。冬瓜肉及瓤有利尿清热、化痰、解渴、消肿；冬瓜和带皮煮汤喝，能清热解暑、消肿利尿，单用皮煮汤，在这方面的功效更佳；冬瓜子能清肺化痰；冬瓜藤煎服，治疗脱肛效佳；冬瓜藤剪断取汁，用于洗面、洗澡，可增白皮肤，使皮肤有光泽，是廉价的天然美容妙品。

🌸 功 能

现代医学研究表明，冬瓜包括果肉、瓤和籽，均含有蛋白质、碳水化合物、维生素及矿质元素等营养成分。不同产地的冬瓜营养成分略有差异，以广东所产冬瓜为例，每100克鲜瓜中含有蛋白质0.3克、碳水化合物1.8克、膳食纤维0.9克、钾65毫克、钠20毫克、磷14毫克、镁5毫克、铁0.1毫克、维生素C 27毫克、维生素E 0.02毫克、核黄素0.01毫克、硫胺素0.01毫克、尼克酸0.2毫克。

研究表明，冬瓜中含有矿物质有8种：钾、钠、钙、铁、锌、铜、磷、硒，其中钾含量明显高于钠含量，属于典型的高钾低钠型蔬菜。对需要进食低钠盐食物的肾脏病、高血压、某些心脏病患者大有好处。其中硒还具有抗肿瘤等多种功能。更可贵的是，冬瓜中含有除色氨酸外人体必需的氨基酸。谷氨酸和天门冬氨酸的含量较高，还含有鸟氨酸和 γ-氨基丁酸，以及儿童特需的组氨基酸。

冬瓜不含脂肪，膳食纤维高达 80%，是一种营养丰富、结构合理，有益于人体健康的优质食物。

❀ 禁　忌

冬瓜性凉，脾胃气虚、腹泻便溏、胃寒疼痛者慎食冬瓜。月经期和寒性痛经者忌食冬瓜。

❀ 临床经验

防治暑天高温中暑，出现头晕、发热、口渴、溲赤、胸闷等症状，可用冬瓜皮、西瓜皮、丝瓜皮三皮，量不拘，煎服代茶有效。

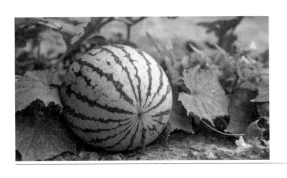

西 瓜

咏西瓜

红冰凝结碧瓜凉，
溽暑解渴胜寒泉。
甜汁入口清肺腑，
高钾护肾排钠良。
利尿消肿排黄疸，
美容养颜瘦身强。
莫误色红性偏温，
天然白虎古方传。

中医认为，西瓜性凉，味甘，入心、胃、膀胱经，具有清热解暑、生津止渴、利尿除烦的功效，主治暑热烦躁、口舌生疮、消渴多饮、咽喉肿痛、肾病浮肿等症。

功 能

现代医学研究表明，西瓜不含脂肪、胆固醇，含有大量葡萄糖、果糖、苹果酸、蛋白氨基酸、番茄素及丰富的维生素 C 等物质。

西瓜含有丰富的钾，能够迅速补充在暑热中容易随汗水流失的钾，避免由此引起的肌肉无力和疲乏感。西瓜还含有大量的水分和糖分及其他营养成分，能清除暑热，驱走倦怠，恢复体力。

西瓜中含有一些利尿的物质，能消除肾脏的炎症，其中的活性酶，能使不溶性蛋白转化成可溶性蛋白，以增加肾炎患者的营养。西瓜中的配糖体，有降低肾源性高血压的作用。再加上西瓜有利尿消肿的作用，所以说西瓜有一定的护肾作用。

西瓜有利尿的作用，再加上水分大，能促进排尿，从而减少胆色素的含量，并使排便通畅，对治疗黄疸有一定作用。

西瓜中富含一种抗氧化成分番茄红素，这种成分可以有效防治紫外线等各种外部辐射给皮肤造成的损害。而且西瓜中的番茄红素含量是西红柿的 1.4 倍，这点鲜为人知。另外西瓜中还含有 β - 胡萝卜素，可以在体内转化成维生素 A，能对抗皮肤老化。西瓜中特有的氨基酸——瓜氨酸，它具有恢复血管弹性的作用，还能抑制胶原蛋白的分解，能保湿皮肤，具有美容养颜的功效。

西瓜中的番茄红素和胡萝卜素都是脂溶性维生素，可将西瓜切成小块加上酸奶或沙拉，才能更好促进机体吸收。西瓜不含脂肪和胆固醇，且有利尿消肿的功效，适量食用，有减肥瘦身的效果。但过量食取西瓜，糖也会转化成脂肪，会使人肥胖，这点应加以注意。

福州民间有部分老百姓误传西瓜色红性温，甚至在产后和女性生理期都可以食用，这是一种错误的看法。古代中医称西瓜是天然白虎汤，性凉能清诸多热症，不宜在产后及女性生理期食用，应加重视。

❀ 禁　忌

西瓜属凉性食物，体质虚寒及肠胃不适人群不宜食用。

西瓜含有糖类，主要是蔗糖、葡萄糖和部分果糖，会增高血糖，糖尿病患者不宜过多摄取。孕妇和产妇要少吃西瓜，避免血糖增高，对身体不好。特别是孕妇体质较虚弱，多吃易伤脾胃。如进食冰镇西瓜，易引起宫缩，增加流产风险。

❀ 临床经验

美容：西瓜皮中的瓜氨酸含量比肉高出2倍，因此有很好的美容作用。吃的时候，可削去青皮（中医称西瓜翠衣能入药），切成细长小块，用少量食盐拌腌3小时，沥去盐水，加酱油、醋、麻油等佐料拌食。

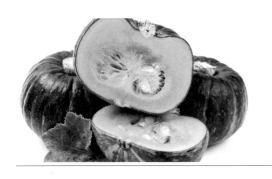

南 瓜

咏南瓜

补中益气说南瓜，
降糖降脂功效佳。
排毒防癌强体质，
调节免疫抗氧化。
子能壮阳美容貌，
锌善补脑健娃娃。
阴虚火旺气壅滞，
过敏体质不用它！

中医认为，南瓜性温，味甘，归脾胃经，功能补中益气、解毒杀虫、润肠通便、化痰止咳，主治久病体虚、脾胃虚弱、气短倦怠、虚寒咳嗽等症。

🌸 功 能

现代医学研究表明，南瓜中含有瓜氨基酸、麦门冬素、多糖类物质，尚含有丰富的维生素 A、B、C 及果胶、纤维素，还含有钴、锌等微量元素，尤其是钴的含量居蔬菜之首。

南瓜中的果胶，能调节人体胃肠内吸收速率，使糖类吸收减慢；南瓜中含有可溶性纤维，能推迟胃内容物排空，控制饭后血糖上升，还能与体内胆固醇结合，排出体外，能使胆固醇吸收率减少，血中胆固醇下降；南瓜子中含大量易消化蛋白质，能稳定血糖；南瓜中所含的多糖类是一种非特异性免疫增强剂，配合丰富的维生素 C 以及丰富的氨基酸和维生素 E、包括锌等微量元素，能调节人体免疫功能，抗氧化，并有一定的防癌抗癌作用；南瓜中所含丰富的的钴，能活跃人体内细胞的新陈代谢，促进造血功能，并参于人体内维生素 B_{12} 的合成，是营养人体胰岛素细胞的微量元素，对调节血糖有帮助；南瓜子中锌的含量很高，还含有脱氢表雄酮，能保护前列腺，防治前列腺癌，治疗良性前列腺增生，能提高男性性功能；100 克南瓜子中含有维生素 E 27 毫克、硒 27 微克，这些营养素亦能抗氧化，清除自由基，改善肤质，特别适合爱美女性食用，有美容润肤功效；南瓜子中的锌、钙等能促进胎儿及婴幼儿大脑和骨骼发育，也能增强婴幼儿食欲；儿童生吃南瓜子，还能除掉体内的寄生虫；孕妇经常食用南瓜子能缓解缺铁性贫血和缓解孕期便秘问题；南瓜中还含有甘露醇，能减少粪便中毒素对人体的损害。

因为南瓜对人体有多方面的保健作用，因此被人誉为"降糖降脂，排毒抗癌，保健佳品"，既可以治病，又可以果腹，可谓一举两得。

| 禁　忌 |

阴虚火旺、胃热炽盛、气滞中满以及有过敏体质者禁用。

| 临床经验 |

治疗绦虫病：取南瓜子 90 克，去皮研粉，冷开水调成糊状，早晨空腹服；半小时后用槟榔 60 克水煎服；再过半小时，用芒硝 15 克，开水冲服，通便以利虫体排出。

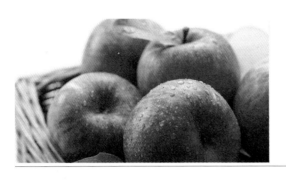

15

苹 果

咏苹果

红红艳艳溢清香，
入口酸甜润心肠。
炒焦能治久泻症，
一天一个把病防。

中医认为，苹果性平，味甘、微酸，入肺、脾、胃经，功能润肺止咳、止渴生津、清热除烦、清肠消食、健脾止泻，主治感冒咳嗽、暑天烦渴、慢性腹泻等症。

功 能

现代医学研究表明，苹果是一种低热量食物，其所含营养成分可溶性大，易被人体吸收，故有"活水"之称。

苹果中富含糖、蛋白质、钙、磷、铁、钾、镁、胡萝卜素、维生素 B_1、维生素 B_2、维生素 C、膳食纤维等营养成分，苹果中维生素 C、维生素 E、维生素 B 的含量很高，有助于清除自由基对皮肤的损害，苹果中某些成分，有利于溶解硫元素，能美白嫩化皮肤，是天然美容食品之一。

苹果中膳食纤维含量高，它能刺激胃酸的分泌和促进肠道的蠕动，加速食物消化和加速粪便的排出，减少有害毒素在体内的蓄积，故有通便排毒的功能。苹果中的膳食纤维、果胶、抗氧化物，不光能降低体内坏胆固醇，还能提高好胆固醇的含量，所以每天吃一两个苹果，不容易得心脏病。

苹果表皮和果肉含有抗氧化物，能够抑制癌细胞的生长，对预防肝癌、结肠癌和乳腺癌有一定效果。

苹果中的特殊芳香物质，能消除人们不安抑郁情绪，起到补脑安神的作用。可以作为焦虑症、抑郁症辅助食物疗法。

苹果营养素较齐全，经常食用，能提高免疫力，可防治感冒。

苹果中的钾元素含量很高，能有效平衡血压。所含的果酸和维生素，能有效地降低胆固醇，保护血管，减少动脉硬化，减少心血管疾病和脑卒中的概率。

苹果是富锌水果，能增强记忆，提高智力，特别对大脑皮质边缘海马区发育有良好促进作用，能改善生长发育，应鼓励青少年每天进食一两个苹果。

🌸 禁　忌

脾胃虚寒者不宜进食生苹果，可以煮熟后服用。

白细胞减少，前列腺肥大病人忌食苹果，容易影响治疗效果。另外，溃疡性结肠炎患者不宜进食苹果，因为苹果中含有膳食粗纤维和有机酸，不利肠壁溃疡面的愈合。

🌸 临床经验

治疗慢性腹泻：山东名中医刘惠民，曾经为毛主席看过病，毛主席对刘惠民评价很高。刘老曾自创"苹果止泻汤"，对治疗慢性结肠炎引起的的反复腹泻有效。具体做法，采购一定量的苹果，洗净、切丝，在铁锅里炒焦，然后放在烈日下反复晒干，最后贮藏在玻璃并中备用，每天取适量晒干苹果用沸开水泡服代茶。青壳苹果止泻效果更好。

每天吃一个苹果，能增强体质，改善免疫力，有防病抗病的功能，故英国有一个谚语"每天一苹果，医生远离我"，值得重视！

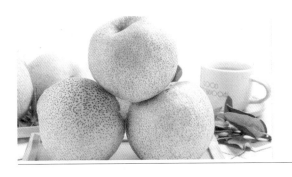

16

梨

咏梨

婆娑碧叶抱梨莹，
当知此物可润肠。
如玉香酥能降压，
甘甜润肺助清凉。

中医认为梨味甘、酸，性凉，入肺、胃经，功能清热解毒、生津润燥、清心润肺、润喉降火、化痰止咳、通便润肠等功效，主治肺热咳喘、咽喉肿痛、大便干结、发热心烦等症。

🌸 功　能

现代医学研究表明，梨所含的配糖体及鞣酸等成分，能祛痰止咳，对咽喉有养护作用。

梨中含有较多糖类物质和多种维生素，易被人体吸收，增进食欲，对肝脏有保护作用。

梨中含有丰富的 B 族维生素和天门冬素等，能保护心脏和肾脏，减轻疲劳，增强心肌活力，降低血压。

梨中的果胶含量很高，有助于消化；梨中含有大量的膳食纤维，能刺激肠管，消除便秘。经常吃梨，能促进肠内有毒物质排出。

梨含有一种石细胞的物质，能有效清除牙缝里的菌斑，保护牙齿。

梨还是健骨佳品，它可以帮助人体净化器官，储存钙质。同时还能软化血管，能使血液中更多的钙质疏送到骨骼。梨还含有一种特殊物质——硼，而硼元素的摄入，可以预防女性钙质流失，预防骨质疏松。

经常吃梨，能抑制亚硝胺的形成，有一定防癌抗癌效果。

🌸 禁　忌

梨性寒凉，如有虚寒泄泻、肺寒咳嗽、经期产后、胃冷呕吐者不宜食用。

🌸 临床经验

治疗肺热久咳：福州民间治疗阴虚火旺、肺热咳嗽，久治不愈，用山东梨一颗，洗净，削去外皮，切半，挖去内心，存入川贝母 3 克，然后用竹签串合，炖服，服时可加适量研碎的冰糖溶入。咳嗽初期不宜。

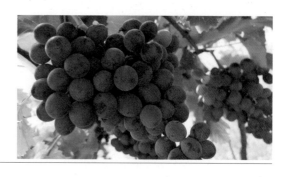

葡 萄

中医认为，葡萄性平，味甘、酸，入脾、胃、肾经，功能补气血、益肝肾、生津液、强筋骨、止咳除烦、通利小便，主治气血不足、心悸盗汗、风湿痹痛、淋病浮肿、胎动不安等症。《随息居饮食谱》指出：葡萄"补气，滋肾液，益肝阴，止咳，安胎"。

<blockquote>
咏葡萄

晶莹剔透香溢流，
保肝护肝解忧愁。
进食葡萄能安胎，
滋肾止咳功亦妙！
</blockquote>

功 能

现代医学研究表明，葡萄富含葡萄糖、果糖、木糖，含糖量达 10%~30%，还含有酒石酸、草酸、柠檬酸、苹果酸等，有助于帮助消化。葡萄中尚含有蛋白质及多种维生素，包括维生素 B_1、维生素 B_2、维生素 B_6、维生素 C 和维生素 P，以及多种人体所需要的氨基酸。

葡萄比阿司匹林能更好地阻止血栓形成，降低血小板的凝聚力，对预防心脑血管疾病有帮助。

新鲜葡萄中的黄酮类物质，能清洁血液，阻止胆固醇斑块形成。葡萄的皮越黑，含黄酮类物质越多。如果将葡萄皮和籽一起服用，对保护心血管效果更好。

葡萄中所含的许多天然活性物质，能保肝护肝，尤其是对减轻早期肝硬化引起的腹水和下肢浮肿有一定帮助。

葡萄含多种天然活性物质，可以抑制细菌、病毒。直接饮用新鲜的葡萄汁，能抗菌、抗病毒，既可以帮助肺部细胞排毒，又可以达到止咳化痰的功效，能缓解支气管炎和上呼吸道感染症状。

葡萄中所含的多种氨基酸和丰富的维生素，能缓解疲劳。

葡萄干含铁量较高，可以防治缺铁性贫血。

经常适量进食葡萄，能有助减肥瘦身，增强食欲，改善肝、肾功能，改善过敏体质。葡萄皮和籽中含有强力抗氧化物质，能减缓衰老。

消化系统没有溃疡性疾病或炎症、且牙齿坚固的人群，可以适当吃一些葡萄皮和籽，籽须咬碎进食才有效。

❀ 禁　忌

葡萄含有大量的葡萄糖和果糖，糖尿病患者不宜多食，以免引起血糖增高。脾胃虚寒及腹泻病人不宜进食葡萄。

❀ 临床经验

怀孕妇女，每天进食适量有籽葡萄或葡萄干，有一定安胎作用。妊娠高血糖患者禁用。

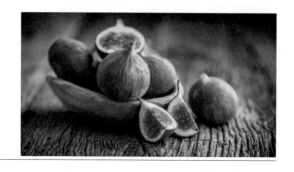

无花果

无花果原生长于小亚细亚和地中海东部，后来被引进巴勒斯坦栽植，是《圣经》中记载的重要树木之一。

先师赵棻教授原来在光禄坊的住宅，庭院中井边有一棵无花果树，十分高大。先师母是虔诚的基督徒，对此树爱护有加，经常给我讲《圣经》与无花果的故事，给我留下了深刻的印象。

咏无花果	《圣经》曾说无花果， 用叶编制作衣裳。 清热解毒润心肺， 健胃消食清胃肠。 痔疮脱肛叶熏佳， 肠热便秘果食良。 产后乳少可炖服， 防癌抗癌效力强！

中医认为，无花果性平，味甘，入肺、胃、大肠经，功能润肺止咳、清热生津、健脾开胃、清肠消肿，主治咽喉肿痛、燥咳声哑、食欲不振、消化不良、痔疮脱肛、肠热便秘、产后缺乳、癥瘕肿块等症。

功　能

现代医学研究表明，无花果含蛋白质、脂肪、粗纤维、碳水化合物、无机盐和氧化物、维生素及矿物质，还含有柠檬酸、延胡索酸、琥珀酸、苹果酸、丙乙酸、草酸、奎宁酸、蛋白酶及人体必需的多种氨基酸。

无花果的含糖量可达 28%，其中大部分是果糖和葡萄糖，食用后易被人体迅速消化吸收，能为机体提供热量。

无花果含有人体必须的氨基酸，经常食用可促进蛋白质的合成，有助于恢复体力，增强人体抗病能力。

无花果中钾的含量很高，有助于维持神经健康，使心跳恢复正常，可以预防脑卒中。对摄入高钠时引起的高血压，无花果能使血压下降。

无花果含有可溶性纤维，可以减少胆固醇沉淀；无花果富含苯酚、ω-3 和ω 不饱和脂肪酸，有助于降低患冠心病的风险。

无花果中含有大量的酸类，经常食用能增进食欲，还能促进食物的消化吸收，有健胃消食的作用。

无花果在成熟之后，含有较多的花青素、维生素C等强效抗氧化剂，能清除体内的自由基，抑制色素沉着，延缓衰老，起到美容养颜的作用。

无花果的乳浆中含有较高的佛柑内酯、补骨脂素等活性成分，在成熟的果汁中可以提取一种芳香物质"苯甲醛"，均具有较好的防癌抗癌作用。

禁 忌

无花果含糖量高，糖尿病患者不宜食用；无花果中植物酸含量高，胃溃疡、胃十二指肠溃疡、慢性胃炎患者不宜食用；无花果中糖类和油脂含量高，脂肪肝患者不宜食用。

无花果不能与螃蟹、鸭肉、糖果、橘子同时服用，以免产生副作用。

临床经验

1.治痔疮与脱肛：用无花果鲜叶煎汤，然后倒入木盆中，放上中心有口的木板，用热气熏蒸肛门（需控制温度，以免烫伤肛门），能使脱肛快速收回；熏洗肛门，能治痔疮。

2.治疗产后缺乳：用无花果干30克，黄芪15克，金针菜30克，穿山甲9克，炖猪前蹄，吃猪蹄喝汤。

19

黄皮果

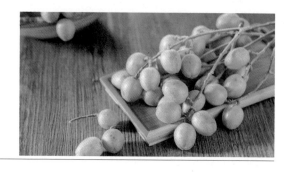

中医认为，黄皮果性温，味甘、酸，入肺、脾、胃、肝经，功能消食化痰、理气健脾、行郁止痛，主治食积不化、胸膈胀满、郁热烦闷、疝气坠痛。

咏黄皮果

碧树青青金弹垂，
膏凝甘露嚼来奇。
理气健脾能止痛，
疏郁解热化痰凝。
消化不良腹胀满，
痰饮阻肺胸闷痹。
速用黄弹煮水喝，
行气消胀用莫迟！

功 能

现代医学研究表明，每 100 克黄皮果含蛋白质 1.6 克、脂肪 2 克、膳食纤维 4.3 克、维生素 C 35 毫克、胡萝卜素 7 微克、硫胺素 13 毫克、核黄素 0.6 毫克、视黄素当量 87.6 微克，还含有镁 16 毫克、铁 4 毫克、锰 6 毫克、锌 32 毫克、铜 0.4 毫克、钾 226 毫克、钠 6.5 毫克、硒 64 毫克等物质。

黄皮果的果皮和叶含有挥发油、小檗碱、黄柏碱、酚类、黄酮类、氨基酸等。

福州人称黄皮果为"黄弹"，还有地方叫"黄皮""黄枇""王坛子"等。

黄皮果的叶、果、子均可入药，果能理气化痰，健胃消食；叶性凉味辛，能疏风解表、行气化痰；根、皮性温味辛，可治肝胃气痛和疝痛。

夏天吃黄皮果时，可将果肉、果皮和果核一同放在口中咀嚼，能起到降火作用，可治疗消化不良、胃脘胀闷，兼能生津止渴，预防中暑。

禁 忌

胃酸偏多的患者不宜进食黄皮果。

临床经验

1.防治流行性感冒：黄皮果鲜叶 12 克，水煎服代茶，连服 3~5 天，儿童减量。本方对防治流行性感冒有显著效果。

2.治疗肝胃气痛：生黄皮果晒干，每日 10 个，水煎服。

3.治疗疝气偏坠疼痛：黄皮果树根 60 克，小茴香 9 克，水煎服。

4.治疗蛔虫上攻、心下痛：干黄皮果 18 克（鲜者 60 克），水煎空腹服。

5.治疗肠痉挛、肠癌痛、胃神经痛：用黄皮果核炒香，研细末，每服 2 克，一日 2~3 次，温开水送服。

20

龙 眼

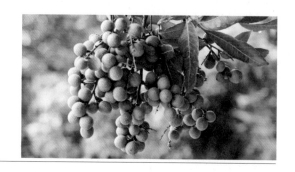

中医认为，新鲜龙眼性平，味甘；晒干之后称桂圆，性温味甘，入心、脾经，功能补益心脾、养血安神、补脑益智，主治思虑过度、劳伤心脾所致的气血不足、心悸怔忡、健忘失眠、血虚面色萎黄等症。

咏龙眼

龙眼肉能益心脾，
健忘失眠服之宜。
降脂护心延衰老，
补气养血增记忆。
孕妇慎服因胎火，
老人常食防脑痴。
阴虚火旺君莫用，
物有利弊判当知。

功 能

现代医学研究表明，龙眼含有极其丰富的维生素 C 和钾、钙、铁、磷、镁、铜等微量元素，还含有大量的葡萄糖、蛋白质、多种维生素、多种氨基酸、尼克酸、鞣质、胆碱、蔗糖、硫胺素等。其中烟酸和维生素 K 含量之高，是其他水果不能比拟的。营养价值在水果中也名列前茅，自古被称为极好的滋补品。

龙眼中含有人体能够直接吸收的葡萄糖、蛋白质和矿物质微量元素，能迅速补充能量，消除疲劳，恢复精力。

龙眼中含有大量的铁、钾，能促进血红蛋白的再生，可以治疗因贫血造成的心悸、心慌、失眠、健忘。

每 100 克龙眼中，烟酸的含量高达 2.5 毫克，可用于治疗因烟酸缺乏而造成的的皮炎、腹泻、痴呆、精神失常等症。

实验研究证实，龙眼对全身均有补益作用，对脑神经细胞尤其有益，能增强记忆力，有一定的抗老年痴呆作用。

龙眼是抗衰老的天然食品，能选择性抑制酶的活性，降低体内自由基的含量，从而起到抗衰老的作用。同时含有较多的蛋白质，其中部分属于胶原蛋白，食用后能使皮肤充满弹性，能美容养颜，在一定程度上也起到了延缓衰老的作用。

龙眼中含有丰富的铁和维生素，可减轻宫缩和下坠感，对于孕妇及胎儿发育有利，具有安胎作用。

但孕妇不宜多吃龙眼。中医认为孕妇的生理特点是"阳常有余，阴常不足"。因为孕妇受孕后，阴血聚以养胎，大多导致阴血偏虚而生内热，往往会出现大便秘结、心悸燥热、心肝火旺等情况。而龙眼干（桂圆）性温，极易上火，食后不仅增加胎热，易出现腹痛、见红等先兆性流产情况。有这种现象的禁食龙眼。

龙眼可以降脂，并能增加动脉的血流量，有益心脏。

龙眼有抑制子宫癌的作用，妇女更年期是妇科肿瘤好发阶段，适当进食龙眼有预防这一类疾病发生的作用。

🦋 禁 忌

内有痰火，肠滑便泄，阴虚火旺，湿热阻滞，舌苔厚腻，气壅胀满，消化不良，痤疮、痈疽疔疮，以及糖尿病、妇女盆腔炎、尿道炎、月经过多者，不宜进食龙眼。

🦋 临床经验

1. 治疗神经性心悸：用龙眼干 30 克，煎服代茶有一定效果。

2. 治疗贫血头晕：龙眼干 30 克，鸡蛋炖服。

3. 治疗神经衰弱：龙眼肉、黄芪、党参、当归各 12 克，远志 8 克，夜交藤、酸枣仁各 10 克，水煎服。

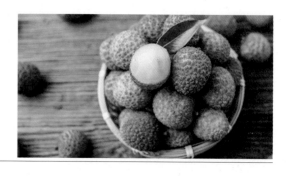

荔 枝

中医认为，荔枝性温，味甘、酸，入心、脾、肝经，功能养血健脾、行气消滞、开胃止泻、益肺生津，主治贫血体虚、脘胀呃逆、五更泄泻、病后津液不足、肺阴亏损、舌燥口干、失眠健忘、夜寐多梦等症。

<table>
<tr><td>咏荔枝</td><td>颗颗荔枝出闽山，
嚼疑天味香人间。
曾是贵妃口中物，
今化百姓盘中餐。
健脾开胃止腹泻，
补虚益肺治津伤。
多食易致体上火，
餐后少品保安康！</td></tr>
</table>

❀ 功 能

现代医学研究表明，荔枝营养丰富，含葡萄糖、蔗糖、脂肪、维生素 C、维生素 B、维生素 A 等，尚含叶酸、精氨酸、色氨酸等各种营养。

荔枝所含的丰富糖分，能补充能量，荔枝中某些成分，对大脑组织有补益作用，能明显改善失眠、健忘、疲劳等症。

荔枝中含有丰富的维生素 C 和蛋白质，能增强机体免疫功能，提高人体对疾病的抵抗力。

荔枝能改善全身血液循环，抗贫血，有益于改善脾胃虚寒以及形寒畏冷者的体质。荔枝含有丰富的维生素族群，可改善毛细血管的血液循环，防止雀斑形成，使皮肤更加光滑，延缓衰老。

❀ 禁 忌

荔枝性温，对于阴虚火旺、湿热内阻，以及糖尿病、过敏性疾病、恶性肿瘤等病人，不宜进食荔枝。不宜空腹食用荔枝；不宜大量食用荔枝；不要吃水泡过的荔枝，因为会产生胀气。

在吃荔枝前后，适当喝点盐开水、凉茶或绿豆汤，或者把新鲜荔枝去皮后浸入盐开水中，放在瓷器内，包上保鲜膜，放入冰箱里冰镇后进食，可以防止上火，还能醒脾消滞。

成人每天进食荔枝不要超过 300 克，儿童一次不要超过 5 枚。最好餐后品尝少量荔枝则可，有利于身体健康。

🌸 临床经验

解荔枝热：因进食过量荔枝而致口腔溃疡、大便秘结、口干舌燥等上火现象，可用适量荔枝壳煮水代茶饮，有良效。

22

大 枣

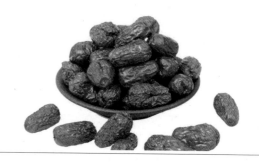

中医认为，大枣生用甘平，蜜炙则味甘，性微温，入脾、胃、肺经，功能补脾益气、清热解毒、润肺止咳、调和药性、缓急止痛，主治脾虚食少、贫血头晕、乏力便溏、妇人脏燥等症。

咏大枣	一日进食三五枣， 六十七十不显老。 补中益气和营卫， 养血安神能健脑。 调节脏腑美容貌， 宁心清热除烦恼。 长年久服能延寿， 许多老人都喊好！

🌸 功 能

现代医学研究表明，大枣含有蛋白质、脂肪、氨基酸、有机酸、微量元素、维生素 C、维生素 B_1、维生素 B_2、维生素 P、葡萄糖、果糖、蔗糖、低聚糖、阿拉伯聚糖以及半乳醛糖，尚含有纤维素、胡萝卜素、树脂、黏液质、香豆素类衍生物、儿茶酚鞣质、挥发油等。

大枣中含有环磷腺苷，是人体代谢的必需物质，能消除疲劳，扩张血管，改善心肌营养，增强心脏收缩力，增强肌力，有防治心血管疾病的作用。

大枣中所含的糖类、蛋白质、脂肪是保护肝脏的营养元素，能促进肝脏合成蛋白，增加血清血红蛋白和白蛋白的含量，有预防输血反应、降低血清转氨酶的作用，是一种保肝药食两用的佳品。

大枣中含有丰富的 B 族维生素，可以促进皮下血液循环，恢复皮肤毛发光润，消除面部皱纹，有美容抗老作用。

大枣中的维生素 C 的含量较高，它是一种活性很强还原性抗氧化物质，可促进机体内的生理氧化还原过程，防止黑色素在体内沉积，预防色素沉着、色斑形成。大枣中的维生素 C，还能使体内多余的胆固醇变成胆汁酸，减少结石形成。

大枣中含有的维生素 P 能维持毛细血管的通透性，改善微循环，从而能预防动脉硬化。

大枣中所含的芦丁，能使血管软化，从而降低血压，可以达到防治高血压的目的。大枣中富含钙和铁，能防治骨质疏松和贫血，是女性更年期及中老年的食疗佳品。大枣中皂类物质具有调节人体新陈代谢，增强免疫力、抗炎、降低血糖和降低胆固醇含量等作用。

此外大枣还有抗肿瘤、升高白细胞、抗过敏等作用。

❀ 禁 忌

湿盛脘腹胀满、龋齿疼痛、大便干结、阴虚火旺者不宜进食大枣。

大枣虽好，吃多会胀气，影响消化功能，也不适合糖尿病患者食用，应予注意。

❀ 临床经验

治疗胃溃疡：大枣 500 克（蒸熟去皮、核），红糖 250 克（炒焦），鲜生姜 120 克（洗净捣烂取汁），花椒或白胡椒 60 克（研细末），一并纳入洗净的整个新鲜猪肚内，缝合，隔水蒸 2 小时（文火），放冰箱冷藏，每餐饭前加热食用 2 匙，7 日为一个疗程，对治疗虚寒型胃溃疡有良效。

23

黄 豆

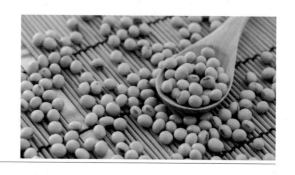

中医认为，黄豆性平，味甘，入脾、胃、大肠经，功能补脾益气、益肾润肤、清热解毒。《延年秘录》称服食黄豆，可以令人"长肌肤，益颜色，填骨髓，加气力，补虚能食"。

咏黄豆	黄豆粒粒金灿灿， 植物之肉非虚名。 补益大脑克沮丧， 提升免疫美容颜。 膳食纤维防便秘， 黄酮聚糖利抗癌。 甾醇能防痴呆症， "不可无豆"有内涵。

🌸 功 能

现代医学研究表明，黄豆中含有蛋白质、脂肪、膳食纤维、碳水化合物、维生素 E、维生素 B_1、维生素 B_2、维生素 A、胡萝卜素、钾、镁、钙、碘、铁、硒、磷、锌、锰、铜、卵磷脂等，还含有大量的植物性雌激素——大豆异黄酮，对健康十分有益。

1. 提升免疫力：黄豆中的蛋白质含量 35%~40%，脂肪约占 15%，它可以代替动物性蛋白。常吃黄豆，能补充蛋白质，增强免疫力。

2. 健脑：黄豆中的卵磷脂，含有胆碱，与体内乙酰结合后变成乙酰胆碱，是大脑信号传导的重要介质。经常食黄豆能延缓记忆力衰退，提高大脑工作能力，还可以避免沮丧、焦虑、抑郁等不良情绪发生。

3. 美白润肤：黄豆中含有异黄酮，这种植物雌激素能改善皮肤衰老，改善女性更年期综合征。日本科研人员发现，黄豆中的亚油酸，可以有效阻止皮肤中黑色素的合成；黄豆中含有丰富的维生素 E，是天然的抗氧化剂，可以清除过剩的自由基，延缓皮肤衰老，防止色素沉着，有美白润肤的功效。

4. 促进消化：黄豆中含有丰富的膳食纤维，可以加速肠胃蠕动，防止便秘，加快身体里的废物排泄，降低患结肠癌的风险。

5. 预防癌症：黄豆中含有大量的异黄酮、大豆多肽、大豆低聚糖及微量元素如硒、锌等，以及丰富的维生素，对预防乳腺癌、肠癌、卵巢癌等有效。

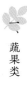

6. 预防老年痴呆症：黄豆中含有一种叫甾醇的物质，配合卵磷脂等神经营养素，能有效增加神经系统功能，促进大脑皮质活动功效，有一定的预防老年性痴呆症的作用。

古人有"宁可一日无肉，不可一日无豆"之说，对于生活与保健是有一定道理的，值得大家重视。

🌼 禁 忌

食用黄豆，会在肠胃中产生气体，造成腹胀，肠胃虚弱者不宜多食。

因为年老体衰，脏腑功能减退，特别是肾脏功能减退，黄豆中不完全蛋白分解非蛋白氮要通过肾脏排出体外，因此老年人食用黄豆要适量，否则会加重肾脏负担。

黄豆中含有大量的嘌呤碱，有痛风患者（血尿酸高）以及肝肾有问题的人群应慎食或不食黄豆。

🌼 临床经验

将 250 克的新鲜黄豆，洗净沥干后，放入玻璃瓶中，加入粮食类酿造的米醋，浸过黄豆，浸泡 15 天后，每天吃 10~20 粒。长期服用，能强壮体魄，并有一定防癌作用。

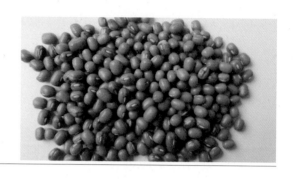

绿 豆

中医认为，绿豆性凉，味甘，入心、胃经，功能清热解毒、消暑、利尿。主治暑热烦渴、水肿、泻利、丹毒、痈肿、解热药毒。《随食居饮食谱》指出："绿豆甘凉，煮食清胆养胃，解暑止渴，利小便，已泻痢"。可资参考。

<table>
<tr><td rowspan="1">咏绿豆</td><td>绿豆较少入诗文，
清热解毒功效宏。
降脂抗菌增免疫，
保肝护肾有擅长。
脾胃虚寒君慎用，
尿酸痛风莫轻尝。
防暑降温最妙品，
渡与众生化清凉。</td></tr>
</table>

❀ 功 能

现代医学研究表明，每 100 克绿豆中含蛋白质（主要是球蛋白类）23.8 克、碳水化合物 58.8 克、脂肪 0.5 克、钙 80 毫克、磷 360 毫克、铁 6.8 毫克，还含有胡萝卜素、维生素 B_1、维生素 B_2、维生素 E、尼克酸等物质。

绿豆中含有一种球蛋白和多糖，能促进动物体内胆固醇在肝脏中分解成胆酸，加速胆汁中胆盐分泌和降低小肠对胆固醇的吸收，能够降胆固醇。

绿豆中的某些成分具有抗过敏作用，可辅助治疗荨麻疹等过敏反应。

绿豆对葡萄球菌等细菌有抑制作用。绿豆中所含单宁能凝固微生物原生质，可产生抗菌活性；绿豆中所含黄酮类化合物、植物甾醇等生物活性物质，也一定程度上起到抑菌和抗病毒的作用。

绿豆中所含的众多生物活性物质，如香豆素、生物碱、植物甾醇、皂苷等可增加免疫功能，增加吞噬细胞数量或吞噬能力，提高机体免疫力。

绿豆中所含的蛋白质磷脂有兴奋神经、增进食欲的功能。

绿豆中含有丰富的胰蛋白酶抑制剂，可以保护肝脏，减少蛋白质分解，减少氮质血症，因而有护肾作用。

实验发现，绿豆对吗啡酸钠诱发的小鼠肺癌和肝癌有一定预防作用。还发现绿豆中提取的苯丙氨酸氨解酶，对小鼠白血病有明显的抑制作用。

绿豆中还富含氨基酸、β-胡萝卜素和微量元素等营养成分，具有很好的抗衰老功能。

实验还证实绿豆中的鞣质既有抗菌活性，又有局部止血和促进创面修复的作用，因而对各种烧伤有一定的治疗效果。

绿豆中含有丰富的蛋白质，生绿豆水浸磨成的生绿豆浆蛋白含量颇高，内服可保护胃黏膜。绿豆蛋白、鞣质和黄酮类化合物，可与有机磷农药、汞、砷等有毒化合物结合，形成沉淀物，使之减少或失去毒性，并不易被肠道吸收。绿豆中的生物活性，不少具有抗氧化作用，在治疗有机磷农药中毒时，通过抗氧化作用，减轻了有机磷农药的毒性，具有解毒功能。

在高温环境中以绿豆汤为饮料，可以补充人体丢失的矿物质、维生素等营养物质，具有防暑降温的功效。

绿豆中的淀粉含有相当数量的汇聚糖，因人体肠道没有相应的水解酶系统，因此很难被消化吸收，对于肥胖和糖尿病患者有辅助的治疗作用。而且低聚糖是人体内有益菌——双岐杆菌的增殖因子，经常食用绿豆，可以改善肠道菌群，减少有害物质吸收，可以防癌。

禁 忌

绿豆性寒凉，素体阳虚、脾胃虚寒、泄泻者禁用。有尿酸高、患痛风患者，因嘌呤代谢紊乱，不要轻易食用绿豆。

临床经验

1.治疗农药中毒：生绿豆磨浆，每次服半碗，治疗"1059"农药中毒者2例，均服3次而愈。[《浙江中医杂志》1965.（7）：209]

2.以绿豆120克为主的"绿豆甘草解毒汤"，日夜各服一剂（必要时6小时服1剂），或下胃管，治疗苯妥英钠中毒、敌敌畏中毒、利眠宁中毒各1例，均康复。[《陕西新医学》1978.（2）：39]

3.治疗腮腺炎：绿豆60克，置锅内煮至将熟，加入白菜心2~3个，再煮20分钟，取汁顿服，每日1~2次，治疗34例（病程3~4天），全部治愈。[《江西医学杂志》1966.6（6）：28]

4.治虚火齿龈肿痛：用适量羊肉炖绿豆，炖熟后，酌加适量食盐服用有良效。尤其是适应于既怕热又怕凉的患者。

5.治疗复发性口疮: 鸡蛋1个, 绿豆适量。将鸡蛋打入碗内, 调成糊状备用。绿豆放入砂锅内, 冷水浸泡20分钟, 再煮沸。取煮沸的绿豆汤冲入鸡蛋糊中饮用。每日早晚各1次, 治疗70例, 一般3天即愈。[《新中医》1989.（7）: 7]

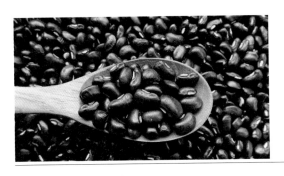

25

黑 豆

咏黑豆

黑豆乌乌补脾肾，
乌须黑发美颜容。
清热解毒消水肿，
益智健脑治耳聋。
降脂减肥瘦身体，
养血宁心壮精神。
若学曾权长食用，
七十好似三十同。

中医认为，黑豆性平，味甘，入脾、胃、肾经，功能补肾养阴、润肺清热、祛风除痹、和血利水、养血安神、解毒消肿，主治体虚水肿、风痹痉挛、风毒脚气、自汗盗汗、痈肿疮毒、口禁、产后痛等症，尚能乌须黑发以及延年益寿。

🌀 功 能

现代医学研究表明，100 克黑豆中，含水分 9.9 克、灰分 4.6 克、蛋白质 36 克、碳水化合物 33.6 毫克、热量 1600 千焦、膳食纤维 10.2 克、维生素 E 17.36 毫克、维生素 A 5 毫克、胡萝卜素 30 毫克、核黄素 0.33 毫克、硫胺素 0.2 微克、尼克酸 2 毫克、锌 4.8 毫克、钙 224 毫克、硒 6.79 微克、磷 500 毫克、铜 15.6 毫克、钾 1377 毫克、锰 7.83 毫克、钠 3 毫克、铁 7 毫克、镁 243 毫克，同时又具有多种生物活性物质，如黑豆色素、多糖和异黄酮等。

灰分是食品的营养指标之一，人体所需要的各种无机盐均来自食品灰分，灰分的含量可以从一个方面反映食品的营养价值。不同食物的灰分组成和含量相差很大，黑豆灰分的含量明显高于其他豆类。

黑豆中的异黄酮比黄豆还要高，异黄酮与女性雌激素结构相似，有"植物雌激素"之称，对女性保持第二性征、美容养颜润肤方面有重大作用。

黑豆中的皂苷是一种存在于植物细胞内结构复杂的化合物，对遗传物质 DNA 的损伤具有保护作用，并能清除自由基，达到保护生物膜及亚细胞结构完整性的作用。

黑豆中多糖类物质，是清除自由基的功臣之一，具有防癌抗癌的作用，还可以促进骨髓组织的生长，能刺激造血功能再生，治疗贫血。

黑豆中含有丰富的维生素、核黄素、黑色素及卵磷脂等物质，其中 B 族维生素和维生素 E 含量很高，具有很好的营养保健作用。维生素 E 是一种脂溶性维生素，是最主要的抗氧化剂之一，能使人体的细胞膜免受自由基的毒害。黄豆中还含有丰富的微量元素，如硒、锌等，对保持机体功能完整，延缓机体衰老，降低血液黏稠度，满足大脑对微量元素的需求，都起着重要的作用。

黑豆中所含的不饱和脂肪酸，可以促进胆固醇代谢，降低血脂，预防心血管疾病。黑豆中膳食纤维含量高，可以促进肠胃蠕动，使体内胀气和毒素顺利排出，改善便秘；还可以改善肠内菌株环境，起到整肠作用，有利于减肥。黑豆磨成的豆浆不像黄豆性冷，能治疗风湿，抗衰老。

黑豆具有低热量，高蛋白的特性。有机黑豆中蛋白质含量可达 36%~40%，相当于肉类的 2 倍、鸡蛋的 3 倍、牛奶的 12 倍，具有乌须黑发、利尿消肿、益智健脑、降脂减肥、宁心安神等多方面功用，被视为药食两用的佳品。

禁 忌

消化不良、有尿酸偏高或痛风患者不宜进食黑豆。

临床经验

1.抗衰老：《本草纲目》记载，有一个叫曾权的人，每天三餐后服食煮熟的黑豆 30 粒，数十年这个饮食习惯都不中断，结果到了七八十岁时，还像二三十岁的样子。

2.治高血压：黑豆 200 克，米制陈醋 500 毫升，浸泡一周后，每次嚼服 30 粒，每日 3 次。

3.治老人肾虚耳聋：猪肉 500 克，黑豆 100 克，煮熟任意食之。

4.治盗汗、自汗：黑豆 15 克，黄芪 15 克，浮小麦 30 克，水煎服。

5.治妇女闭经：黑豆 30 克，红花 9 克，水煎服，冲红糖 50 克，温服。

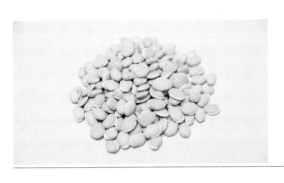

白扁豆

咏白扁豆

健脾和中白扁豆，
药食两用价值高。
提高免疫能防癌，
抑制病毒抗感冒。
生吃有毒勿轻试，
煮熟无弊益尔曹。
少儿暑天厌食症，
法有妙方供参考。

中医认为，白扁豆性微温，味甘，入脾、胃经，功能健脾化湿、和中消暑、利尿消肿、清肝明目，主治脾胃虚弱、食欲不振、暑湿吐泻、大便溏薄、胸闷腹胀、白带过多、肝热目赤、脾虚水肿等症。

李时珍《本草纲目》指出："取硬壳白扁豆，连皮炒熟，入药"。"硬壳白扁豆，其子充实，白而微黄，其气腥香，其性温平，得乎中和，脾之谷也。入太阴气分，通利三焦，能化清降浊，故专治中宫之病，消暑除湿而解毒也。其软壳及黑鹊者，其性微凉，但可供食，亦调脾胃"。国医大师杨春波教授就善用白扁豆。

❀ 功 能

现代医学研究表明，白扁豆是药食两用的蔬果，其所含的矿物质和维生素含量，比大部分根茎菜和瓜菜都高。根据中国疾病预防控制中心营养与健康所编制的《中国食物成分表》所载，每 100 克白扁豆中含蛋白质 2.8 克、脂肪 0.2 克、糖 5.4 克、膳食纤维 1.4 克、胡萝卜素 0.32 毫克、硫胺酸 0.05 毫克、核黄素 0.07 毫克、尼克酸 0.7 毫克、钙 116 毫克、铁 1.5 毫克等。

淀粉是白扁豆的主要成分，含量为 50% 左右。还含有淀粉氰苷及豆甾醇甾体类成分。

药理研究表明，白扁豆的水透析液有抗病毒作用的物质，对痢疾杆菌有抑制作用。白扁豆中植物血细胞凝集素能使癌细胞发生凝集反应，肿瘤细胞表面发生结构变化，进而发挥细胞解毒的作用，并能促进 T 淋巴细胞转化，增强对肿瘤的免疫能力，抑制肿瘤的生长，起到防癌抗癌的作用。

白扁豆中含有淀粉酶抑制物，能降血糖，有一定防治糖尿病的作用。

白扁豆中含有的微量元素，能刺激骨髓造血功能，减少粒细胞的破坏，对白细胞减少症有效。

🌸 禁　忌

白扁豆中含有凝集素，有一定毒性，加热煮熟后可安全食用；生食会引起食物中毒，出现头痛、恶心呕吐等症状，应予注意。

🌸 临床经验

1.治脾虚食少，消化不良：炒扁豆、炒白术、党参各15克，麦谷芽各15克，陈皮6克，水煎服。

2.治小儿暑天厌食：白扁豆、山楂、淮山各10克，陈皮3克，加白米适量煮粥食。

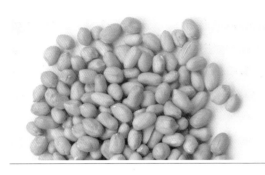

花 生

咏花生

果实埋地不见香,
默默无闻做奉献。
果为长生名非虚,
食有禁忌应思量。
止血造血增记忆,
润肺止咳善清肠。
发霉莫食当记取,
物有利弊君莫忘!

中医认为,花生果实煮熟性平,味甘,入肺、胃、大肠经;花生炒熟或油炸则甘温,多食易上火;煮熟花生具有和胃润肺、补气生乳、养血止血、化痰清肠之功,主治营养不良、咳嗽痰多、产后缺乳、紫癜鼻衄等症,对慢性肾炎、腹水、声音嘶哑等症也有辅助治疗作用。

❀ 功 能

现代医学研究表明,花生中含有丰富的蛋白质和维生素 B_1、维生素 B_2、维生素 E 等多种维生素,并含有不饱和脂肪酸,可溶性膳食纤维及多种氨基酸。花生中含有维生素 E 和微量元素锌,能增强记忆力,抗衰老,延缓大脑皮质功能减退,滋润皮肤,使人长寿。民间称花生为"长生果"。花生中 B 族维生素、维生素 C 有助于头发胶原蛋白的生成,所含的精氨酸和 ω-3,有益于头发毛囊健康,防止脱发,使人不显老。花生中含有大量的不饱和脂肪酸,可降低胆固醇,防治动脉硬化,防治高血压和心脏病。

花生中所含生物活性物质白藜芦醇,能减少血小板凝集,配合不饱和脂肪酸,能加强防治动脉硬化,防治心脑血管病,并有一定的防治肿瘤的作用。花生中所含的纤维组织中的可溶性膳食纤维被人体吸收后,会吸收体内的液体和其他物质,然后膨胀成胶体随粪便排出体外,降低有害物质在体内积存和所产生的毒副作用,能减少肠癌发生概率,有一定防癌作用。

花生中的维生素 K 有止血作用,花生衣中含有多种维生素以及使凝血缩短的物质,能够对抗纤维蛋白的溶解,增加毛细血管的收缩功能,促进骨髓制造血小板,不但能起到止血的作用,还能治疗多种出血性疾病,有益于人体造血功能。

花生含有丰富的的脂肪油,有润肺止咳的作用,常用于久咳气喘、咳痰带血等症的治疗。花生富含色氨酸，是 5- 羟色胺合成的必需成分，而 5- 羟色胺是一种重要的调节情绪的物质，如果神经细胞缺少 5- 羟色胺，极易出现抑郁症状，适量进食花生，可以起到抗抑郁的作用。花生含有丰富的脂肪油和蛋白质，对产后乳汁不足者，有滋补气血、养血通乳作用。

🌼 禁　忌

花生发霉后，会产生黄曲霉素，这是一种强烈的致癌物质，是肝癌、胃癌等消化系统癌症高发的主因之一。这种毒素耐高温，煎、炒、煮、炸等烹调方法都分解不了，故绝对不能吃发霉的花生。

另外花生吃多了，易上火，还会引起发胖。

下列人群者，最好不吃花生。

1. 痛风患者。因花生系高脂食物，会减少尿酸排出，加重病情。

2. 胆囊切除患者。因胆囊切除后，胆汁无法储存，不能乳化油脂，势必影响花生中油脂的消化。因花生系高蛋白、高脂肪食物，故不宜食用。

3. 胃溃疡、慢性胃炎、慢性肠炎等患者。因消化不良，难以吸收，故不宜进食花生。

4. 想减肥的人群。花生的热量和脂肪含量较高，应少吃花生。

5. 糖尿病患者。需要控制花生的食量，以免引起血糖增高。

6. 高脂血症患者。花生是高脂肪、高热量的食物，会加重病情，导致冠心病及心脑血管疾病的发生。

7. 跌打瘀肿者。花生中含有一种促凝血因子，会使血瘀不散，加重病情。

🌼 临床经验

1. 治过敏性紫癜：花生衣 6 克，鲜酢浆草 30 克，炖鲜鸭蛋，喝汤吃蛋有良效。

2. 治高血压：用醋浸花生仁 7 日以上，每晚嚼服 7~10 粒，或用鲜花生叶适量代茶有效。

3. 治高胆固醇：花生壳 50~100 克，水煎代茶有效。

4. 贫血：花生衣 12 克，每天分两次冲服，长期服用，有效。

5. 产后缺乳：花生果 60 克，黄豆 60 克，猪脚两只，炖烂分数餐加热服用，有效。

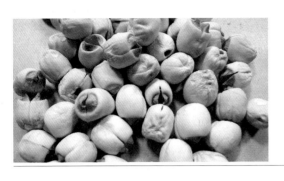

莲 子

咏莲子

莲子味甘性涩平，
健脾补肾能固精。
善医崩漏兼带下，
亦安惊悸心不宁。
久痢不止研末服，
病后胃弱炒糕灵。
镇逆止呕固下焦，
交通心肾能安眠。

中医认为，莲子性涩平，味甘，入心、肾、脾、胃、肝、膀胱经，功能健脾止泻、益肾固精、养心安神，主治脾虚久泻、肾虚滑泄、遗精、小便不禁、崩漏带下、心神不宁、惊悸不眠等症。

《随息居饮食谱》指出："莲子镇逆止呕，固下焦，愈二便不禁"。

《本草纲目》指出："莲子交心肾，厚肠胃，固精气，补虚损，利耳目，除寒湿，止脾泻、久痢、赤白浊、女人带下崩中诸血症"。可概莲子功用大全。

🌸 功 能

现代医学研究表明，莲子含淀粉、棉子糖、蛋白质、脂肪等，尚含有多种生物碱。药理研究表明，莲子具有一定抗癌作用。有一份研究报告指出，在所有食品中，莲子的抗癌作用，居于食品链上端。其中所含的氧化黄心树宁碱有抑制鼻咽癌的作用；所含的莲子碱、异莲心碱有显著的强心作用。

🌸 临床经验

1. 治疗胃十二指肠溃疡及久泻体虚：用鲜猪肚完整 1 个，反复用地瓜粉及盐摩擦冲洗，再用清水冲干净无异味，把猪肚恢复原状，从猪肚口中塞进洗净莲子 50 克、砂仁 10 克，两头用缝被子线扎紧，隔水炖，炖烂后吃莲子、猪肚，可酌加调味品，分数餐吃完，两三周吃一次，有良效。

2. 治久痢不止：老莲子 60 克、去心，为末，每服一钱，陈米汤调下。（《世医得效方》）

3. 治病后胃弱，不消水谷：莲肉、粳米各炒 120 克，茯苓 60 克。共为末，砂糖调和，每用两匙，白汤（开水）送下。

4.治遗精、遗尿、白浊、带下：莲子15克，沙苑子、金樱子、鹿角霜各15克，水煎服。

5.心悸、虚烦失眠：莲子肉、酸枣仁、夜交藤各15克，麦冬12克，水煎服。

🌀 禁 忌

中满痞胀及大便燥结者忌服。

《随息居饮食谱》指出："凡外感前后，疟、疸、疳、痔，气郁痞胀，溺赤便秘，食不运化，及新产后皆忌莲子"。可资参考。

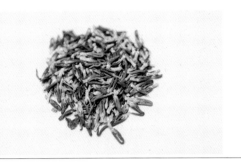

莲子心

咏莲子心

性寒味苦莲子心，
交通心肾善安神。
增强记忆降血压，
健脑镇静治遗精。
乾隆皇帝传妙法，
荷露烹茶事可钦。
暑热烦闷舌疮溃，
一茶饮罢体生津。

中医认为，莲子心性寒，味苦，入心经，功能清心安神、交通心肾、去热固精，主治热入心包、神昏谵语、心肾不交、失眠遗精、口渴心烦、血热吐血、目赤肿痛等症。主要用于温热病、热邪内陷心包而出现高热、神昏谵妄，汗出过多，口干喜饮，常配元参、麦冬等治疗，如"清宫汤"。亦用于心火盛引起的心烦失眠症，可配竹叶卷心、酸枣仁、柏子仁等同用。

现代医学研究表明，本品含生物碱，主要为莲子心碱、异莲心碱等。此外，尚含有木犀草苷、金丝桃苷及芸香苷等黄酮类。

❀ 功 能

药理研究表明，从莲子心提炼出的莲心碱结晶，有短暂降压作用，如把这些结晶，改变为季铵盐，则出现强而持久的降压作用。

氧位甲基－莲心碱硫酸甲脂季铵盐对迷走神经作用强而持久，但并不是通过迷走神经而致持久降压，动物试验指出其降压机制是外周起作用。主要是莲子心非结晶生物碱 Nn-9 能释放组胺，使外周血管扩张，其次与神经因素有关。

莲子心中的去甲基乌药碱则具有显著的平滑肌松弛作用。

莲子心主要含莲心碱、荷叶碱等多种生物碱，钙、磷、钾的含量也十分丰富，能使某些酶活性化，维持神经传导性、镇静神经、改善记忆力和注意力；对维持肌肉伸缩性和心跳节律性有良好的调节作用；对防治老年痴呆症和改善青少年的记忆力有一定帮助；还能平抑性欲，防治遗精、滑精。

史书记载：乾隆皇帝每到炎夏，多到避暑山庄避暑，总要命太监、宫女收集荷叶上的露珠煮沸冲莲子心代茶，以养心益智、调整元气，令人遍体生津，能清热解暑、镇静神经，防治口舌生疮。

🌑 临床经验

1.治疗心烦不眠：莲子心3克，炒酸枣仁、茯神各12克，夜交藤30克，水煎服。

2.治疗实证高血压：莲子心6克，沸水泡代茶，长期服用有效。

3.治疗温热病神昏谵语：用《温病条辨》"清宫汤"：莲子心1.5克，竹叶卷心6克，连翘心6克，玄参心9克，带心麦冬9克，犀角6克（磨冲），水煎服。犀角可用水牛角30克代替。

🌑 禁　忌

本品性寒，适宜于热性体质者，脾胃虚寒者慎用。

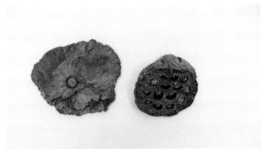

莲 房

咏莲房

苦涩而温入肝经，
化瘀止血功力宏。
与蛋煲汤能安胎，
烧灰存性治漏红。

中医认为，莲房性温，味苦涩，入厥阴肝经，功能化瘀止血，主治崩漏尿血、产后恶阻、恶露不尽，亦能消肿解毒。临床上用于妇科较多，如用于止血安胎，治先兆流产，配当归、熟地、白莲须、白芍、苎麻根等；用于崩漏和月经过多，以莲房炭配荆芥炭，方如莲芥散（莲房炭、荆芥炭各等分，研细末，每服 6~9 克，用米汤送服，一日两次）；亦可用于治疗消暑散热去湿、皮肤湿疹、黄水疮和野菌毒等皮肤疾病，酌加银花、川黄连、土茯苓等水煎服。

《本草纲目》指出："莲房入厥阴肝经，消瘀散血，与荷叶同功，亦急则治标之意也。"

《本经逢源》指出："莲房入厥阴，功专止血，故血崩下血溺血，皆烧灰用之。虽能止截，不似棕灰之兜塞也。"

功 能

现代医学研究表明，莲房含蛋白质 4.9%、脂肪 0.6%、碳水化合物 9%、膳食纤维 1%、灰分 1.2%、胡萝卜素 0.02%、硫胺素 0.17%、核黄素 0.09%、尼克酸 17%、维生素 C 17%，尚含微量莲子碱及其他物质。

莲房是睡莲科属草本植物莲的成熟花托，莲房中含有较丰富的原花青素，与葡萄籽原花青素质量分数相等。原花青素是一类有着特殊结构的生物黄酮，是国际上目前公认最有效清除人体自由基的天然氧化剂。有报道指出，原花青素的自由基清除能力和抗氧化能力远超过维生素 C 和维生素 E，与超氧化物歧化酶相当。它可以预防和治疗 20 多种因自由基引起的疾病，同时也能改善人体微循环，尚有抗炎、保护心血管、防止动脉硬化、抗衰老、抗癌变和调节免疫活性等功能。

临床经验

1.治疗功能失调性子宫出血，尿血：莲房炭、荆芥炭、牡丹皮各9克，大小蓟各15克，白茅根、仙鹤草各30克，水煎服。

2.安胎兼清胎毒：干莲房6朵，土鸡蛋1枚，煲汤，吃蛋，喝汤，能安胎兼清胎毒。

3.治黄水疮：莲房烧成炭，研粉，麻油调匀敷患处，每日2次。

禁　忌

本品性温，素体虚热者及无瘀滞者慎用。

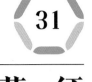

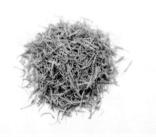

莲 须

咏莲须

莲须甘涩性且平，
补肾固精治尿频。
上消口渴莲花饮，
安胎煲蛋保安宁。

莲须为睡莲科植物莲的雄蕊，花季花盛开时采集，阴干备用。

中医认为，莲须性平，味甘、涩，入足少阴肾经，亦入手少阴心经，功能固肾涩精、清心除烦、收敛止血，主治遗精滑精、带下尿频、吐血鼻衄、便血崩漏等症。

《本草纲目》称莲须："清心通肾，固精气，乌须发，悦颜色。益血，止血崩，吐血"。

《本草从新》称莲须："清心肺虚热，解暑除烦，生津止渴"。

《本草逢源》称"莲须，清心通肾，以其味涩，故为秘涩精气之要药"。

现代医学研究表明，莲须含有槲皮素、樨草素、异槲皮素、樨草素葡萄糖苷、多种生物碱等物质。

功 能

动物试验表明，莲须能增加子宫收缩能力，具有催产作用。莲须尚有一定降血糖作用。

临床经验

1. 治遗精滑精：莲须9克，沙苑子9克，芡实12克，（煅）龙骨24克（先煎），（煅）牡蛎15克（先煎），莲子肉9克，水煎服。亦可购中成药"金锁固精丸"服用。

2. 治疗早期2型糖尿病：可用《幼幼集成》莲花饮化裁。莲须、葛根、茯苓、生地各15克，黄连、天花粉、人参、五味子、知母、淡竹叶各9先，灯心草3克，水煎服。

原方注：主治上消口渴，饮水不休。

3. 煲鸡蛋安胎：白莲须煲鸡蛋是广东岭南民间的秘方。此方认为可以清热去胎毒，使初生的宝宝皮肤白净，不易上火，不长湿疹，还能帮助顺产，有助产之功效。一般在怀孕35周左右可以煮来饮用，一般一周2次即可。因该法在岭南广泛使用，未见明显副作用。

把准备好的白莲须及带壳鸡蛋都洗干净，依次把白莲须、鸡蛋放入药煲，加清水大火煲15分钟，把鸡蛋捞起来去壳，再放入药煲，大火再煮15分钟，加入适量的冰糖，关火，倒出汤待凉即可饮用。每次用白莲须15克，土鸡蛋1个。

❀ 禁 忌

莲须味涩，体有瘀血、内有痰浊、胀气者禁用。

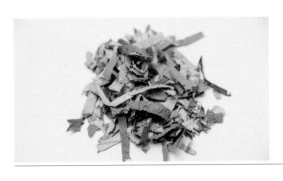

荷 叶

咏荷叶

荷叶清暑能升阳，
减肥瘦身古今传。
便血崩漏泻痢症，
烧炭存性用更良。

中医认为，荷叶性平，味甘微苦，入心、肝、脾、胃经，功能清香升散、清暑利湿、健脾升阳、散瘀止血，主治暑热烦渴、头痛眩晕、食少腹胀、水肿泻痢，广泛应用于吐血、衄血、咯血、便血等各种出血症，亦治产后恶露不净、产后血晕、损伤瘀血诸症。

荷叶清热解暑宜生用，散瘀止血宜炒炭用。新鲜者善清夏季之暑邪，临床上常与鲜藿香、鲜佩兰、西瓜翠衣等配伍应用；荷叶既能清热解暑，又能升发脾阳，对治疗暑热泄泻有良效，常与白术、茯苓、山药、扁豆等配伍应用。

功 能

现代医学研究表明，荷叶含荷叶碱、柠檬酸、苹果酸、葡萄糖酸、草酸、琥珀酸及其他抗有丝分裂作用的碱性成分。荷叶碱中含有多种有效的化脂生物碱，能有效分解体内的脂肪，并能强劲排出体外。荷叶碱能分布人体肠壁上，阻止脂肪吸收与堆积。中国自古以来就把荷叶奉为减肥瘦身的良药，直到目前很多减肥保健品，都把荷叶作为主药加以应用。

药理试验表明，荷叶浸剂和煎剂在动物试验中能直接扩张血管，引起中等度降压作用。另外荷叶尚具有解热、抑菌、解痉、排出毒素、排水利尿、健胃、帮助消化等作用。

临床经验

1. 减肥瘦身方：荷叶 12 克，山楂 9 克，枸杞子 12 克，陈皮 6 克，乌龙茶 9 克，水煎代茶，久服能降脂减肥瘦身。

2. 治疗伤暑：荷叶、青蒿各 9 克，滑石 18 克，甘草 6 克，水煎服。

3. 治疗暑热泄泻：荷叶 12 克，陈皮 6 克，白芍 9 克，土炒白术 9 克，防风 6 克，川黄连 9 克，焦山楂 9 克，甘草 6 克，水煎服。

4.治疗各类出血症：均可以在辨证用药的基础上，加入荷叶炭 6 克一同煎服，有良好的治疗效果。本品所治各种出血，因瘀因热者宜，因虚因寒者忌。

❀ **禁　忌**

体瘦、气血虚弱者慎用；孕妇禁用。

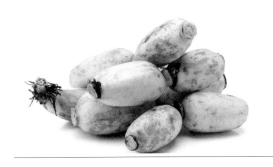

莲 藕

咏莲藕

生用清热熟补益,
消瘀凉血功亦妙。
轻身耐老止烦渴,
安神健脑益年寿。

中医认为,莲藕生用性凉,味甘,入肺、胃经,功能清热生津、凉血止血、补益中焦、养神益气、兼散瘀血,主治热病烦渴、咯血吐血、酒醉不醒等症。

莲藕熟用微温,功能补益脾胃、益血生肌、利尿止泻,常服轻身耐老、除百病、延年益寿、补益十二经脉血气、平体内阳热过剩火旺,尚能交心肾、厚肠胃、固精气、强筋骨、补虚损、利耳目、除寒湿、止久痢、治崩漏。

生食过多,微动气,捣碎和米煮粥食,使人强健。

❀ 功 能

现代医学研究表明,每100克莲藕,含热量1225千焦,水分80.5克、蛋白质1.9克、脂肪0.2克、膳食纤维1.2克、碳水化合物15.2克、胡萝卜素0.02毫克、核黄素0.03毫克、硫胺素0.09毫克、维生素C 44毫克、维生素E 0.73毫克、钾243毫克、钠44.2毫克、钙39毫克、镁19毫克、铁1.4毫克、锰0.23毫克、铜0.11毫克、磷58毫克、硒0.39毫克。

莲藕中含有黏液蛋白和膳食纤维,能与人体内胆酸盐、食物中胆固醇及三酰甘油结合,使其从粪便中排出,从而减少脂类的吸收,是使人健康长寿的因素之一。

莲藕的营养价值很高,富含铁、钙等微量元素及植物蛋白质、维生素,淀粉含量也很高,能增强免疫力与抵抗力。

莲藕中含有大量的单宁酸,有收缩血管的作用,可用来止血,治疗各种出血症。

❀ 临床经验

1.治疗血友病(鼻衄、牙龈出血、咯血):鲜藕1000克,鲜梨1个,生荸荠 500 克，生甘蔗 500 克，洗净去皮，鲜生地 250 克，同榨汁，每次喝 1 小杯，约 50 毫升，每日 3~4 次。

2.治肺结核出血：鲜藕洗净榨汁，早晚餐后各服半杯（约 30 毫升）。

3.治痔疮、肛裂：鲜藕 500 克，僵蚕 7 个，红糖 120 克，水煎服，连服一周。

4.治血淋：《本草纲目》记载，李时珍治一男子患血淋疼痛难忍欲寻死，用鲜莲藕榨汁调发灰，每服 6 克，一天内服 3 次，即血止痛除。

🌺 禁 忌

脾胃虚寒者不宜过多生吃莲藕，大便燥涩者慎用。

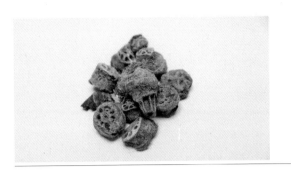

藕 节

咏藕节

藕节味甘性涩平，
诸般血症用之灵。
润肠通便美容貌，
亦治目痛与热淋。

中医认为，藕节性平、味甘涩，入肝、肺、胃经，功能收敛止血、化瘀，主治吐血、咯血、尿血、崩漏等症。藕节生用性凉，有清热凉血之功，可用于治疗热性病症，对发热、口渴、舌红、便秘、烦躁、脉搏快等症有效。

藕节具有止血不留瘀的特点，广泛应用于治疗吐血、咯血、衄血、便血、尿血、血痢等多种血症。

《本草纲目》指出藕节"消瘀血，解热毒"，"能止咳血、唾血、血淋、溺血、血痢、血崩"。

《本草从新》称藕节"凉血养血，利水通淋"。

临床上若遇卒暴吐血，可与荷蒂同用，以加强止血之功；遇肺痨（肺结核）咯血者，可与白及配伍，以敛肺止血；遇血热，吐衄不止者，可与生地、大蓟相伍，以凉血止血；遇虚寒崩漏者，可与艾叶、炮姜等相佐，以温经止血；遇血热尿血者，可与小蓟、蒲黄、白茅根并施以凉血止血。

🌀 功　能

现代医学研究表明，藕节营养成分与莲藕很接近，含有大量的淀粉、蛋白质、氨基酸、脂肪、鞣质、B族维生素、维生素C，以及钙、铁、磷、硒等，可以帮助改善消化系统功能，造血补血，清除自由基，抗衰老，美容养颜。

藕节中含有膳食纤维和黏液蛋白，食用之后，在胃肠中大量吸水膨胀，能湿润粪便，刺激胃肠蠕动，促进排便，适用于老年人及孕妇等习惯性便秘。

🌀 临床经验

中医认为藕节鲜用清热凉血；煅炭消瘀止血，收敛作用较强，实验证明能缩短止血时间。临床报道藕节对血小板减少性紫癜有一定疗效。

1.治肺热咯血：藕节30克，生地15克，茜草炭9克，阿胶9克（溶化），川贝母9克,杏仁9克,甘草3克,水煎服。

2.治目赤热痛:取莲藕一个,连节,以绿豆入满其中空者,水数碗,煎至半碗,连藕豆食之。(载《岭南采药录》)

3.治小便热淋:生藕节汁、地黄汁、葡萄汁各等分,每服半盏,入蜜温服。(载《本草纲目》)

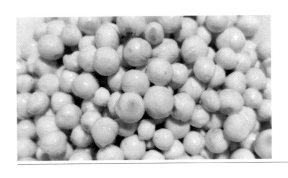

一、蔬果类

芡　实

咏芡实　乾隆常服八仙糕，
长寿皇帝乐呵呵。
芡实能把脾肾补，
亦治久泻白带多。

芡实始载于《神农本草经》，列为上品。又名"鸡头子"或"鸡头米"，历版《中国药典》均有记载。

中医认为，芡实性平，味甘、涩，入脾、肾经，功能益肾固精、健脑益智、补脾止泻、除湿止带，主治遗精滑精、遗尿尿频、失眠健忘、脾虚久泻、白浊带下等症。

《本草经百种录》指出：鸡头实（芡实）甘淡，得土之正味，乃脾胃之药也。脾恶湿而肾恶燥，鸡头实淡渗甘香，则不伤于湿，质黏味涩，而又滑泽肥润，则不伤于燥。凡脾肾之药，往往相反，而此则相成，故尤足贵也。

《本草求真》指出：芡实如何补脾，以其味甘之故，芡实如何固肾，以其味涩之故。惟其味甘补脾，故能利湿，而泄泻腹痛可治；惟其味涩固肾，故能闭气，而使遗、带、小便不禁皆愈。功与山药相似，然山药之阴，本有过于芡实，而芡实之涩，更有甚于山药。且山药兼补肺阴，而芡实则止于脾肾而不及于肺。

从临床经验上来看，芡实药力虽然可靠，但效力甚缓，往往需服食一个月以上才能见效。芡实与淮山比较，两者都能健脾，但淮山补益力较强，芡实固涩力较好。芡实与莲子比较，芡实偏于补肾，其健脾效能偏重从固涩方面发挥作用；莲子偏于清心，其健脾效能偏重从益气方面发挥作用。

芡实素有"水中人参"和"水中桂圆"的美誉，是传统的中药材和珍贵的天然补品。清朝乾隆皇帝爱吃"八仙糕"，久服能健脾胃，抗衰老。

"八仙糕"亦称"八珍糕"，用人参、芡实、淮山药、扁豆、莲子、薏苡仁、藕粉各 62.5 克，粳米 125 克，以上其研细末，加白糖 250 克和匀，摊在蒸笼里蒸熟，切成方块，即可食用，吃着细软味厚香甜可口。

现代医学研究表明，芡实含淀粉、蛋白质、脂肪、胡萝卜素、维生素 B_1、维生素 B_2、维生素 C 等。

🍀 功 能

药理研究表明，芡实有明显延长寿命的作用，用其制剂"人仙糕"喂老年鹌鹑，平均寿命延长 88.7%；能加强小肠吸收功能，提高尿木糖排泄率。

🍀 临床经验

1. 脾虚食少，泄泻：莲子、芡实各 20 克，煮粥食用。

2. 小儿疳积，消瘦厌食：芡实 15 克，陈皮 3 克，猪肚一个，炖烂，加调味品，分餐食用。

3. 遗精，小便不禁：芡实、金樱子各 15 克，莲须 10 克，水煎服。

🍀 禁 忌

体有瘀血、便秘、行经期间慎用。

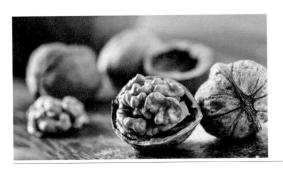

36

核 桃

咏核桃

核桃如脑能补脑，
补肾固精抗衰老。
剥肉加姜生嚼服，
多年喘咳服能好。

核桃又称胡桃、羌桃，与扁桃、腰果、榛子并称为世界著名的四大干果。核桃营养丰富，有"万岁子""长寿果""养生之宝"的美誉。

中医认为，核桃性温，味甘，入肾、肺、大肠经，功能补肾强腰（膝）、益肺定喘、润肠通便，主治肾虚腰疼、两脚痿弱、小便频数、遗精阳痿、肺气虚弱或肺肾两虚引起的喘咳短气，亦治肠燥便秘、大便干涩、石淋、小便不利等症。

现代医学研究表明，每 100 克干核桃中营养成分含热量 2600 千焦、硫胺素 0.152 毫克、钙 52 毫克、蛋白质 14.2 克、核黄素 0.12 毫克、镁 132 毫克、脂肪 58.2 克、烟酸 0.2 毫克、铁 2.2 毫克、碳水化合物 9.6 克、锰 3.44 毫克、膳食纤维 9.5 克、维生素 E 43.21 毫克、维生素 A 5 微克、锌 2.71 毫克、铜 1.17 毫克、胡萝卜素 2 微克、钾 385 毫克、磷 294 毫克、视黄醇当量 5.2 微克、钠 6.4 毫克、硒 4.62 微克。

功 能

核桃中丰富的营养成分，特别含有丰富神经营养素，可以减少患抑郁症，注意力缺失多动症（ADHD）癌症和老年痴呆症的概率。对预防乳腺癌和各种肿瘤亦能发挥良好的作用。

据临床观察，每周坚持食用 5 次核桃，每次 3~5 个，能使女性患 2 型糖尿病的风险降低近 30%。因为核桃中不饱和脂肪酸有益于胰岛素的分解。

核桃中的核桃油具有减除血液静脉压的作用，能帮助人体更好地适应外界的压力。

连续几个月吃核桃，可以黑头发。一天用量 4~5 个最适合。

临床经验

1. 治肾虚喘咳（如喘息型慢性支气管炎）：前人常配枸杞子、沙参以清补，配紫菀、款冬花以止嗽，或单吃核桃肉，每日 1~3 个，连服 1~2 个月，有效。临床上有报道用核桃肉配蜥蜴（即马蛇子）治痰湿型慢性支气管炎，对镇咳、化痰、平喘有一定作用，且能改善食欲与睡眠，方如核桃马蛇子汤（天津和平区卫生局经验方）：马蛇子粉 0.6~1 克（冲服），核桃肉 6 克，大枣 3 枚，水煎服。

2. 治肾虚腰疼腿软：核桃肉 9 克，杜仲 15 克，补骨脂 9 克，水煎服。

3. 治肾结石腰疼：可在治疗肾结石的方剂里加入核桃肉 30 克，有良效。前人认为核桃能消坚开瘀，实际上是通过改善肾的气化功能和利尿起作用。

4. 治老年性气虚便秘（习惯性便秘）：每晚临睡前用生核桃肉 4~5 枚，捣烂，拌少许蜂蜜送服。

5. 治久咳虚喘：本人曾治疗 50 余例患有老慢支及支气管哮喘的病人，嘱以每天早餐后，用剥好的新鲜核桃肉一个，加一片生姜，放在口中慢慢咀嚼，待口水充盈后，分 3 口慢慢吞下，意念让其流下肚脐下 3 寸关元穴，每天一次，坚持 3 个月有良效。

6. 治孕妇胎气上逆，喘息不休：核桃 10 个，捣破，连壳煎汤服。

7. 治乳汁不通：核桃肉 5 个，捣烂，用黄酒冲服，有效。

🌸 禁 忌

痰热喘咳及阴虚有热而致吐衄及大便溏泄者忌用。

前人经验认为核桃肉养血则去皮，止喘则留皮。其薄皮虽有涩味，但敛肺定喘之力较好，应连皮服。为减轻涩味，可配少许红糖或大枣同用。

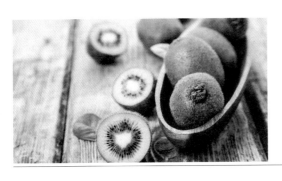

37 猕猴桃

<table>
<tr><td rowspan="1">咏猕猴桃</td><td>猕猴性寒味酸甘，
解热止渴治便难。
降脂美容抗氧化，
抑制肿瘤能防癌。</td></tr>
</table>

中医认为，猕猴桃性寒、味酸甘，入心、肝、肾、胃、大肠经，功能解热止渴、宁心安神、补肾固齿、润肠通淋，主治烦热消渴、心悸心动、夜寐欠宁、便秘黄疸、石淋痔疮等症。

早在先秦时期，《诗经》中就有猕猴桃的记载："隰有苌楚（猕猴桃的古名）"，"猗傩其枝"。李时珍在《本草纲目》中也描绘了猕猴桃的形色："其形如梨，其色如桃，而猕猴喜食，故有诸名"。

猕猴桃质地柔软，口感酸甜，有草莓、香蕉、菠萝三者混合的味道。

现代医学研究表明，猕猴桃除含有猕猴桃碱、蛋白水解酶、单宁果胶和糖类等有机物质，尚含有钙、钾、硒、锌、锗等微量元素和人体所需的17种氨基酸，以及丰富的维生素C、葡萄酸、果酸、柠檬酸、苹果酸、脂肪等。

❀ 功　能

猕猴桃中含有丰富的矿物质，还含有胡萝卜素和多种维生素，对保持人体健康具有重要的作用。

猕猴桃含有丰富的维生素C，能起到降低胆固醇、扩张血管和降低血压的作用，还能保护心脏。

猕猴桃中含有铬，能刺激孤立组织细胞分泌胰岛素，能降血糖，是一种具有抗糖尿病潜力的水果。其粉末与苦瓜粉混合，能调节血糖水平，还可以治疗腹泻和痢疾。

经常食用猕猴桃，能提升免疫功能，治疗肝脏疾病、消化不良、贫血、泌尿系统疾病、呼吸系统疾病、脑疾病。

日本名古屋大学的研究团队发现，猕猴桃中含的吡咯喹啉醌一成分，具有延缓衰老、延长寿命的功效。吡咯喹啉醌于1970年左右被人们发现，具有抗氧化和保护神经系统的作用，常用保健产品和化妆品。

猕猴桃含有丰富的维生素 C、维生素 A、维生素 E 以及钾、镁之外，还含有其他水果少见的营养成分——叶酸、黄体素、氨基酸、天然肌醇，营养价值远超过其他水果。

猕猴桃中含有一种抗突变的成分，能抑制诱发癌基因突变。猕猴桃中含有较多的膳食纤维和寡糖，可快速清除体内堆积的有害代谢产物，还含有丰富的矿物质镁，有导泻作用，能防治大便秘结，防治结肠癌。

猕猴桃中含有一种强大的抗氧化剂，可以消除皱纹和细纹。猕猴桃营养丰富而全面，含糖量低，在减肥健美、增白、淡斑、除暗疮等方面，能发挥良好的作用。

猕猴桃中所含的肌醇，是细胞内第二信使的前体，适量食用，对防治焦虑症、抑郁症有一定效果。猕猴桃中含有相当高的 5- 羟色胺，对神经系统有镇静作用，可消除紧张疲劳。

✿ 临床经验

1. 治疗 1 型、2 型糖尿病：猕猴桃 3000 克，削皮，切片，晒干；苦瓜 3000 克，洗净，去瓤，切片，晒干。两者共磨粉，贮藏玻璃瓶备用。每日早晚餐后用温开水送服各 5 克，有效。

2. 防治便秘：每日清晨起床后空腹吃 1~2 猕猴桃，隔 1 小时后进餐。坚持食用一周后，就能见到明显效果。

✿ 禁 忌

猕猴桃虽然营养丰富，但性寒，不适宜虚寒体质者食用。未熟透的猕猴桃有轻微毒性，对于一些过敏体质人群，即使食用熟透的猕猴桃，有时也会出现舌头发麻等过敏现象，严重者会出现口腔黏膜肿胀，呼吸困难，甚至休克，应急送医院抢救。

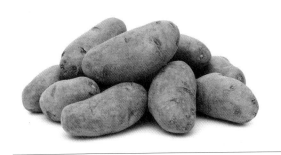

一、蔬果类

红 薯

> **咏红薯**
> 红薯又称"土人参"，
> 营养全面气力增。
> 延缓衰老益智慧，
> 补虚健脾能强肾。

中医认为，红薯（又称番薯、甘薯）味甘性温，入肺、脾、胃、肾经，功能补虚益气、健脾利水、强肾益智，主治脾胃虚弱、疲乏无力、肾气不足、智力早衰等症。

李时珍称红薯为"长寿食品"，在《本草纲目》中指出："番薯具有补虚乏，益气力，健脾胃，强肾阳"等功效。

《金薯传习录》载红薯"能治痢疾，酒积热泻，湿热，小儿疳积"等多种疾病。

现代医学研究表明，红薯是一种营养全面而丰富的天然滋补食品。富含蛋白质、脂肪、多糖蛋白、磷、钙、钾、胡萝卜素、维生素A、维生素C、维生素E、维生素B_1、维生素B_2和8种氨基酸。

🌎 功 能

据分析，其蛋白质含量超过大米7倍，胡萝卜素是胡萝卜的3.5倍，维生素A的含量是马铃薯的100倍。红薯中的糖、钙、维生素B_1、维生素B_2均高于大米和面粉。每100克红薯可食部分，含碳水化合物25.5克，脂肪0.2克，磷2克，钙1.89克，铁0.4克，这些物质对促进人体脑细胞和分泌激素的活性，增强人体免疫力，增强人体抗病能力，延缓智力衰退和机体衰老起着重要的作用。

无论生熟红薯，皆有黏蛋白，是多糖蛋白的混合物，属胶原蛋白和多糖的物质。既能有效地防止心血管壁上脂肪的沉积，增加动脉血管壁的弹性，减少皮下脂肪堆积，防止肝和肾中结缔组织的萎缩，又能防止疲劳，恢复精力，防治便秘，强身益寿。

红薯含有丰富的特殊维生素C、维生素E和钾元素。其中维生素C能明显地增强对多种病毒的抵抗力；维生素E能促进性欲，延缓衰老；钾元素能有效地防止高血压、脑卒中和心血管疾病的发生。日本科学家研究发现，薯块中含有一种不能从鸡、鸭、鱼肉获得的胶原蛋白，这种物质能保持人体动脉血管壁的弹性，有效地防止动脉血管硬化。

红薯中还含有一种雌激素的物质，对保护人体皮肤、延缓衰老有一定帮助，不少人将其当作美容养颜食品食用。

饮食中最具有抗癌作用的营养物质是胡萝卜素、维生素C和叶酸，而在红薯中都比较丰富。经常食用红薯能防癌抗癌。

◉ 临床经验

治疗湿疹、蜈蚣咬伤、带状疱疹疼痛：生薯块中的乳白色浆液，是通便、活血、抑制肌肉痉挛之良药；对治疗湿疹、蜈蚣咬伤、带状疱疹引起的疼痛等疾病有特效。其方法是将生薯洗净，切块捣烂，挤汁，涂于患处，数次可愈。

◉ 禁　忌

食用生、冷红薯易致胃腹不适，并产生大量胃酸，所以胃溃疡及胃酸过多的患者不宜食用。

烂红薯（带有黑斑的番薯），可使人中毒，绝对不可食用。

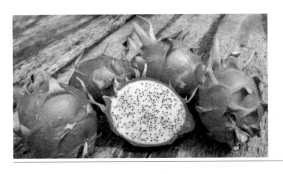

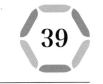

火龙果

咏火龙果

低热高纤火龙果，
防治便秘效果好。
排毒解毒防癌症，
美白养颜抗衰老。

中医认为，火龙果性凉，味甘，入心、肺、肝、胃、大肠经，功能润肺解毒、滑肠通便、保肝明目，主治肺热咳嗽、大便秘结、视力减退等症。

火龙果是热带水果，很少病虫害，几乎不用任何农药都可以正常生长。

现代医学研究表明，火龙果营养丰富，含有蛋白质、膳食纤维、胡萝卜素、维生素 B_1、维生素 B_2、维生素 B_3、维生素 B_{12}，更含有丰富的钙，磷、铁、镁、钾等矿物质，以及各种酶、白蛋白，还含有高浓缩的天然色素花青素。

❀ 功 能

值得注意的是火龙果几乎不含果糖与蔗糖，主要以天然葡萄糖为主，人体容易吸收，特别适合运动员食用。

火龙果是一种低热量，富含果肉水溶性纤维，一方面可以吸水后使粪便膨胀软化，促进粪便排出，有治疗便秘的功能；另一方面可以促进胃肠道蠕动，促进帮助消化，改善胃肠道功能。

火龙果含有大量的膳食纤维，摄取后有饱腹作用，可以抑制食欲，帮助减肥。

火龙果富含铁和维生素 C，可以防治缺铁性贫血。

火龙果中含有活性白蛋白，会自动与体内重金属离子结合，通过粪便排出体外，具有良好的排毒和解毒功能。这种活性白蛋白对胃襞有保护作用。

火龙果富含花青素，可以清除自由基，抗氧化，美白皮肤，防止血管硬化，防治心脏病和脑卒中，预防脑细胞变性，阻止老年痴呆症的发生，在防癌抗癌，抗衰老方面都发挥有重要作用。

火龙果含有多种水溶性纤维，在胃肠道中遇水与葡萄糖形成黏胶，而减缓人体对糖的吸收，有助于降低餐后血糖。糖尿病患者可以在血糖控制较好时适量摄取，但不可过量食用。

临床经验

1.治疗便秘：早餐前，火龙果去皮，切片，调适量蜂蜜食用。（糖尿病患者忌用）

2.美容养颜：用新鲜的火龙果皮，捣烂取汁，外敷面部有效。

禁　忌

体质虚寒者不宜多食，女性体质虚冷、面色苍白、四肢无力、经常腹泻者，以及女性行经期间不宜食用火龙果。

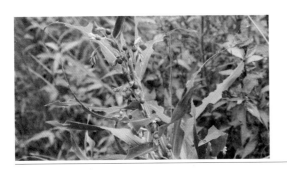

40

一、蔬果类

薏苡仁

咏薏苡仁

薏仁健脾消水肿,
久服轻身美颜容。
莫叹杏林无国手,
曾将胖妇化佳人。

薏苡仁为药食同源类中药,中医认为:薏苡仁性凉,味甘淡,入脾、胃、肺经,功能健脾利水、渗湿止泻、除痹排脓、解毒散结,主治水肿脚气、小便不利、脾虚泄泻、湿痹拘挛、肺痈肠痈、赘疣癌肿、肌肉酸重、关节疼痛。

我国第一部中药学专著《神农本草经》中记载,薏苡仁"久服轻身益气";《本草纲目》称"薏苡仁阳明药也,能健脾,益胃。虚则补其母,故肺痿肺痈用之。筋骨之病,以治阳明为本,故拘挛筋急,风痹者用之。土能生水除湿,故泄痢水肿用之"。

《本草新编》称薏苡仁"最善利水,不至损耗真阴之气,凡湿盛在下身者,最适用之"。

桂林地区有首民谣说道:"薏米胜过灵芝草,药用营养价值高。常吃可以延年寿,返老还童立功劳"。

历代医书大都记载,薏苡仁能够镇痛,可以治疗风湿痛、肩痛等各种痛症,对肝病、肾脏病、妇科病、皮肤病均有疗效。近代科学研究,证实薏苡仁能够治疗扁平疣并有抗癌功效。

现代医学研究表明,每100克薏苡仁含热量1500千焦、碳水化合物71.1克、脂肪3.3克、蛋白质12.80克、纤维素2克、维生素E 2.08毫克、硫胺素0.22毫克、核黄素0.15毫克、烟酸2毫克、镁88毫克、钙42毫克、铁7.6毫克、锌1.68毫克、铜0.29毫克、锰1.37毫克、钾238毫克、磷217毫克、钠36毫克、硒3.07微克。

🌸 功　能

因含有多种矿物质,薏苡仁能促进人体新陈代谢和减少胃肠负担的作用,可以作为病中或病后体弱患者的补益食品。

经常食用薏苡仁，对慢性肠炎，消化不良有效，并能增强肾功能，清热利尿，医治浮肿。

薏苡仁有防癌作用，有效成分是硒，能有效抑制癌细胞的增殖。2011年以来，大量的科学研究和临床实践证明，薏苡仁是一种抗癌药物，抑癌率达35%以上，可以作为胃癌、宫颈癌的辅助治疗。

健康人常吃薏苡仁能减肥瘦身。薏苡仁中含有丰富的蛋白质、B族维生素，能使皮肤光滑，减少皱纹，消除色素斑点，有美容养颜之功。古籍曾记载，古代有一位长了赘疣的妇女，在给当郎中的丈夫制作薏苡仁酒（薏苡仁、白酒），因经常品尝此酒，久而久之，不仅颈部的赘疣消失了，连脸上的皱纹都没了，显得十分年轻。后来薏苡仁酒美容，流传至今。

笔者大学毕业后，曾长期作为著名老中医赵棻教授临床助手，侍诊案侧。记得先师治疗一位年轻女子，身高1.65米，体重75千克，皮肤黝黑粗糙，且身体多处、特别是面部长有很多小肉疣。因婚期订在半年之后，希望赵老能帮她瘦身美容去疣。赵老嘱以用生薏苡仁24克、生山楂10克、生荷叶15克（切细）、陈皮6克，长期煎服代茶。并在经前、经中另用辨证中药调理。半年之后体重下降15千克，所有肉疣净脱皮肤变得光洁无瑕。

🌸 临床经验

薏苡仁适宜各种癌症患者、关节炎、急慢性肾炎水肿、癌症腹水、面浮肢肿、脚气病浮肿者、疣赘、扁平疣、寻常性赘疣、传染性软疣、粉刺，以及其他皮肤营养不良粗糙，以及肺痿、肺痈者食用。本品力缓宜多服久服，需在医生指导下食用。

1. 治风湿痹痛、筋脉拘挛、脾虚泄泻：薏苡仁、粳米各30克，共煮粥，空腹食用。
2. 治疗青年性扁平疣、寻常性赘疣：薏苡仁60克，紫草6克，水煎服。
3. 防治胃癌、宫颈癌：薏苡仁、菱角、半枝莲各30克，水煎服。

🌸 禁 忌

薏苡仁含黏液质较高，多食影响消化。脾虚无湿、大便燥结及孕妇慎用。

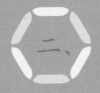

二、

补益类

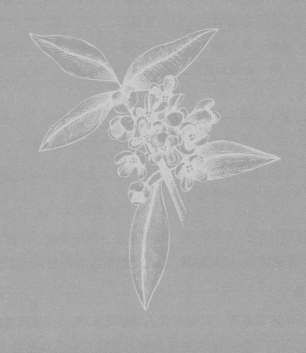

41

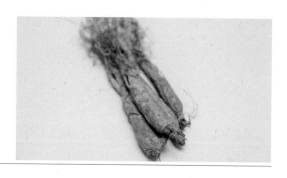

人 参

在中国，人参历来视为"百草之王"；在西方，称人参"包治百病"。

人参为五加科植物人参的根和根茎。野生的人参尤其珍贵，一根野生的百年人参，曾拍出 220 万人民币的天价。我在新加坡工作期间，曾看到

咏
人
参

大补元气用人参，
复脉固脱效如神。
山中曾经救一命，
产后血崩转安宁。

著名中药店余仁生里一株野生的百年人参，标价 50 多万新加坡币，按当时的折价，约合人民币 250 万。野生人参价格昂贵，在此可见一斑。

《神农本草经》称："人参，味甘微寒，主补五脏，安精神，定魄，止惊悸，除邪气，明目，开心益智。久服轻身延年。一名人御，一名鬼盖，生山谷"。

《本草纲目》称人参"治男妇一切虚证，发热自汗，眩晕头痛，反胃吐食，疟疾，滑泻久痢，小便频数，淋沥，劳倦内伤，中风，中暑，痿痹，吐血，嗽血，下血，血淋，血崩，胎前产后诸病"。

《景岳全书》称："人参能大补元气，复脉固脱，为拯危救脱要药。适用于大汗、大泻、大失血，或大病、久病所致元气虚极欲脱，气短神疲，脉微欲绝的重危症候，单用有效，如独参汤"。

中医认为，人参性温平，味甘、微苦，入脾、肺、心经，功能大补元气、复脉固脱、补脾益肺、生津安神，主治体虚欲脱、肢冷脉微、脾虚食少、肺虚喘咳、津伤口渴、内热消渴、久病虚羸、惊悸失眠、阳痿宫冷、眩晕头痛、自汗暴脱、尿频健忘、妇女崩漏、小儿慢惊及久虚不复，一切气血津液不足等症。

🔵 功 能

现代医学研究表明，人参中含人参皂苷 0.4%，少量挥发油，油中主要成分为人参烯，占 0.072%；从人参中分离出皂苷类有人参皂苷 A、B、C、D、E 和 F；此外尚含有葡萄糖、果糖、蔗糖、人参酸、多种维生素（维生素 B_1、维生素 B_2、菸酸、菸酰胺、泛酸）、多种氨基酸、胆碱等。

从临床观察来看，大剂量的人参（15~50克），煎服或炖服，可以用于心源性休克的治疗。人参与附子合用，可以救治阳气虚脱。

对高血压、心肌营养不良、冠状动脉硬化、心绞痛都有一定治疗作用，可以减轻症状。

对慢性胃炎伴有胃酸缺乏或胃酸过低者，服用后可见胃纳增加，症状减转或消失。对于急性传染性肝炎，在一定治疗作用下，服用人参，可以防止转变为慢性肝炎。

人参能改善糖尿病患者的一般情况，但不改变血糖过高的程度；某些患者服用人参后，可减少胰岛素的用量。

口服人参对器质性神经疾病患者仅能改善一般主观症状，而无客观的明显治疗作用。

对不同类型的神经衰弱患者，均有一定的治疗作用，使体重增加，消除或或减轻全身无力、头痛、失眠等症状。

现代药理研究表明，证明人参有增强性腺功能的作用，对麻痹型、早泄型阳痿有显著效果，但对精神型阳痿无效。对因神经衰弱引起的的皮质性和脊髓性阳痿有一定的治疗效果。

人参能提高视力及增强视觉暗适应的作用。

药理研究还证实人参对中枢神经有镇静和兴奋的双向作用，能增强机体非特异性免疫力；可双向调节血压，有类似强心苷的作用，可抗休克；可间接促进肾上皮质功能，有抗利尿作用；可使骨髓、肝、脾等促红细胞生成素含量升高。此外还有抗炎、抗肿瘤等作用。

1969年秋天，我刚在浦城县临江公社七堨大队任赤脚医生不久，一次半夜，接到山头庵生产小队来的紧急电话，说一妇女产后大出血，人已休克，要我赶往处理。我拿起手电筒和出诊箱，连夜赶往产妇家，只见整床被子都被鲜血浸透，患者面色苍白，大汗淋漓，人已休克，血压几乎测不到。我急问她家中有无人参之类物品，该是天无绝人之路，她家中刚好有一根从东北购回的野山参，保存在放茶叶的瓷罐中。急取出切成薄片，用沸水浸泡10分钟后，待温和放在小茶壶中一点一滴地灌服，并用无菌纱布填塞宫腔压迫止血，并在皮下注射肾上腺素注射液，静脉推注射高渗葡萄糖注射液及止血针剂，抗休克及止血。并急送浦城县医院抢救，挽回了一条生命。

因为这是我第一次单独处理如此重症、危症，对野山参益气固脱抗休克，留下终生难忘的印象。

临床经验

1.治疗产后虚汗：人参 6 克，白术、茯苓各 9 克，炙黄芪、蜜枣仁各 15 克，牡蛎、浮小麦各 30 克，柏子仁、五味子、麻黄根、当归各 9 克，大枣 6 克，防风、炙甘草各 3 克，水煎服。

2.治虚性气喘：人参 6 克（另炖），熟地黄 15 克，熟附片 9 克，胡桃肉 12 克，蛤蚧 1 对，五味子 6 克，水煎服。

禁 忌

凡属气盛、身热、脉滑实有力、大小便不通等实热症，忌用人参。

前人认为人参不宜与藜芦、五灵脂同用（反藜芦，畏五灵脂），可资临床参考。

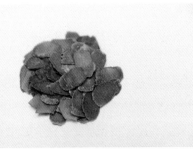

红 参

咏红参

红参味甘性偏温，
体质热壮用不通。
补肺健脾益元气，
温肾壮阳能见功。

红参是栽培人参的熟制品，我国河北、山西、陕西、湖南、湖北、广西、四川、云南等省均有引种。

中医认为，红参性温，味甘、微苦，入脾、肺、心、肾经，功能大补元气、复脉固脱、益气摄血，主治体虚欲脱、肢冷脉微、气不摄血、崩漏下血、心力衰竭（心源性休克）等症。

🌸 功 能

现代医学研究表明，红参营养成分接近人参，含有30多种人参皂苷、脂类、维生素类、甾醇等。具有如下作用。

1. 能调节神经、心血管及内分泌系统，促进机体物质新陈代谢及蛋白质的合成。

2. 具有双向调节血压作用，能使高血压降低，低血压升高。

3. 能增强人体对一切非特异性的刺激能力，抗疲劳。

4. 红参提取物及所含皂苷，具有提高记忆力、学习能力并能改善记忆衰退的功效，并能减轻身心压力，提高生活质量，还能增强预防传染病的能力。

5. 红参具有改善呼吸系统，对于阳虚哮喘、虚寒性的慢性支气管炎有一定疗效。对消化功能偏弱，特别是胃中寒冷、长期腹泻属于气血不足且偏于虚寒者，有一定的调节作用。

6. 红参具有促进内皮细胞分泌、促进血管扩张的物质，能诱导男性生殖器的海绵体平滑肌扩张的作用，可用于治疗中老年男性性功能减退，能治疗阳痿、早泄；对女性性冷淡有相当不错的治疗效果。

7. 红参所含的多种皂苷，能够抑制或减少各种癌症的发生，如肺癌、肝癌等，具有减轻西药抗癌药物对免疫系统的毒副作用，能改善患者的营养状况及增强免疫系统的功能。

尚具有抗辐射、抗衰老等多方面的作用。

但中医认为，红参性偏温，对体质偏热、温热性疾病及体质强壮者不宜服用红参，否则会产生副作用。

《医宗必读》曾指出红参"功冠群草，但亦有不宜用者，近人录其长者，遂忘其短，摘其瑕者，并弃其瑜。或当用有后时，或非宜而妄投，非蒙其利，只见其害，遂使良药欠遗于世，粗工互腾其口，良可憾也。……所谓肺热还伤肺者，肺脉洪实，火气方逆，血热狂行，气尚未虚，不可骤用。麻疹初发，身虽热而斑点未形；伤寒始作，症未定而邪热方炽，若误投之，鲜难免祸"。

红参以补虚为主，热壅但阴虚火旺所致的心悸、头晕、失眠等，服用红参后会加重病情；湿热壅滞的浮肿，使浮肿更甚；虚热型高血压患者服用红参，往往使血压升高，如果滥用，可引起脑出血。所以气盛、身热、大小便不利，因燥热引起的咽干、口干、鼻衄等实证，均禁用红参。阴虚阳亢，潮热骨蒸，肺热痰多，咳嗽气紧，肝阳上亢，头晕目赤等，亦当忌用。

临床上曾有因温热病误用红参后导致病情加重的报道，前人有"人参杀人无罪，大黄救命无功"之说。用药如用兵，宁不慎乎！

🌸 临床经验

中老年性功能减退：红参 10 克，熟地 15 克，黄芪 15 克，白术 10 克，巴戟天 15 克，山茱萸 10 克，柏子仁 10 克，五味子 5 克，远志 5 克，肉桂 5 克，枸杞子 15 克，乌药 10 克，水煎服。

🌸 禁　忌

红参反藜芦、畏五灵脂，不宜同莱菔子同服，以免相冲相克。

体质偏热无虚者不宜服用本品。

🌸 注意事项

体质虚寒者如需长期服用红参者，每天以 3 克为宜。

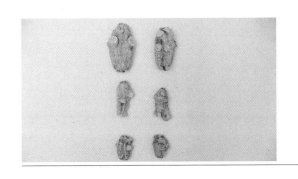

二、补益类

43

西洋参

<table>
<tr><td rowspan="4">咏
西
洋
参</td><td>气阴两补西洋参，</td></tr>
<tr><td>美加两国货最真。</td></tr>
<tr><td>根须又称八百光，</td></tr>
<tr><td>功力稍逊效亦珍。</td></tr>
</table>

西洋参，原产于加拿大魁北克与美国的威斯康辛州。加拿大产的叫西洋参，美国产的叫花旗参。西洋参的根须经过加工叫"八百光"，因为八百条根须重500克而得名。功效同西洋参略逊，但价格便宜。以香港加工包装的八百光最为有名，销往全世界，随时可以代茶泡服，实为滋补珍品。西洋参在我国已引种成功，叫种参。

中医认为西洋参味甘、苦，入肺、胃经，功能益气生津、养阴清热，主治阴虚内热，久热不退，常与白薇、白芍、石斛等同用。用于热病后少气烦渴，常配天冬、麦冬、甘草同用。用于肺阴虚咳嗽咯血，肺痿失音，常配沙参、麦冬、阿胶、蜜紫菀、川贝母等同用。西洋参清养之功有余，而补养之力不足，故凡失血或感染性中毒性休克、虚脱的患者，用野山参、红参而不用西洋参。

现代医学研究表明，西洋参含多种人参皂苷，尚含有精氨酸、天冬氨酸等18种氨基酸。

🌸 功 能

西洋参有明显的免疫增强作用，能提高机体缺氧及抗疲劳能力；有显著的抗DNA损伤作用；可抗心律失常，抗心肌缺血，降低血浆胆固醇，预防动脉粥样硬化；还有轻度抗失血性休克作用；此外还有抗病毒、抗肿瘤、抗电磁波辐射、保肝等作用，是现代经常使用电脑、手机等人群日常不可或缺的保健珍品。

🌸 临床经验

1. 治热病伤阴、消渴咽干口燥：西洋参10克，石斛、麦冬、沙参各15克，水煎服。

2. 减轻鼻咽癌放化疗副作用：鼻咽癌病人在接受放、化疗过程中，出现咽干、消瘦、胃口不好、白细胞下降等不良反应，每天取西洋参9克，切片，水煎服，

代茶。在放化疗二周前开始饮用，直到放、化疗结束，有良效。[载《上海中医药杂志》1979.（4）29]

3.治糖尿病疲乏、浑身无力：西洋参、枸杞子、山茱萸各 10 克，生黄芪 30 克，水煎服。

❀ 禁　忌

脾胃虚寒，阳气不足，热病正盛时禁用。凡有外感、消化不良、腹泻，以及女性行经期慎用。

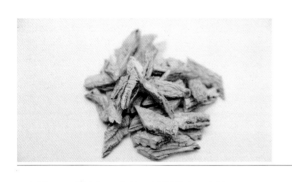

44

二

补益类

党 参

咏党参

咏
党
参

补中益气用党参，
性味甘平益众生。
虚不受补均可用，
内伤外感用自斟。

党参性平，味甘，入肺、脾二经，功能补中益气、健脾益肺、养血生津，主治脾肺气虚、食少倦怠、咳嗽虚喘、面色萎黄、心悸气短、津伤口渴、内热消渴、懒言短气、四肢无力、食欲不佳、面色萎黄等症。党参功效与人参相似，惟药力薄弱，治一般虚证，可代替人参使用，虚脱重症，则仍用人参为宜。

先师赵棻教授学宗补土，重元气，倡脾胃运化论，善用党参。在日常处方中，使用党参的概率在 80% 以上。他常对我讲，党参补气之力逊于人参，但不温不寒、不燥不腻，特别对于一些虚不受补患者，更加适用。在加强脾胃运化方面的功效强过人参。外伤内感，均可酌情使用，临床适应范围更广。如补益中气的"补中益气汤"，可以作为治疗内伤的代表方，治疗气虚外感的"参苏饮"，可以作为既有内伤又有外感的代表方。他还指出，党参以山西上党地区生产的质量最佳，上党地区峰峦叠嶂，平均海拔在 1166 米，全年降雨量相对较为丰沛，特殊的地理气候使这里党参的质量优于其他地区。

赵老生前手创的"健运麦谷芽汤"，以党参为君，辅以淮山、鸡内金、麦谷芽、甘草诸药，看似平淡无奇，却屡起沉疴。关键在于增强脾胃运化，激活元气，使治病药物能更好吸收，以发挥更高的治疗效果！

现代医学研究表明，党参富含多糖，17 种氨基酸、皂苷、挥发油。其中皂苷、菊糖、微量生物碱、淀粉等对人体多脏器有不同程度的强壮作用，能提高人体适应性。

🌿 功 能

党参能增强机体应激能力、免疫功能，延缓衰老，抗溃疡；能使离体豚鼠和兔肠紧张性升高，并能拮抗 5- 羟色胺引起的肠挛缩，但对乙酰胆碱引起的无明显作用；能显著减少小鼠的自发活动、延长睡眠时间，改善记忆力。可使机体红细胞及血红蛋白增加；还有抗辐射、抗肿瘤、抗心肌缺血以及对血糖双向调节和抑菌等作用。

🌸 临床经验

用于各种原因引起的衰弱症，特别是脾胃虚弱、消化功能吸收低下，中气下陷、自汗等病症，可配白术、茯苓、淮山、莲子肉等，方如"参苓白术散"和"补中益气汤"。"补中益气汤"为治疗脾胃虚弱的基本方，凡属脾胃虚弱、中气不足，皆可在该方的基础上加减治疗。

用于缺铁性贫血、营养性不良贫血，尤其是由于脾胃虚弱、消化吸收功能障碍所致的贫血，以及萎黄症等，多与鸡血藤、当归、白芍、熟地黄等配伍。临床经验表明，党参确有较好的补血作用。

用于慢性咳嗽而有肺虚表现者，尤其是对临床症状较轻的肺结核患者，疗效较好，取其有祛痰镇咳、补中益气的作用，常与紫菀、五味子、阿胶等配伍。对于一些教师、声乐演员，以及说话较多的人群，服用党参，可以改善因多说话所致的气短、咽干、烦渴等症状。

治疗上盛下虚所致的眩晕、心悸、失眠等症：紫石英30克（先煎），磁石30克（先煎），党参15克，白术9克，茯苓9克，陈皮6克，枸杞子15克，菟丝子15克，淮山药15克，鸡内金9克，麦谷芽各30克，炙甘草9克，水煎服，渣再，有良效。（可参阅由本人整理的《赵棻教授的紫灵汤》，载《上海中医杂志》1985年第二期）

🌸 禁　忌

有实热者忌服，不宜与藜芦同用。

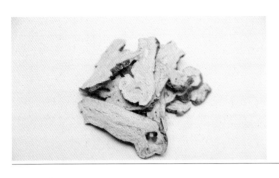

二、补益类

白 术

45

咏白术

白术性温味苦甘，
健脾益气把胎安。
燥湿利水消水肿，
量大能医大便难。

中医认为，白术性温，味甘、苦，入脾、胃经，功能补脾益气、固表止汗、燥湿利水、安胎，主治脾虚食少、腹胀泄泻、水肿自汗、痰饮眩悸、胎动不安。

《医学启源》指出白术"除湿益燥，和中益气，温中，去脾胃中湿，除胃热，强脾胃，进饮食，止渴，安胎"。可以言其大概。

白术、淮山药都能补脾益气，白术味甘兼苦，性略温燥，主补脾阳，并能燥湿，故脾虚泄泻，水肿痰饮，风湿痹症，多用白术；淮山药性味甘平，质润多液，主补脾阴，并能益肺滋肾，常与滋阴药同用，凡虚劳、消渴、遗精、带下多用淮山药。两者区别应分清楚。

现代医学研究表明，白术主要成分含挥发油，其中主要为苍术醇，另含白术酮，维生素 A 类物质。

❀ 功 能

1. 对消化系统的作用：白术煎剂有明显促进胃肠排空及推进小肠蠕动的功能，对胃肠运动有明显兴奋作用。

白术抗溃疡，能抑制胃液分泌，降低胃酸过多，减少胃液及胃蛋白酶的排出量，促进胃及十二指肠溃疡愈合。与中医健脾益胃之说，不谋而合。

保肝：白术可防治肝损伤，减轻肝糖原减少以及肝细胞变性坏死，促进肝细胞增长，使升高的 ALT 下降。

2. 增强机体免疫力：能显著增强白细胞吞噬金黄色葡萄球菌能力，白术多糖在一定浓度的范围内，能促进淋巴细胞转化，对淋巴细胞的增殖功能有恢复作用，延长淋巴细胞寿命，明显提高机体免疫力。亦切于中医健脾益气之说。

3. 抗应激：白术具有抗疲劳和增强肾上腺素皮质激素功能的作用，能增加体重，增强体力，增强机体抗负荷能力，以适应各种应激性环境。

4. 增强造血功能：白术水煎剂有显著促进红细胞系统造血祖细胞生成作用。

5. 利尿：动物实验证实，白术不影响垂体后叶素的抗利尿作用，其机制可能与抑制电解质重吸收有关，增加 Na^+、K^+、Cl^- 的排泄有关。

6. 抑制子宫收缩：白术的安胎作用与其抑制子宫收缩作用有关。白术醇提取物与石油醚提取物，对未孕小鼠离体子宫的自发性收缩，以及对催产素、益母草引起的兴奋性收缩，均有显著的作用。并随药物浓缩度增加而抑制作用增强，存在量效关系。白术醇提取物还能完全拮抗催产素对豚鼠在体怀孕子宫的紧张性收缩。证实了白术安胎的科学原理。

7. 抗氧化、抗衰老：白术能有效抑制脂质过氧化作用，降低组织脂质过氧化物的含量；避免有害物质对组织细胞结构和功能的损害，增强清除自由基的作用；能明显提高机体的新陈代谢，延缓衰老。

8. 其他药理作用：

（1）降血糖：家兔灌服白术水煎剂，有加速体内葡萄糖的氧化作用，从而降低血糖。

（2）大鼠灌喂白术水煮剂后其凝血酶原时间显著延长。健康人服用白术水煎剂或乙醇浸出液后，其凝血酶原时间及凝血时间均显著延长，有明显的抗凝血作用。

（3）抗肿瘤：白术对瘤细胞有抑制作用，能降低瘤细胞的增殖率，减少瘤组织的侵袭性，提高机体抗肿瘤的反应能力。白术对小鼠艾氏腹水瘤、淋巴肉瘤腹水型、食管癌、肉瘤 180 等均有抑制作用。

❀ 临床经验

1. 脾虚泄泻：白术 9 克，党参 15 克，茯苓 9 克，陈皮 6 克，麦谷芽各 30 克，炙甘草 6 克，水煎服。

2. 治疗便秘：白术 60 克，生地 30 克，升麻 3 克，水煎服。治疗 13 例便秘，只服 1 剂，则 11 例有效。

只用单味白术 60 克治疗便秘 21 例，16 例有效。适量的白术能止泻，较大量而能通便，值得深入研究。

❀ 禁　忌

白术性温而燥，故高热、阴虚火旺、津液不足、口干舌燥、烦渴、小便短赤、湿热下痢（如菌痢、细菌引起的急性肠炎）、肺热咳嗽等情况均不宜使用。

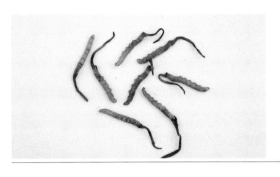

46

冬虫夏草

<table>
<tr><td>咏
冬
虫
夏
草</td><td>性温味甘补肺肾，
久咳虚喘用能平。
扶正补虚疗诸损，
慢性肾衰治亦灵。</td></tr>
</table>

冬虫夏草是生长在我国青海、西藏、云南、贵州、甘肃等地海拔三千多米的高原上，有一种蝙蝠蛾卵发育成幼虫后，在土中被一种麦角科植物真菌钻入其体内，以虫体为营养源，进一步发育，这就是"冬虫"；次年春夏间，在虫体的头部长出虫草菌，并长出地面，这便是"夏草"。是一种极其名贵的中药补品，与人参、鹿茸齐名，均属于名贵中药材。

《文房肆考》记载着这样一个事情："孔裕堂述其弟患怯弱，汗大泄，虽盛暑，处密室帐中，犹畏风甚。病三年，医药无效，症在不起。适有戚自川归，携以冬虫夏草数枚，逐日和诸荤疏作肴炖食，渐至愈"。由此可见冬虫夏草对身体极度虚弱，同时又有盗汗、自汗、怕冷、畏风、阴阳俱虚等怯弱身体，确有回天之功，不可轻忽。

中医认为，冬虫夏草性温，味甘，入肺、肾经，功能补肺肾、止咳嗽、益虚损，主治肺肾两虚、精气不足致阳痿遗精、咳嗽短气、自汗盗汗、腰膝酸痛等症。

现代医学研究表明，冬虫夏草含有蛋白质、脂肪、粗纤维、碳水化合物、多种维生素、虫胶原、虫草酸、多种氨基酸以及铁、磷、钙、锌、锰等人体必须的微量元素。

🐞 功 能

1. 冬虫夏草具有类雄激素样作用，能提高男女性功能。

2. 增强免疫力：冬虫夏草可提高巨噬细胞的吞噬能力，增强机体非特异性免疫功能。

3. 平喘、镇静、催眠及抗癌作用：近年来，医学专家研究发现，冬虫夏草对结核杆菌有明显的抑制作用，对链球菌、葡萄球菌、炭疽杆菌亦有抑制作用。

冬虫夏草水浸剂对离体豚鼠支气管有明显扩张作用,并能加强肾上腺素作用。

冬虫夏草可防治药物性肾损伤,但不影响药物的抗菌作用。为临床安全使用肾毒性抗生素提供了新的保障手段。

冬虫夏草还可以提高细胞免疫力,在对乙肝的治疗中,对终止肝纤维化有一定疗效,并可使早期肝硬化逆转。

冬虫夏草提取物还有明显抑制癌细胞扩散的作用。

另据最新报道,日本科学家进行的动物实验结果表明,冬虫夏草不仅能促进胰腺分泌胰岛素,而且经过糖代谢过程中,还可以降低血糖值。它与其他单纯降低血糖值的药物不同,其特点是仅在血糖高于正常值时起作用。所以,专家认为冬虫夏草很适用于血糖值偏高而担心自己转化成糖尿病的人群预防糖尿病。

冬虫夏草的功效与药理概括如下:①抗疲劳作用。②强身延年,延缓衰老作用。③增强常压下的耐氧能力。④抗肾损伤作用。⑤抗病原微生物作用。⑥镇静解毒作用。⑦免疫调节作用。⑧平喘及祛痰作用。⑨抗癌、抗肿瘤作用。⑩改善心血管、血液系统作用:能增加心肌血流量,改善血液循环,降低血压,抗心律失常,促进造血功能等作用。

本人曾经在中医辨证论治的基础上,用冬虫夏草治疗多例慢性肾炎及早期肾衰竭患者,与治疗前对比,肌酐及尿素氮均值下降,内生肌酐清除率有所提高,同时淋巴细胞转化率明显提高,肾功能和免疫细胞功能均有改善,提示冬虫夏草对改善肾功能有一定疗效。

🌸 临床经验

1.辅助治疗肺癌、乳腺癌、前列腺癌:鲜胎盘一具,冬虫夏草 20 克,蘑菇 100 克。先将胎盘洗净切小块,与虫草、蘑菇共入砂锅,加生姜、胡椒、大蒜、食盐等调料,隔水炖烂熟,分数次食用。

2.治肺虚慢性喘咳:冬虫夏草 5 克,百合 15 克,北沙参 15 克,麦冬 15 克,蜜款冬花 10 克,水煎服。

3.治肾虚阳痿:冬虫夏草 5 克,淫羊藿 15 克,熟地黄 15 克,党参 15 克,肉苁蓉 15 克,桑椹 15 克,水煎服。

🌸 禁 忌

有阴虚火旺、湿热内盛、实火或邪胜者不宜服用;有较重炎症和外感咳嗽、急性咳嗽并有发热现象者不宜服用;感冒期间及女性行经期间,以不服为宜。

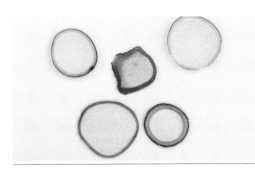

47

鹿 茸

咏鹿茸

鹿茸性温味甘咸，
益精强筋调冲任。
善治再障苯中毒，
久服耐老能壮肾。

鹿茸为鹿科动物梅花鹿、马鹿的雄角未骨化而带茸毛的幼角，是名贵的中药材。前者习称"花鹿茸"，后者习称"马鹿茸"。

中医认为，鹿茸性温，味甘、咸，入肝、肾经，功能温肾壮阳、补益精血、强壮筋骨、调冲任、托疮毒，主治阳痿滑精、宫冷不孕、羸瘦神疲、畏寒怕冷、眩晕耳鸣、腰脊冷痛、筋骨痿软、崩漏带下、阴疽不散及久病虚损等症。

鹿茸入药已有 2000 多年历史，历代医药典籍对其评价很高。

《神农本草经》称能："益气强志，生齿不老"；《名医别录》称能"久服耐老"；《本草纲目》称能"生精补髓，养血益阳，强筋健骨，治一切虚损"。

现代医学研究表明，鹿茸含胶质、蛋白质、前列腺素，并含有钙、磷、镁等微量元素及性激素等。

🌀 功 能

1.鹿茸促进生长发育。

2.鹿茸促进造血功能：能使红细胞、血红蛋白、网织红细胞数量增加。

3.强心作用：鹿茸能使冠状动脉血流量增加，心收缩幅度增大，心率减慢，可使急性失血性低血压恢复加快。

鹿茸具有抗缺氧、增智、强壮、促进糖酵解，促进蛋白质和核酸合成，特别对促进造血功能作用尤大。临床上有报道用鹿茸治疗再生障碍性贫血、血小板减少症以及慢性苯中毒引起的血液病，有一定疗效。对因低血压引起的慢性循环障碍及再生不良性溃疡和创伤等症，鹿茸有促进创伤、骨折和溃疡的愈合。

🌀 临床经验

1.治疗再生障碍性贫血、血小板减少症和慢性苯中毒引起的慢性血液病：酒制鹿茸粉 1 克，炙田七粉 0.5 克，生鸡内金粉 0.5 克，混合后用温开水送服，每日两次，餐后服，连服 1~3 个月。

2.治疗肾虚型崩漏：鹿茸 1.5 克，当归 9 克，阿胶 9 克，蒲黄 6 克，乌贼骨 15 克，共研细末，每次 3 克，每日 1~2 次，温开水送服。

🍄 禁　忌

服用鹿茸宜从小量开始，缓缓增加，不宜骤然大量食用，以免阳升风动，或伤阴动血。

发热、外感未清，平素阳盛体壮实者均忌用。高血压病一般不宜服用鹿茸，但肾性高血压有眩晕和四肢麻木者，可配杜仲、牛膝、鸡血藤、山茱萸等同服。

二、补益类

鹿角胶

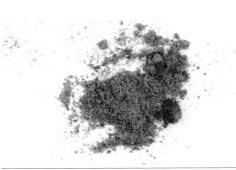

咏鹿角胶

鹿胶性温味咸甘，
益精养血补肾肝。
紧抓虚寒疗诸疾，
亦治早衰与健忘。

汉代时就有"鹿身百宝"的说法，古人认为鹿是吉祥的动物。很多神话中的神仙都有仙鹿陪伴左右，由此可以佐证。

《本草纲目》记载鹿茸、鹿角、鹿角胶、鹿角霜、鹿血、鹿脑、鹿尾、鹿肾、鹿筋、鹿脂、鹿肉、鹿头肉、鹿骨、鹿齿、鹿脑等均可入药，有极高的药用价值和保健功效，能够预防和治疗多种疾病。

鹿又称"斑龙"，出自古代释继洪的《澹寮集验方》。据载，古时有一道人在西蜀药市卖一种成药，叫"斑龙丸"，又叫"茸珠丸"。道人经常喝得大醉，但他还不忘唱着做广告："尾闾不禁沧海竭，九转灵丹都漫说。惟有斑龙顶上珠，能补玉堂关下穴"。意思是：当人体肾精亏虚衰竭时，什么"九转灵丹"都是骗人的，只有他的药物能补精益髓，大补元精。他的药方主要成分就是鹿茸、鹿角胶、鹿角霜。李时珍在《本草纲目》转载了这段记载。

记得我小的时候，家住在福州下杭路103号，往小桥头走的对面方向，有一间叫"咸康"的中药店，店面是巨石砌成，在当年可以算下杭街气势最宏伟的建筑物了。那时中药店还有自行购鹿宰杀，以便分取药材。据传，有一个中药学徒偷喝了一碗鹿血，彻夜举阳不倒，次日还流了大量鼻血。由此可见鹿血壮阳之力巨大，青少年服用，要慎而又慎。

中医认为，鹿角胶由鹿角煎熬成胶，性微温，味甘，入肝、肾经，补肾壮阳的功效比鹿茸力薄，但具滋补精血及止血作用，配龟甲同用有阴阳俱补之功。鹿角胶功能温补肝肾、益精养血，主治血虚头晕、腰膝酸软、虚劳消瘦、形寒畏冷、男子阳痿遗精、女子宫冷不孕、胎动不安、生长发育不良、早衰（须发早白，齿摇齿落）、健忘、失血过多、失眠多梦、面色苍白或萎黄、舌质淡、脉细或细数无力者，亦可用于崩漏下血、便血、尿血、月经过多等偏于虚寒性出血症，以及肾虚和气血虚寒诸症。

《本草便读》载："鹿角胶、鹿角霜性味、功用与鹿茸相近，但少壮衰老不同，然总不外血肉有情之品，能温补督脉，添精益血。如精血不足，而可受腻者，则用胶；若仅阳虚而不受滋腻者，则霜可也"。可资临床参考。

现代医学研究表明，鹿角胶含胶质25%，磷酸钙50%~60%，以及少量雌酮。此外，还含有多种氨基酸、软骨素A、雄激素、胆碱样物质及多种微量元素。

功　能

鹿角胶具有补血、抗疲劳、增强免疫力，具有性激素样作用。

临床经验

1. 治小便下血，阳虚血走，脉细者：鹿角胶3两（90克），大熟地黄5两（150克），血余炭3两（90克），后二味为末，溶鹿胶代蜜丸。淡盐汤下3钱（9克）。（见《医略六书》鹿角胶丸）

2. 治妊娠胎动，漏血不止：鹿角胶9克，熟地黄15克，当归9克，白芍9克，阿胶9克（烊冲），水煎服。

禁　忌

同鹿茸。

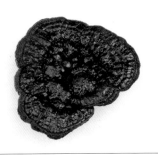

灵 芝

咏灵芝

灵芝甘平能防癌，
虚劳喘咳治不难。
体虚不寐应常服，
增强免疫能保肝。

灵芝药用在中国已有2000多年的历史，被历代医家视为滋补强壮、扶正固本的神奇珍品。

中医认为，灵芝性平、微温，味甘，入心、肺、肝、肾经，功能补气安神、止咳平喘，主治虚劳心悸、眩晕不寐、神疲乏力、久咳虚喘。

《本草纲目》载："赤芝生霍山"，"紫芝生高山夏峪。六芝皆无毒。六月、八月采"。

现代医学研究表明，灵芝含有氨基酸、多肽、蛋白质、真菌溶菌酶，以及还原糖和多糖、麦角甾醇、三萜类、香精苷、挥发油、硬脂酸、苯甲酸、生物碱、维生素 B_2、维生素 C 等；孢子还含有甘露醇，海藻糖。

功 能

灵芝在临床上具有非常广泛的应用范围，主要是灵芝对人体整体功能具有双向调节作用，能使人体的免疫功能得到快速提升，增强抵抗力和免疫力。

灵芝具有明显的抗肿瘤作用，能使巨噬细胞吞噬百分率和吞噬指数增加。灵芝的成分能使癌细胞端粒酶失去存活的条件，促进了癌细胞的自然死亡，具有一定的抗癌作用。

此外，灵芝在抗衰老、防治心脑血管疾病、镇静、镇痛、止咳、平喘、调节血糖、控制血糖、保护护肝、帮助睡眠等方面均有显著疗效。

临床经验

1.治疗高脂血症：灵芝10克（切细），决明子10克（捣碎），乌龙茶10克，开水冲服代茶。

2.治疗失眠：灵芝10克，炒枣仁15克，茯神15克，远志9克，阴地蕨15克，水煎服。

3.治急慢性肝炎：灵芝 15 克，绵茵陈 24 克，地耳草、积雪草各 30 克，水煎服。

❀ 禁　忌

实证忌用。

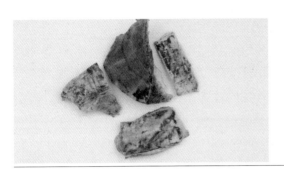

50

二、补益类

龟 甲

咏龟甲

味咸而甘性微寒，
滋阴潜阳治盗汗。
益肾健骨退潮热，
虚风内动治不难。

龟甲为龟科动物龟的腹甲（底板），但上甲亦可入药。

中医认为，龟甲性微寒，味甘、微咸，入肝、肾经，功能滋阴潜阳、益肾健骨、养血补心，主治阴虚潮热、骨蒸盗汗、头晕目眩、虚风内动、筋骨痿软、久咳遗精、吐血衄血、腰疼乏力、崩漏带下、小儿囟门不合等症。

现代医学研究表明，龟甲含动物胶、角蛋白、脂肪和钙、磷，亦含天门冬氨基酸等18种氨基酸（龟上甲总氨基酸的含量相应低于龟下甲，入药以龟下甲为佳），尚含有蛋白质、磷酸钙、氧化钙、氧化镁及钠、钾、铁的氧化物以及微量元素锶等。

🌰 功　能

1.对免疫功能的作用：龟甲能提高网状内皮系统的吞噬功能，显著增加吞噬指数和吞噬系数；能使正常及免疫制剂抑制状态下小鼠的脾脏、胸腺增重，对环磷酰胺引起的白细胞减少有一定的保护作用。

2.抗肿瘤作用：龟甲能提高机体抗肿瘤的免疫能使力，其提取物对肉瘤S180、艾氏腹水瘤和腹水型肝癌有抑制作用。

3.对生殖系统的作用：龟甲对子宫有明显的兴奋作用，可使子宫收缩加强，一般呈节律性收缩，不易引起强直性收缩。以龟甲为主制的中药口服液，能促进男女生殖器官的生长发育，对"阴虚"症候群病理模型，包括甲亢等疾病，作用更佳。

4.其他作用：龟甲可显著延长小鼠常压下耐缺氧的存活时间，并能改善睡眠质量。

🌰 临床经验

1.治肺结核引起的骨蒸、潮热、盗汗：可用"大补阴丸"（《丹溪心法》）

含黄柏、知母、龟甲、熟地，每服 6~9 克，温开水送服。

2.治阴虚型慢性肾炎，对去蛋白尿有一定作用：龟甲 9 克，熟地黄 15 克，山茱萸 9 克，淮山药 15 克，牡丹皮 9 克，泽泻 9 克，茯苓 9 克，水煎服。

3.治阴虚型神经衰弱：龟甲 9 克，炒枣仁 15 克，磁石 30（先煎），丹参 15 克，生地黄 15 克，银柴胡 9 克，水煎服。

4.治虚风内动，预防中风：白芍 9 克，天冬 15 克，龙骨 30（先煎），牡蛎 30（先煎），龟甲 9 克，绵茵陈 24 克，麦芽 30，代赭石 30（先煎），甘草 6 克，水煎服。

禁 忌

肾虚而无热者不宜用龟甲；阳虚泄泻者忌用；龟甲一次量服用太多（30 克以上）有时会引起泄泻；阳虚及外感者忌用；孕妇及胃有寒湿者忌服。

51

龟板胶

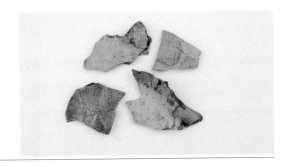

　　龟板胶为龟科动物乌龟的背甲及腹甲提炼的胶。

　　中医认为,龟板胶性微凉,味甘、咸,归肝、脾、心、肾经,功能滋阴潜阳、养血补心、兼能凉血止血,主治阴虚血亏、劳热骨蒸、久病体弱、

| 咏龟板胶 | 龟胶龟甲效近同,
胶能滋阴力更宏。
增钙抗老能丰胸,
亦治甲亢与漏红。 |

形瘦乏力、盗汗自汗、吐血衄血、烦热惊悸、肾虚腰疼、脚膝痿软、崩漏带下等症,亦可用于白细胞减少症,阴虚型胃病及某些癌症患者。

　　中医各医书中关于龟、龟甲、龟板胶的记载甚多,总结如下:龟者为介虫之长,得天下阴气最厚。龟类灵而寿,为长寿之物,善通任脉。取其甲,以补心、补肾、补血,皆以养阴也。为补阴之最。龟体中含有较多的特殊长寿因子和免疫物质,常食可增强人体免疫力,使人长寿。

　　中医学认为,阴虚是机体精、血、津液等阴液亏耗,其滋养、宁静的作用减退而致,临床上以肺肾阴虚与肝肾阴虚为多。其病理表现为:阴虚内热→全身虚热,五心烦热,骨蒸潮热,消瘦、盗汗、口干、舌红,脉细数等症状;阴虚火旺→咽干疼痛,牙龈肿痛,两颧潮红,咯血或痰中带血等症状;阴虚阴亢→眩晕耳鸣,肢麻、肌肉颤动等症状,均可在辨证施治的基础上,配合其他中药,酌情加入龟板胶,能取得良好的治疗效果。

　　现代医学研究表明,龟板胶主要成分是蛋白质、骨胶原、脂肪、钙、磷、肽类和多种酶,以及多种人体必须的微量元素,还富含天门冬氨酸、苏氨酸、丝氨酸等15种氨基酸。

🔵 功　能

　　龟板胶有抗凝血,增加冠状动脉血流量,提高耐缺氧功能,促进免疫、抑菌等作用。

　　龟板胶其所含丰富的钙元素能促进骨髓生长发育,防治骨质疏松;与磷

配合作用，可维持心脏和血管健康；肽能提高人体免疫力，对真菌、病毒、癌细胞有抑制作用；氨基酸中的天门冬氨酸，可以用来治疗心脏病、肝脏病、高血压病，具有防止和恢复疲劳的作用；苏氨酸可以改善氨基酸平衡，从而提高人体生长功能；丝氨酸能降低毛细血管脆性，改善微循环，增强人体抵抗力。

另外，研究表明，龟板胶能抑制肾上腺素皮质功能过度兴奋，有效降低体内甲状腺激素水平，达到抑制甲亢的作用。

龟板胶能显著增加贫血动物的红细胞及网织红细胞数，缩短出血时间，固肾止血，对崩漏带下、月经过多有明显的治疗作用。

龟板胶对细胞具有延缓衰老，提高机体抗肿瘤的免疫力，增强体力。

龟板胶功同龟甲，滋补之力更胜一筹，并有补血止血之功。但龟甲软坚散结之力强过龟板胶。

🌸 临床经验

1. 丰胸：龟板胶 6 克，鹿角胶 6 克，一杯水一起煎熬 20 分钟，最后放入红糖搅拌均匀，待温，即可饮用，一日一次，长期服用，并配合胸部按摩，有良效。

2. 治疗慢性肾炎：生黄芪 15 克，益母草 12 克，猫须草 15 克，蝉蜕 9 克，玉米须 15 克，龟板胶 9 克（烊冲），连服 1~2 个月。

3. 治骨结核、肺结核、淋巴结结核：龟板胶 250 克，枣泥 250 克，制为丸，每服 10 克，一日两次，餐后服。连服两个月。

🌸 禁 忌

同龟甲。

胃有寒湿者忌用，消化不良者慎用。

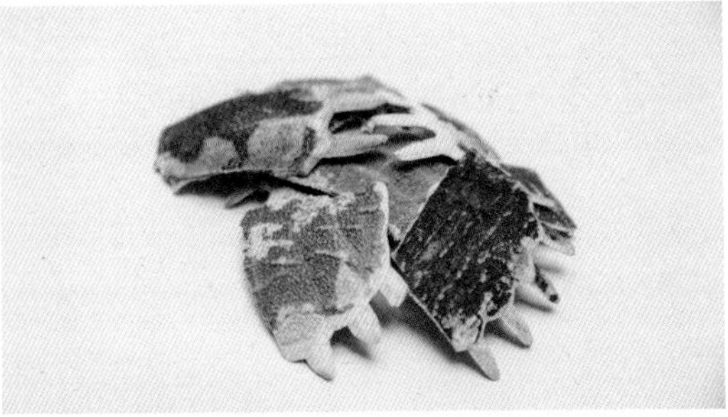

52

鳖 甲

咏鳖甲

鳖甲味咸性微寒，
散结消癥能抗癌。
滋阴潜阳消肿块，
骨蒸劳热治不难。

鳖甲为鳖科动物鳖的干燥背甲。

中医认为，鳖甲性微寒，味咸，入肝、肾经，功能滋阴潜阳、退热除蒸，主治阴虚内热、骨蒸劳热、阴虚阳亢、虚风内动、头晕目眩、经闭、癥瘕、久疟疟母。

鳖与龟一样，均系长寿动物，身体内都含有长寿因子。两者功用相似，但鳖甲清虚热力大，龟甲滋阴力强；鳖甲兼能软坚散结，龟甲兼能养血强筋健骨。若论腻滞程度，则鳖甲较轻。这在临床使用上应加以注意。

现代医学研究表明，鳖甲含骨胶原、碳酸钙，并含碘、维生素 D 等，水解后可得 17 种氨基酸。

功 能

鳖甲能抑制结缔组织增生，故能消肿散结；有增加血浆蛋白作用，能促进红细胞新生，增加血红蛋白、胆红素；能提高免疫力，有延长抗体存活时间的作用；在防癌抗癌方面有一定功效。

临床经验

1. 治石淋（泌尿系结石）：鳖甲研末，以酒服方寸匕，日二、三，下石子，瘥。（《肘后备急方》）

2. 治痈疽不敛，不拘发背一切疮：鳖甲烧存性，研掺。（《怪症奇方》）

3. 治阴虚潮热，肝脾肿大：鳖甲 16 克，青蒿、银柴胡、知母、牡丹皮、桑叶、天花粉各 9 克，水煎服。

禁 忌

脾胃虚寒、食少便溏及孕妇禁服。

53

鳖甲胶

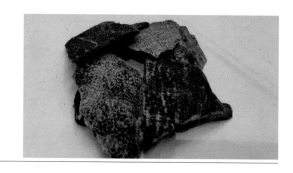

鳖甲胶由鳖背甲煎熬而成的胶块，中医认为，鳖甲胶功同鳖甲，而滋补之力尤胜一筹。鳖甲胶性微寒，味咸，入肺、肝、肾经，功能滋阴养血、软坚散结、退热除蒸，主治阴虚发热、癥瘕肿块、久疟疟母、血虚经闭、痔核肿痛。

| 咏鳖甲胶 | 鳖甲煎熬成鳖膏，滋补之力效更高。滋阴潜阳能散结，亦医久疟与虚劳。 |

现代医学研究表明，鳖甲胶主要成分为胶原蛋白、碘、碳酸钙、维生素 D 等。

功 能

鳖甲胶能抑制结缔组织增生，增加血浆蛋白，增强免疫力和抵抗力，还有一定的镇静作用，临床上常用于肝病、肺结核及其他炎症性疾病，并有一定的防癌抗癌的功效。

《中国医学大辞典》认为，鳖甲胶："补肝阴，清肝热，治劳瘦骨蒸，往来寒热，温疟，疟母，腰痛，胁坚，血瘕，痔核，妇人经闭，产难，小儿惊痫，斑痘，肠痈疮肿"。

《现代实用中药》认为，鳖甲胶"滋阴补血，为滋养解热止血药"。

《四川中药志》认为，鳖甲胶"滋阴补血，润肺散结，治虚劳咯血，肛门肿痛，湿疹流注，肺结核潮热"。

临床经验

1.治肺结核之潮热、盗汗：鳖甲胶9克（烊冲），银柴胡9克，胡黄连3克，青蒿6克，秦艽6克，地骨皮9克，知母9克，甘草3克，水煎服。

2.治久疟（俗称打摆子），反复不已：柴胡6克，黄芩9克，姜半夏6克，大枣15克，生姜9克，草果9克，常山9克，鳖甲胶9克（烊冲），炙甘草6克，水煎服。

禁 忌

脾虚食少，便溏及孕妇忌服。

54

阿 胶

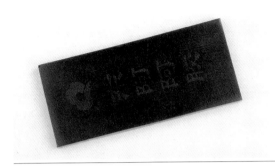

咏阿胶

味甘性平说阿胶，
滋阴补血能润燥。
虚烦失眠配芩连，
加艾四物治崩漏。

中医认为，阿胶味甘性平，无毒，入心、肝、肺、肾经，功能补血、滋阴润燥，具有补肝血、润肺燥、滋肾阴、养心血、固冲任的特点，主治血虚萎黄、眩晕心悸、肌痿无力、心烦不眠、虚风内动、肺燥咳嗽、劳嗽咯血、吐血尿血、便血崩漏、妊娠胎漏、胎动不安等症。

阿胶由驴皮熬制而成，为血肉有情之品，甘平质润，为补血要药，多用于血虚诸症，尤其是治疗出血所致的血虚，有良好的治疗效果。

现代医学研究表明，阿胶由蛋白质、多肽、氨基酸、硫酸皮肤素、透明质酸、生物酸以及多种微量元素等成分组成。蛋白质含量为60%~80%，包括人体必需的氨基酸7种，含量以甘氨酸、脯氨酸、丙氨酸、谷氨酸和精氨酸为主，占氨基酸含量的7%以上。阿胶中含有国际上公认的对人体有益的16种微量元素，如钾、钠、钙、镁、铁、铜、铝、锰、锌、铂、钼、锶等。此外，阿胶的药理作用都与其中的硫酸皮肤素和生物酸有关。

🏵 功 能

阿胶能促进外周白细胞和红细胞促进骨髓和脾造血干细胞的增殖，提高外周造血因子——粒细胞-巨噬细胞集落刺激因子（CM-CSF）和促红细胞生成素（EPO）的含量，从而达到补血的作用；阿胶能通过提高血液中血小板含量来阻止因血小板减少引起的出血。另外，阿胶含有胶原蛋白，具黏滞性，当被人体吸收后附着在毛细血管表面，缩短了血液的凝固时间，起到了止血的作用。

阿胶尚有增强巨噬细胞的吞噬能力，提高免疫力；阿胶能增加血清钙、磷含量，促进钙磷代谢与平衡；阿胶可诱导肿瘤细胞凋亡，促进淋巴细胞增殖及活化，能解除或减轻肿瘤和放化疗对免疫系统产生的抑制作用。阿胶在抗疲劳、耐缺氧、抗衰老、增强记忆力、抑制哮喘和抗辐射等方面，亦有显著效果。在治疗创伤性休克，注射阿胶精制溶液，可使血压上升，转危为安。动物实验证实阿胶有预防和治疗进行性肌营养障碍的作用。

❀ 临床经验

1. 治小儿肺虚、气粗喘促：阿胶9克（烊化），马兜铃6克，牛蒡子6克，杏仁6克，糯米9克，水煎服。（《小儿药证直诀》补肺阿胶汤）

2. 治血虚心烦、失眠、舌质红、脉细数：川黄连6克，阿胶15克（烊化），黄芩6克，白芍6克，水煎，待温后，加入鸡蛋黄2个，搅匀，一日分3次温服。（《伤寒论》）

3. 治崩漏（功能失调性子宫出血）：阿胶15克（烊化），艾叶15克，当归12克，熟地黄15克，白芍9克，川芎9克，炙甘草3克，水煎服。（《金匮要略》）

4. 阿胶用蛤粉炒成阿胶珠后，黏性减少，止血效果更好，治肺结核咯血和血痢有良效。

❀ 禁 忌

阿胶性黏腻，故有瘀滞、脾胃虚弱、消化不良、胸腹痞满者，均不宜用。

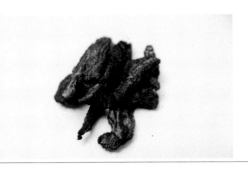

肉苁蓉

咏肉苁蓉
苁蓉性温味甘咸，
补肾润燥能通肠。
促进代谢抗衰老，
善治腰痛且壮阳。

中医认为，肉苁蓉性温，味甘咸，质润多液，入肾、大肠经，功能温肾壮阳、益精养血、润肠通便，主治阳痿不孕、腰膝酸软、头晕眼花、形寒肢冷、小便频数、筋骨无力、肠燥便秘、月经不调等症。

肉苁蓉对治疗肾虚患者、补阳滋阴都有一定作用；对肾虚型的精神不振、体倦腰疼、健忘、听力减退的患者，尤为适宜，常配枸杞子、五味子、麦冬、黄精、玉竹等加减治疗。

肉苁蓉又可治肾亏阳痿、早泄、妇女不孕、崩漏带下等症。峻补之力虽然不足，但药性温和，配伍补骨脂、菟丝子、沙苑子、山茱萸等，仍能发挥壮阳作用。

肉苁蓉治老人气虚血虚所致的便秘：血虚为主，则配当归、熟地黄、火麻仁；气虚便秘，则配补中益气汤，加枳壳之类治疗。

一般补阳药多燥，补阴药多腻，唯肉苁蓉补而不燥，滋而不腻，其力从容和缓，故有苁蓉之称。兼有表症的肾虚患者亦可酌情应用。

现代医学研究表明，肉苁蓉含有多种环烯醚萜类成分，主要有肉苁蓉素、肉苁蓉苷、氨基酸及多糖等成分。

✿ 功 能

肉苁蓉具有如下功效。

1. 兴奋垂体－肾上腺皮质功能，增加单核巨细胞的吞噬能力。

2. 能抗寒、抗缺氧、抗疲劳。

3. 能调节内分泌，保护肾功能。

4. 对神经递质的含量有一定影响，能提高小鼠的智力、记忆力和性功能。

5. 促进排便、改善肠蠕动，并有一定的保肝作用。

6.有明显抗衰老，清除自由基的作用。

7.对虚性尿血有止血作用，并有降低血压作用。

8.能促进生长发育，增强免疫力。

现代多用于老年人多尿症、氟骨病、骨质增生、复发性口疮、子宫肌瘤等。

🌸 临床经验

1.治老年性血虚便秘：肉苁蓉15克，当归12克，熟地黄9克，白芍9克，火麻仁9克，水煎服。

2.治肾虚腰痛：肉苁蓉15克，炒杜仲15克，盐肤木24克，川续断15克，水煎服。

3.肾虚阳痿：肉苁蓉15克，熟地黄15克，山茱萸10克，桑椹15克，金樱子15克，菟丝子15克，水煎服。

🌸 禁　忌

肉苁蓉性温滋腻，胃弱便溏、阴虚火旺、性功能亢进者忌用。不宜使用铁铜器之类容器炮制与煎煮。孕妇慎用。

56

巴戟天

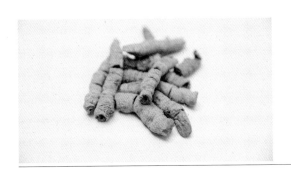

咏巴戟天

巴戟性温味甘辛，
善医宫冷且调经。
命门火衰筋骨软，
补益元阳能固精。

中医认为，巴戟天性微温，味甘、辛，入肾、肝经，功能补肾阳、强筋骨、祛风湿，主治阳痿遗精、宫冷不孕、月经不调、少腹冷痛、风湿痹痛、筋骨痿软。

《本草新编》："夫命门火衰，则脾胃虚寒，即不能大进饮食，用附子、肉桂以温命门，未免过于太热。如何用巴戟天之甘温，补其火而又不烁其水之为妙耶！或问巴戟天近人止于丸散之中，不识亦可用于汤剂中耶？曰：巴戟天正汤剂之妙药，温而不热，健脾开胃，既益元阳，复填阴水，真接续之利器，有近效而又有速功"。

《本草经疏》称：巴戟天，主大风邪气，及头面部游风者。风力阳邪，势多走上，《黄帝内经》曰"邪之所凑，其气必虚"。巴戟天性能补助元阳，而兼散邪；况真元得补，邪安所留？此所以愈大风邪气也。主阳痿不起，强筋骨，安五脏，补中增志益气者，是脾、肾二经得所养，而诸虚自愈矣。其能疗少腹及阴中引痛、下气，并补五劳、益精，利男子者，五脏之劳，肾为之主。下气则火降，火降则水升。阴阳互宅，精神内守，故主肾气滋长，元阳益盛。诸虚为病者，不求其退而退矣。

《本草求真》称："巴戟天，根主称为补肾要剂，能治五痨七伤，强阴益精，以其体润故耳。然气味辛温，又能祛风除湿，故凡腰膝疼痛，风气脚气水肿等症，服之更为有益。观守真地黄饮子，用此以治风邪，义实基此，未可专作补阳论也"。

现代医学研究表明，巴戟天主要含黄醌、黄酮等化合物，又含有葡萄糖、甘露醇、棕榈酸、多种维生素、十九烷、24-乙基胆甾醇，尚含有锌、锰、铁、铬等多种微量元素。

功 能

巴戟天具有促肾上腺素皮质激素样作用；对粒细胞的生长有促进作用；可增加白细胞的数量，提高人体抵抗力；尚具有降血压、降胆固醇，能治疗和预防动脉硬化，抗肿瘤，抗衰老。

临床经验

1. 治虚赢阳道不举，五劳七伤百病。能食，下气：巴戟天、生牛膝各3斤，以酒五斗浸之，去滓温服，常令酒气相及，勿至醉吐。（《千金方》）

2. 治妇人子宫久冷，月脉不调，或多或少，赤白带下：巴戟天三两、良姜六两、紫金藤十六两、青盐二两、肉桂（去粗皮）吴茱萸各四两。上为末，酒糊为丸。每服二十丸，暖盐酒送下，盐汤亦得。日午夜各一服。（《局方》巴戟丸）

3. 治小便不禁：益智仁、巴戟天（去心，二味以青盐，酒煮）、桑螵蛸、菟丝子（酒蒸）各等分。为细末，酒煮糊为丸，如梧桐子大，每服20丸，食前用盐酒或盐汤送下。（《奇效良方》）

禁 忌

阴虚火旺、小便不利、口舌干燥者不宜用。

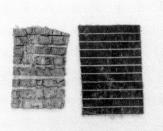

杜 仲

咏杜仲

杜仲补肾能强腰，
善治尿频与胎漏。
《神农本草》列上品，
降压降脂功亦妙。

中医认为，杜仲性温，味甘、微辛，入肝、肾经，功能补益肝肾、强筋壮骨、调理冲任、固经安胎，主治肾虚腰痛、筋骨无力、妊娠漏血、胎动不安、阳痿遗精、尿频尿急等症。

民间老百姓，大多懂得"头痛川芎，腰疼杜仲"。知道杜仲煲猪骨、牛骨、羊骨能治腰疼。中国最早的古药书《神农本草经》把杜仲列为上品，称杜仲"主治腰膝痛，补中，益精气，坚筋骨，除阴下痒湿，小便余沥。久服轻身耐老"。《本草正义》称其能"止小水梦遗，暖子宫，安胎气"。

现代医学研究表明，杜仲含杜仲胶、杜仲苷和杜仲醇以及蛋白质，经水解后能检出人体必需的8种氨基酸，并测定出杜仲含有锌、铜、铁，及钙、磷、钾、镁等多种元素。

❀ 功 能

杜仲能清除体内垃圾，加强人体细胞代谢，防止肌肉骨骼老化。其富含的松脂醇二葡萄糖苷，能降血压，并对血压有双向调节作用；尚能分解胆固醇，降脂去油，恢复血管弹性。

杜仲广谱抗菌，可利尿清热；兴奋中枢神经，提高人体免疫力等显著效果。

杜仲有降压作用，炒杜仲比生杜仲强，煎剂比酊剂强；可治疗高血压，对肾虚型较为适用。单用效果不够理想，多配黄芩、夏枯草、桑寄生、牛膝等同用。杜仲在其中所起的作用为调整机体，矫正阳虚偏向。对肝阳上亢型高血压，效果差。

杜仲尚有镇静与镇痛作用。

❀ 临床经验

1.治肾虚胎动、胎漏、腹痛（先兆流产）：杜仲9克，川续断9克，菟丝

子 6 克，桑寄生 9 克，水煎服。（《保产汤》）

2.治寒湿腰痛：可用"独活寄生汤"，可向临床中医师咨询。

3.治高血压：炒杜仲 15 克，豨莶草 15 克，生地黄 15 克，黑豆 30 克，桑寄生 15 克，水煎服。

🌸 禁　忌

阴虚火旺者慎用。

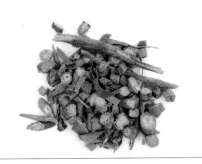

桑寄生

咏桑寄生

寄生苦甘性且平，
强筋壮骨补肝肾。
除风祛湿通经络，
胎动胎漏服能宁。

中医认为，桑寄生性平，味甘、苦，入肝、肾经，功能补肝肾、强筋骨、除风湿、通经络、益血安胎，主治腰膝酸软、筋骨痿弱、风湿痹痛、崩漏经多、妊娠漏血、胎动不安、偏枯脚气、产后乳汁不下、久咳不愈、舌纵眩晕。

《神农本草经》谓桑寄生"主腰痛，小儿背强，痈肿。安胎，充肌肤，坚发齿，长须眉"。

《名医别录》谓桑寄生"主金疮，去痹，女子崩中，内伤不足，产后余疾，下乳汁"。

《日华子本草》指出桑寄生"助筋骨，益血脉"。

《滇南本草》指出"桑寄生槐树者，主治大肠下血，肠风带血，痔漏；生桑树者，治筋骨疼痛，风寒湿痹；生花椒者，治脾胃虚寒，恶心呕吐，妇人下元虚寒，或崩漏"。

另有槲寄生，功用接近桑寄生，但补益力量略逊，临床上使用应加以注意与鉴别。

现代医学研究表明，桑寄生含黄酮类化合物、槲皮素、槲皮苷及少量的右旋儿茶酚胺及阿拉伯胶糖等。

🌀 功 能

桑寄生有如下功能。

1.降压：浸出液有降压作用，作用在内感受器，引起降压反射，或由于抑制延髓或脊髓血管运动神经中枢所致。但作用短暂而不持久。

2.降胆固醇，经临床试用有一定效果，且无副作用。

3.利尿：作用较显著，有效成分为广寄生苷。

4.抗菌：体外试验能抑制伤寒杆菌和葡萄球菌生长。

5.抗病毒：其煎剂对多型脊髓灰质炎病毒均有显著抑制作用，甚至直接灭活，与淫羊藿配合作用更加明显。此外，桑寄生对其他病毒亦有明显抑制作用，又能抗流感病毒。在感染流感病毒发病后，有全身酸痛等症时，可酌加桑寄生，效果更好。

🌸 临床经验

1.治高血压（适用于肝肾不足、阴虚阳亢，有头痛、眩晕、耳鸣、心悸的病例）：桑寄生18克，当归12克，川芎6克，赤芍药12克，生地黄15克，忍冬藤18克，鸡血藤18克，淮牛膝12克，水煎服。

2.治妊娠胎动不安、胎漏下血：桑寄生18克，川续断9克，菟丝子12克，艾叶9克，黄芩6克，白术12克，白芍9克，当归12克，水煎服。

3.治皮肤干燥症（属中医"肌肤甲错"）：前人认为桑寄生能"光肌肤"，可试用治疗本病。用法：桑寄生30~60克，加鸡蛋1个和沙糖适量，水煎服。

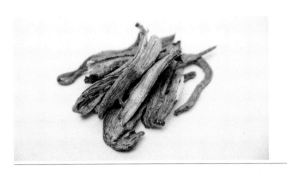

川续断

川断能医腰背痛，
妇人乳难治亦通。
妊娠胎动摇欲堕，
加仲加枣稳见功。

中医认为，川续断性微温，味苦、辛，入肝、肾经，功能补肝肾、强筋骨、续伤折、止崩漏、安胎气，主治腰背酸痛、足膝无力、胎漏崩漏、带下遗精、跌打损伤、金疮痔漏、痈疽疮疡。

《神农本草经》指川续断"主伤寒，补不足，金疮、痈疡、折跌，续筋骨，妇人乳难，久服益力气"。

《名医别录》指川续断"主崩中漏血，金疮血内漏，止痛，生肌肉，腕伤，恶血，腰痛，关节缓急"。

《药性论》指川续断"主绝伤，去诸温毒，能宣通血脉"。

川续断主要用于治疗腰腿痛，作用与杜仲、牛膝相似。与杜仲比较，川续断苦温，兼能活血，治跌打损伤骨折较常用；而杜仲甘温，专于温补，对治疗肾虚腰痛及安胎，尤胜一筹。与牛膝比较，牛膝下行之力强，川续断补益之力较胜。

现代医学研究表明，川续断含川续断碱及挥发油、维生素 E 及马钱素、茶茱萸苷等物质。

🌸 功 能

川续断对痈疡有排脓、止血、镇痛、促进组织增生等作用，对治疗维生素 E 缺乏症有效。

🌸 临床经验

1.治腰痛并脚酸腿软：川续断 2 两，破故纸、牛膝、木瓜、萆薢、杜仲各 1 两，上为细末，制丸，空心无灰酒下五六十丸。（《扶寿精方》续断丸）

2.治乳汁不行：川续断 5 钱、当归、川芎各 1 钱 5 分，麻黄、穿山甲（火煅）各 2 钱，天花粉 3 钱，水两大碗，煎八分，食后服。（《本草汇言》）

3.治妊娠胎动两三月堕：川续断酒浸、杜仲（姜汁炒去丝）各 2 两，为末，

枣肉煮烊，杵和丸梧子大，每丸三十丸，米汤饮下。（《本草纲目》）

4.治腰椎间盘突出：川续断 15 克，八卦拦路虎 30 克，狗脊 15 克，穿山龙 30 克，水煎服。

| 🌸 禁　忌 |

川续断性温，阴虚火旺，湿热内阻者忌用。

常见中药临证妙用

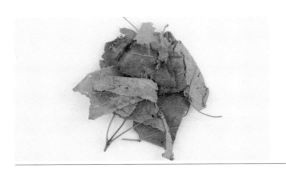

淫羊藿

咏淫羊藿

仙灵脾即淫羊藿，
补肾壮阳不可缺。
植物伟哥人称颂，
性较燥烈伤阴血。

中医认为，淫羊藿性温，味甘、辛，入肝、肾二经，功能补命门、益精气、强筋骨，主治阳痿早泄、腰膝酸软、风湿疼痛、四肢麻木、半身不遂、健忘耳鸣等症。本品性较燥烈，能伤阴血助虚火，有些人服后会出现头晕、呕吐、口燥、口渴、流鼻血等不良反应。与巴戟天、肉苁蓉比较，功用相似，但淫羊藿伤阳损血效果远过于巴戟天、肉苁蓉，这在临床上应加以注意。

现代医学研究表明，淫羊藿含淫羊藿苷、挥发油、蜡醇、植物甾醇、鞣质、维生素 E 等成分。

功　能

淫羊藿有如下功能。

1.兴奋性功能：临床观察认为有此作用，但在实验上结果不一致。有报道称淫羊藿在动物身上能促进精液分泌，叶和根部作用最强。

2.降血压：对麻醉家兔、正常的和肾型高血压的大白鼠都可使血压下降，主要作用是由于周围血管扩张所致。

3.抗病毒：其煎剂对脊髓灰质炎病毒有显著抑制作用。

4.本品少量利尿，大量抗利尿。

5.其他作用：新加坡国立大学医学专家发现，本品能有效杀死乳腺癌细胞。

淫羊藿尚具有镇咳及维生素 E 样作用，能增加心脑血管血流量，促进造血功能、免疫功能及骨代谢；具有抗肿瘤、抗衰老等功效。

意大利米兰大学研究，发现淫羊藿有类似磷酸二酯酶抑制剂的成分，其为西药伟哥的主要成分。两者相较，淫羊藿副作用小，更应加以推广应用。

临床经验

1.治疗肾虚阳痿、妇女不孕：淫羊藿 30 克，浸米酒 500 毫升，20 天后可服用，每次 5~10 毫升，三餐饭前服。

本方对治疗阳痿、遗精、早泄有一定效果。对治疗抑制型焦虑症，主要表现困倦无力，反应迟钝，记忆力下降，也有一定效果。

2. 治疗高血压（适用于阴阳两虚，症见面色苍白，腰膝酸软，夜尿，舌质淡红，脉细。在男子则有阳痿滑精，在女子则有月经不调）：可用"二仙汤"（详询临床中医）。二仙汤对妇女更年期高血压也适用。

实验证明，二仙汤对实验动物确有降压作用。根据临床长期观察，二仙汤对这一类型的高血压病的远期疗效，优于降压灵。

🌑 禁　忌

阴虚火旺，五心烦热，有梦遗精、性欲亢进者忌用。

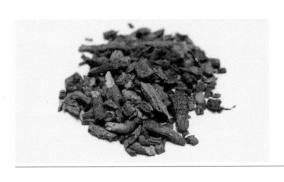

仙 茅

辛温小毒入肾经，
能医阳痿与遗精。
温阳祛寒除风湿，
火盛莫用记在心。

中医认为，仙茅性温，味辛，有小毒，入肾经，功能温肾壮阳、强壮筋骨、祛除寒湿，主治阳痿精冷、小便失禁、脘腹冷痛、腰膝酸软、阳虚冷泻等症。

仙茅与巴戟天、淫羊藿功用相似，而补阳温肾之性较为刚烈。

现代医学研究表明，仙茅含仙茅苷、仙茅素、苔黑酚葡萄糖苷、石蒜碱、丝兰皂苷元等。

功 能

仙茅有如下功能。

1. 能促进巨噬细胞组织增生并提高其吞噬能力，能增强免疫功能。

2. 有抗惊厥、镇痛和解热、延长睡眠时间作用。

3. 有类雄激素样作用。

4. 有抗缺氧、抗高温作用。

此外，仙茅尚有抗衰老、延缓生殖系统老化、抗炎、扩张冠状动脉、强心、加快心率、促进胆囊收缩等作用。

临床经验

1. 治疗硬皮病：仙茅、淫羊藿、桂枝、红花、赤芍药各9克，川芎12克，生熟地黄各3克，炙甘草3克，水煎服。

2. 治滑精、白浊：仙茅15克，莲心6克，水煎服。

3. 治风冷牙痛：仙茅9~15克，鸡蛋2个，共煮服。

禁 忌

本品由于辛温有小毒，不当作补药长期服用。凡阴虚火盛，或有热症、鼻衄者不宜服。中毒症状为舌肿胀，可用大黄、元明粉水煎服，或用三黄汤解之。

62

菟丝子

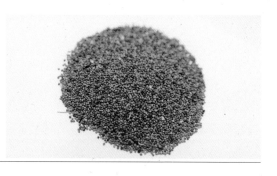

中医认为，菟丝子性平，味甘、微辛，入肝、脾、肾经，功能补益肝肾、固精缩尿、安胎、明目、止泻，外用消风祛斑。

<table>
<tr><td>咏菟丝子</td><td>菟丝性平味辛甘，
补肾健脾把胎安。
目昏耳鸣膝酸软，
益阴补阳祛白斑。</td></tr>
</table>

先师赵棻教授生前十分赞赏菟丝子，称其禀气中和，既可补阳，又可益阴，具有温而不燥，补而不腻的特点。曾创"双补脾肾麦谷汤"，方中以菟丝子15克、枸杞子15克、党参15克、白术9克、茯苓9克、陈皮6克、麦谷芽各30克、炙甘草6克，功能双补脾肾，最适合虚不受补，体质虚弱者使用。他认为肾为先天之本，内寓元阳，是人体生殖发育的根源，脏腑机能活动的原动力；脾为后天之本，旺于四季，灌溉四旁，是人体气血生化之源泉。双补脾肾，为治虚人根本之手段。该方不温不燥，不滋不腻，对改善人的体质，提高人体免疫力及抵抗力有良好的作用。本人师承赵老遗风，经常应用本方治疗虚人劳损，有一定效果，可资参考。

治肾虚体弱，包括阴虚阳虚，但较常用于补肾阳。菟丝子平补而不峻猛，可配补骨脂、杜仲、鹿茸等治疗遗精、早泄、腰背酸痛、小便频数等肾阳虚证，仍有较好效果，方如菟丝子丸。此外，慢性肾炎而有肾虚腰痛者，可在治疗方剂中加菟丝子配狗脊。治疗肾阴虚则配熟地黄、山茱萸等。

治脾肾皆虚，表现有食欲不振、大便稀溏与泄泻，则取菟丝子有止泻作用，常配莲子、淮山药、茯苓、党参等治疗。

慢性肾炎属于脾肾皆虚者，可配覆盆子、狗脊、党参、黄芪、首乌、黄精、车前子、旱莲草等治疗。

治肾虚胎动则常配川续断、桑寄生、杜仲等治疗。

治肾虚型月经不调、经量少、经期提前或推后，则用菟丝子、益母草加八珍汤治疗。

用于眼科，主要治疗肝肾不足所致的视蒙、眼花（可见于老年性白内障早期）

配车前子、枸杞子、女贞子、桑椹子等，亦可配肾气丸治疗。

现代医学研究表明，菟丝子含菟丝子脂苷、淀粉酶和维生素 A 类物质以及芸苔甾醇、谷甾醇、三萜酸类、糖类等物质。

🦋 功　能

菟丝子可明显提高人精子体外活动能力，能明显促进小鼠睾丸及附睾的发育，具有促进性腺激素作用；可以增强体液免疫功能及吞噬功能为主的免疫增强作用；有抗衰老、抗氧化、保肝、明目、止泻等作用。

🦋 临床经验

1. 治心气不足，思虑太过，肾经虚损，溺有余沥，小便白浊，梦寐欲泄：菟丝子 5 两，白茯苓 3 两，石莲子（去壳）2 两，上为末，酒煮糊为丸，如梧桐子大。每服 30 丸，空盐汤下。常服镇益心神，补虚养血，清小便。（《太平惠民和剂局方》茯菟丸）

2. 治五更泄泻：菟丝子、益智仁、补骨脂、乌药各 10 克，肉豆蔻、荜澄茄各 6 克，水煎服。

3. 治白癜风：菟丝子 9 克，浸入 95% 乙醇 60 克内，2~3 天后取汁，外涂，每日 2~3 次。

🦋 禁　忌

血崩、阳强、大便燥结、肾脏有火、阴虚火旺者慎用或禁用。

63

枸 杞

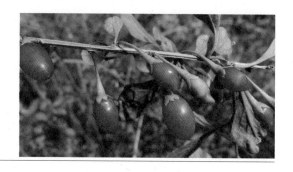

<table>
<tr><td rowspan="1">咏
枸
杞</td><td>红红枸杞补肝肾，
不老仙药说分明。
枸查降脂软血管，
枸柏镇静安精神。
护肝明目降三高，
调节免疫癌消平。
百般好处说不尽，
发烧腹泻用暂停。</td></tr>
</table>

中医认为，枸杞味甘，性平，入肝、肾经，功能滋补肝肾、益精明目，主治虚劳精亏、腰膝酸软、眩晕耳鸣、内热消渴、血虚萎黄、目暗不明。

《神农本草经》称"枸杞久服能坚筋骨，耐寒暑，轻身不老"。并奉为药中上品。

《本草纲目》称"枸杞甘平而润，性滋补"，"能补肾、生精、益气"。

枸杞，又名枸杞子、红耳坠、"却老子"，是驰名中外、历史悠久、药食同源的一种名贵中药材，有明显的延衰抗老功效。近年风靡全球，连美国都兴起抢购枸杞和研究热潮，称枸杞为"不老仙药"。

现代医学研究表明，枸杞含枸杞多糖、甜菜碱、酸浆红色素、胡萝卜素、多种维生素等。

功 能

枸杞有如下功能。

1. 免疫调节：枸杞含多糖系水溶性多糖，由阿拉伯糖、葡萄糖、半乳糖、甘露糖、木糖、鼠李糖这6种单糖组成，能增强非特异性免疫功能，明显提高吞噬细胞的吞噬能力，提高淋巴细胞的增殖能力。多糖不仅是一种调节免疫反应的生物反应调节剂，而且可以通过神经系统－内分泌系统－免疫调节网络，充分发挥防癌抗癌作用。

2. 抗疲劳：能显著增加肌糖原、肝糖原的诸备量，提高运动前后血液乳酸酶的总活力。降低运动后血尿素氮的增加量，加快运动后血尿素氮的清除速率，枸杞多糖对消除疲劳具有十分明显的作用。

二、补益类

3. 调节血脂：具有明显的降血脂，调节脂类代谢功能，对预防心脑血管疾病具有积极的作用。

此外，尚有降血糖、降血压、保护生殖系统、提高视力、提高呼吸道抗病能力、保护肝脏、增加造血功能、美容养颜滋润肌肤等作用。

有学者提出，枸杞几乎适合所有人食用，更适合用眼过度及老年人食用。本品性甘平，食用稍多无碍。但若毫无节制，过量食用，也会令人上火。

🌸 临床经验

1. 降脂：枸杞子 10 克，山楂 10 克，长期泡茶服用，能降脂减肥、降胆固醇、软化血管，防治心脑血管病。不宜空腹饮用。

2. 治疗失眠：枸杞子 10 克，柏子仁 15 克，长期泡茶服用能治疗失眠。

3. 治疗男性不育症：枸杞子 12 克，每晚细嚼咽下，一个月为一疗程。

🌸 禁　忌

痰湿过重、感冒发热、感染性疾病、腹泻病人忌服。

64

黄 精

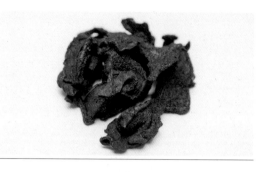

中医认为，黄精性平，味甘，入脾、肺、肾三经，功能滋肾润肺、益气健脾，主治脾胃虚弱、体倦乏力、腰膝酸软、口干食少、肺虚燥咳、劳嗽久咳、头晕健忘、须发早白、精血不足、内热消渴等症。黄精既能治疗多种疾病，又是男女老幼四季皆宜的保健食品，曾被李时珍誉为"药宝"。

> 咏黄精
>
> 黄精三降润血管，
> "药宝"能医膝酸软。
> 滋肾润肺健脾气，
> 亦治头晕与健忘。

现代医学研究表明，黄精含有3种多糖（即黄精多糖甲、乙、丙）和3种低聚糖（即黄精低聚糖甲、乙、丙）以及赖氨酸等8种氨基酸。

功 能

1.黄精对伤寒杆菌、金黄色葡萄球菌、结核杆菌等有抑制作用；对致病真菌也有不同程度上的抑制作用。

2.黄精浸膏对肾上腺皮质素引起的血糖过度增高，呈显著抑制作用。

3.黄精有抗疲劳作用，能显著延长试验小鼠的游泳时间，证实有明显抗疲劳作用。

4.黄精能增加冠状动脉血流量，可抗心肌缺血。

此外，黄精尚能降血压、降血脂、抗缺氧、延缓衰老、抗病毒、止血等作用。

临床经验

1.治疗肺结核：取黄精2500克，制膏500毫升。每毫升相当于黄精5克。每日4次，每次10毫升，温开水送服。

2.治脾胃虚弱，体倦无力：黄精、党参、淮山药各30克，蒸鸡食。

3.治疗肾虚尿频：制黄精24克，枸杞子15克，淫羊藿10克，制首乌15克，太子参24克，水煎服。

禁 忌

中满泄泻、痰湿中阻气滞者忌服。

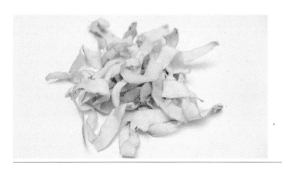

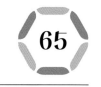

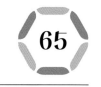二、补益类

65

玉 竹

咏玉竹

玉竹味甘性微寒，
养阴润燥消热烦。
咽干口渴胃阴伤，
配加沙麦治不难。

中医认为，玉竹性微寒，味甘，入肺、胃经，功能养阴润燥、清热生津、止咳除烦，主治肺胃阴伤、燥热咳嗽、咽干口渴、内热心烦等症。

玉竹补而不腻，不寒不燥，有补益五脏，滋养气血，平补而润，兼除风热之功。

玉竹用于润燥，与沙参、麦冬合用，能清肺胃燥热阴伤。

在治疗素体阴虚，兼有新感，在发汗的同时兼顾到滋阴，可用加减葳蕤汤。[玉竹9克，生葱白3枚，桔梗4.5克，白薇3克，淡豆豉12克，薄荷3克（后下），炙甘草1.5克，大枣2枚。（《通俗伤寒论》）]

玉竹有强心作用，常配枸杞、桂圆肉、麦冬、生姜、大枣等；有心阳虚情况，酌加附子、肉桂。

玉竹在滋补上接近黄精，在润燥上与麦冬相近。与天冬比较，玉竹清热力较弱，但养阴不腻滞；天冬清热力较强，但养阴而偏于滋腻。

现代医学研究表明，玉竹含有较多的黏液质、维生素A、强心苷、白屈菜酸、生物碱、烟酸、玉竹多糖、玉竹黏多糖等物质。

功 能

1. 玉竹含有黏多糖、维生素A等物质，能改善肌肤干燥，粗糙枯黄等情况，具有美容养颜，帮助肌肤提高抵抗外界伤害的能力。

2. 有镇静神经、强心的作用：玉竹含强心苷、生物碱、维生素A和玉竹果聚糖等物质，能改善心肌缺氧和肾上腺皮质激素样效果。玉竹配糖体对离体蛙心有强心效果。玉竹煎剂，对治疗心悸、心绞痛以及风湿性心脏病、肺源性心脏病引起的心力衰竭有效。玉竹煎剂对因长期精神紧张引起的心烦口渴，有一定镇静作用。

此外，玉竹尚有降血脂、降血糖以及消除非感染性炎症，改善心脑及肺部供氧不足等功能。

| 临床经验 |

1.祛除黑斑：玉竹、杏仁、薏苡仁等量制糊煮食，长期服用（每3天服一次）有效。

2.治疗干燥症：玉竹15克，沙参15克，旱莲草15克，芦根15克，女贞子15克，水煎服。

3.治肺气肿（气津两伤型）：玉竹15克，川贝母9克，沙参15克，麦冬15克，五味子9克，杏仁6克，水煎服。

| 禁　忌 |

中寒便溏、痰湿内盛者忌用。

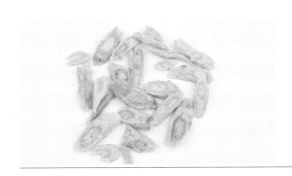

66

二、补益类

沙 参

咏沙参

味甘微苦性微寒，
养阴清肺能化痰。
益胃生津止烦渴，
燥咳肤痒服能安。

沙参分北沙参与南沙参，沙参一般指北沙参，为伞形科植物珊瑚菜的干燥根；南沙参为桔梗科多种沙参的根，性味与功效与北沙参相似。两者均含有沙参皂苷、生物碱、多糖等。南沙参祛痰作用较好，北沙参滋阴作用较强。

中医认为，沙参性微寒，味甘、微苦，入肺、胃经，功能养阴清热、益胃生津、润肺化痰，主治阴虚久咳、痨嗽痰血、燥咳痰少、津伤口渴。

治肺虚燥咳（久咳、干咳、痰少、津液不足）如肺结核、老年性慢性支气管炎的干咳均宜用沙参，常配麦冬、玉竹、桑叶，加强清润作用，方如沙参麦冬饮。

治热病后阴虚津少，症见咽喉干燥，口渴欲饮，大便干结，脉弱无力，或有虚热，此时用沙参配麦冬、生地等，通过清虚热而润燥，方如益胃汤。

治皮肤瘙痒，尤其是秋冬季天气转凉后皮肤干燥引起的瘙痒，常配麦冬、玉竹，有一定效果。中医认为这种瘙痒与血燥有关，其中原理尚可进一步探讨。

沙参滋腻濡润，不利于透发表邪，故咳嗽而有实热、脉实苔腻者不宜用。一般外感初起，如急性上呼吸道感染、急性支气管炎之咳嗽，一般不用沙参。必要使用时，酌加桑叶、杏仁、山栀皮、淡豆豉等以助解表清热。

现代医学研究表明，沙参含有生物碱、淀粉、多糖等物质。

功 能

1. 沙参能提高机体细胞免疫和非特异性免疫，具有调节免疫平衡的功能，可提高淋巴细胞转换率，增强抵抗力。

2. 沙参有一定的祛痰作用，但作用不及紫菀等祛痰中药。

3. 沙参水浸剂，对多种皮肤真菌有抑制作用。

4. 沙参浸剂有明显的强心作用。

● 临床经验

1. 治肺结核、老慢支久咳、干咳：沙参9克，麦冬6克，玉竹9克，生扁豆6克，冬桑叶6克，天花粉4.5克，生甘草3克，水煎服。（《温病条辨》）

2. 治热病后伤津：沙参12克，生地黄15克，麦冬9克，玉竹9克，冰糖15克（溶化）。（方见"益胃汤"）

3. 治疗干燥综合征：北沙参18克，旱莲草18克，黑芝麻15克，麦冬15克，生地黄15克，水煎服。

● 禁 忌

风寒咳痰忌服。《本草经疏》指出"脏腑无实热，肺虚寒客之作嗽者，勿服"。

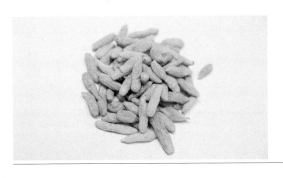

67 麦 冬

咏麦冬

生脉散中用麦冬，
养阴护心建奇功。
甘寒清润滋肺肾，
消渴肠燥用亦通。

中医认为，麦冬性微寒，味甘，入胃、肺、心经，功能养阴润肺、益胃生津，主治肺燥干咳、阴虚劳嗽、喉痹咽痛、内热消渴、心烦失眠、肠燥便秘等症。

中医著名的护心名方"生脉散"，麦冬就是主药之一（麦冬12克、吉林参6克或党参15克、五味子4.5克《内外伤辨惑论》）。本方可用于强心，对虚脱患者症见出汗过多、心跳过速、血压偏低，可酌情使用。此方也是夏令养阴主方，伤暑多汗服之，可收生津益气的效果。

治燥热咳嗽，肺阴虚久咳患者（如肺结核、慢性支气管炎、慢性咽炎等）可配合半夏祛痰，党参益气，方如"麦门冬汤"[麦冬15克，法半夏4.5克，党参9克，甘草3克，粳米15克，大枣4枚。（《金匮要略》）

治热病后期之津亏虚热，消渴烦躁，大便秘结，可用增液承气汤[麦冬24克，生地黄24克，玄参30克，生大黄9克（后下），芒硝4.5克分冲。（《温病条辨》）

现代医学研究表明，麦冬含有麦冬皂苷、麦冬酮及大量葡萄糖、黏液质、氨基酸、维生素A等物质。

❀ 功 能

麦冬能提高小鼠在低压缺氧条件下的耐缺氧能力，能使已经受损的心肌细胞较快地得到修复，促进愈合，相应地减少心肌细胞的坏死；能降低心律失常的发生率，改善心肌收缩力，控制心肌梗死的范围；尚有降血糖、镇静催眠等作用。

❀ 临床经验

1. 治疗慢性咽炎：麦冬、北沙参、玄参、金银花各15克，木蝴蝶、射干、胖大海各 9 克，水煎服。

2.治疗阴虚失眠：麦冬、柏子仁、蜜枣仁各 15 克，夜交藤 30 克，茯神、五味子各 9 克，水煎服。

| ❀ 禁　忌 |

麦冬不宜长期服用，否则有可能生痰生湿，应予注意。脾胃虚寒、风寒感冒等病人忌用。

对外感所致的燥咳，前人经验忌用麦冬，因其性较滋腻，补肺而助痰，不利于解表。但在外感较轻，不发高热，无鼻塞，只有燥咳，可用麦冬。

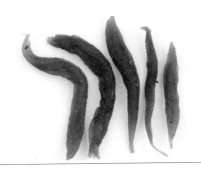

天 冬

咏天冬

天冬麦冬同一宗，
滋润补肾力更宏。
抑菌消炎增免疫，
防癌抗癌建奇功。
肠燥便秘咽喉痛，
清化热痰益心房。
脾胃虚寒君莫用，
五淋服之尿畅通。

天冬、麦冬同属百合科植物。

中医认为，天冬性寒，味甘、微苦，入肺、肾、胃、大肠经，功能滋阴补肾、润肺清心、止渴生津，主治肺燥干咳、虚劳咳嗽、津伤口渴、心烦失眠、五淋痛赤、内热消渴、肠燥便秘等症。

《本草纲目》称天冬"润燥滋阴，清金降火"可以括之功能大全。

《名医别录》称天冬"保定肺气，去寒热，养肌肤，益气力，利小便"。

《千金方》称天冬"治虚劳绝伤，老年衰损羸瘦，偏枯不堕，风湿不仁，冷痹，心腹积聚，恶疮，痈疽肿癞。亦治阴痿，耳聋，目暗"。

现代医学研究表明，天冬含多种螺旋甾苷类化谷物，天冬苷、天冬酰胺，还含有瓜氨酸、丝氨酸等20多种氨基酸，以及低聚糖、5甲氧基－甲基糠醛等物质。

🟤 功 能

1. 天冬能升高外周白细胞，增强网状内皮系统吞噬功能与体液免疫。

2. 天冬水煎剂，对金黄色葡萄球菌、肺炎双球菌、溶血性链球菌、白喉杆菌、铜绿假单胞菌、炭疽杆菌等细菌均有抑制作用。

3. 天冬水煎剂、乙醇制剂对直肠癌、结肠癌、胃癌、肝癌、纤维肉瘤等癌细胞及白血病均有抑制作用。

4. 天冬中含的钾、镁有明显的抗心肌缺血作用，能缩小心肌梗死范围，使抬高的S-T段下降。

5. 天冬还有镇咳与祛痰作用。

临床经验

1.治乳腺小叶增生和乳腺纤维瘤（可预防乳腺癌）：每天取天冬 60 克，切片，隔水蒸熟，分 3 次服。治疗 52 例乳腺小叶增生和乳腺纤维瘤患者 30 例痊愈，16 例显效，5 例有效，1 例无效。（文献报道）

2.治疗胃癌：天冬、麦冬各 15 克，人参、代赭石、姜半夏、知母、柿霜各 9 克，水煎服，能改善症状。

3.治小儿百日咳：天冬、麦冬各 15 克，百部 9 克，瓜蒌仁、橘红各 6 克，水煎服。1~3 岁，每次分 3 顿服；4~6 岁分二顿服；7~10 岁分一次服。

4.治五淋痛甚，久不愈：生天冬捣汁，半盅服。（《疑难急症简方》）

禁　忌

脾胃虚寒和便溏者不宜服。

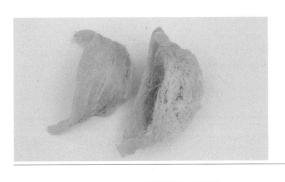

燕 窝

咏燕窝

> 美容养颜说燕窝，
> 滋补珍品好处多。
> 男女老少服皆宜，
> 少年常服促增高。
> 安胎保胎益孕儿，
> 增强免疫防癌魔。
> 养阴润燥止咳嗽，
> 强心降压抗衰老。

中医认为，燕窝性平，味甘，入肺、胃经，功能滋补肺阴、补中益气、化痰止咳，主治阴虚咳嗽、喘息气促、痰中带血，潮热纳呆等症。

燕窝是药食两用的滋补珍品，几乎适合于任何体质，无论男女老幼，精神紧张者，病后体虚者等均可服用。

燕窝是雨燕科多种金丝燕分泌的唾液及绒羽混合粘结所筑的巢穴，主产于马来西亚、印度尼西亚、泰国、缅甸等东南亚国家，我国福建和广东沿海亦有生产。

现代医学研究表明，燕窝中氨基酸种类丰富，富含苯丙氨酸、缬氨酸等，燕窝中水解氨基酸达 42% 以上；内含唾液酸又称燕窝酸，含量可达 7% 以上，是初步鉴别真假燕窝的手段之一。

功 能

1. 防癌抗癌：燕窝中含有 60 多种生物酶，能抑制及分解癌细胞，对食管癌、咽喉癌、肺癌、肝癌有抑制及防治作用。

2. 抗病毒：燕窝中含有黏蛋白，能使病毒失活。

3. 防皱抗衰老：长期服用燕窝能使身体皮肤增加弹性和光泽，减少皱纹。

4. 燕窝因含有丰富的氨基酸，对婴幼儿和儿童的成长、少年增高，以及大脑发育，都有良好的作用。孕妇服用能减少妊娠反应，促进食欲，安胎保胎。

5. 经实验观察，燕窝能增强免疫力，强心降血压。

6. 能缓解各种癌症放、化疗后引起的呕吐、肿胀、便秘、咽痛等副作用。

临床经验

治肺结核、痰中带血：用雪梨一个、削皮，切成两半，挖去梨心和梨核，放入洗净燕窝 3 克，雪梨两半用竹签相插合好，置放在瓦盅内隔水炖熟，加冰糖服食。

| 🏵 **禁　忌** |

在感冒发热，腹泻等急性疾病时，应停服燕窝。

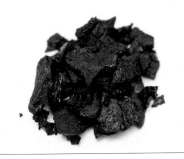

 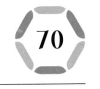

熟地黄

咏熟地黄

补血滋阴熟地黄,
六味地丸配伍良。
善填骨髓能生津,
滋补而腻应端详。

以生地用砂仁、陈皮和酒拌之,反复蒸晒9次,至中心纯黑油润,质地柔软黏腻者,即为熟地黄。

中医认为,熟地黄性微温,味甘,入肝、肾、心经,功能滋阴补血、填髓益精、益肝补肾,主治肝肾阴虚、腰膝酸软、骨蒸潮热、盗汗遗精、内热消渴、血虚萎黄、心悸怔忡、月经不调、崩漏下血、眩晕耳鸣、须发早白等症。

熟地黄用于血虚,常与当归、白芍等配伍,如四物汤,这是补血主方,亦用于血滞之证,但需加大方中川芎用量。用于气血两虚者,四物配参、苓、术、草即八珍汤。均为临床上常用药方。

熟地黄用于阴虚,治疗多种慢性亏损以阴虚为主病症,如体弱精血不足、内热、腰膝酸软、咽燥口渴、舌尖红、脉细数,可用六味地黄丸以滋阴补肾。

熟地黄用于治疗虚喘,前人曾有"熟地为治虚痰之良药"。有虚喘病人,可用熟地黄煎汤代茶,配牛膝、肉桂更能使肺气通顺下降,平逆而止喘,或用六味地黄丸加五味子,方如都气丸;肺肾阴虚痰多而喘咳者,配陈皮、半夏方如金水六君煎。

此外,熟地黄还可以用以治疗阴虚肠燥而致的习惯性便秘,可用熟地黄60克煮瘦猪肉服用。

现代医学研究表明,熟地黄含地黄素、甘露醇、葡萄糖、维生素A类等物质。

功能

熟地黄有降低血糖作用。

而以六味地黄丸为基本方,对治疗多种有阴虚表现的慢性病,如慢性肾炎、高血压、糖尿病,神经衰弱等治疗,可以随证加减,取得一定疗效。动物实验证明，六味地黄汤对肾性高血压，不仅能降压，还能有效地改善肾功能。

🌸 临床经验

1. 治疗高血压（阴虚型）：熟地黄 30~60 克，水煎服，一天两次。连服 2 周，能使血压、胆固醇和三酰甘油下降，脑血流图和心电图明显改善。

2. 治疗肾阴虚引起的的头晕耳鸣、腰膝酸软、多梦遗精：熟地黄 12 克、淮山药、山茱萸、茯苓、泽泻、牡丹皮、磁石、龙骨、牡蛎各 30 克，水煎服。

🌸 禁 忌

熟地黄味甘而腻，久服有碍消化，可能有腹胀、腹泻、纳呆等不良反应。与砂仁同用，可减少这些副作用。间歇性用药，也可免除这些弊病。

凡外感未清、消化不良、脾胃虚寒、大便泄泻，禁用熟地黄。

肝阳上亢而无肝肾阴虚的高血压病患者不用或慎用熟地黄。

急性支气管炎，临床表现咯血而带痰火者禁用。

痰湿素盛者亦不宜用，因其有助湿碍胃之弊。

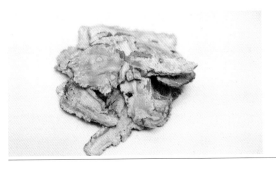

当归

咏当归

当归性温味甘辛，
补血活血能调经。
小儿遗尿其可治，
口腔溃疡用亦清。

中医认为，当归性温，味甘、辛，入肝、心、脾经，功能补血和血、调经止痛、活血化瘀、润肠通便，主治血虚萎黄、眩晕心悸、月经不调、经闭痛经、虚寒腹痛、肠燥便秘、风湿痹痛、跌打损伤、痈疽疮疡等症。

中医传统说法："归头补血、归身养血、归尾破血、全用活血"，尚有"归头补头、归身补身、归尾补四肢"之说，但实际上不必过于拘泥。临床应用和市面所售一般都以全当归供应。如条件充许可以加以细分时，可按下列原则选药：用于改善血循环，或入解表剂时，以全当归为好；用于治疗贫血和调经时，以当归身较好；用于治疗跌打损伤，关节屈伸不利时，以当归尾较好。

当归为中医临床使用较多的中药之一，凡需养血通脉，无论属血症、虚症、表症和痈疡，都可以使用当归。

用于调经或治疗痛经，配白芍和延胡索；对治疗闭经、月经不调，可配熟地黄、川芎、白芍即四物汤加减。

用于养血，对于气血虚引起的心悸、健忘、失眠、心神不定，可用当归补血汤[当归6克，黄芪30克。（《内外伤辨惑论》）]；用于脾血虚所致消瘦、萎黄，可用四物汤；对肝血虚所致的头晕、目眩、耳鸣、筋挛，可用"一贯煎"[当归9克，北沙参9克，麦冬6克，生地黄24克，枸杞子12克，川楝子4.5克。（《柳州医话》）]。

用于治疗肠燥便秘，属于气血虚弱者可用"济川煎"[当归12克，牛膝6克，咸肉苁蓉9克，泽泻4.5克，升麻2.4克，枳壳3克。（《景岳全书》）]。

治疗血虚外感，可用荆防四物汤；治疗慢性痈疡，常配黄芪、银花等。

现代医学研究表明，当归含挥发油、水浴性不发挥性生物碱、蔗糖、维生素E、维生素B_{12}等物质。

功 能

1. 当归对子宫有兴奋作用，使子宫内收缩由不规则变为规则，收缩力加强。

2. 镇静、镇痛：当归有效成分为挥发油。

3. 利尿：当归有效成分为蔗糖。

4. 当归可抗维生素 E 缺乏症。

5. 抗菌作用：当归对痢疾杆菌、伤寒杆菌、大肠杆菌、白喉杆菌、溶血性链球菌等有抑制作用。

此外，当归还能润肠通便、保护肝脏、防止肝糖原减少、有促进子宫发育等作用；能增强心肌血液供应，降低心肌耗氧量，降低血管阻力，增加循环血量；并有抗心律失常，扩张外周血管，降低血压，抗恶性贫血，抑制血小板聚集等作用。

临床经验

治疗小儿遗尿和小儿或成人的口腔溃疡，临床上应用较少，现把相关报道介绍如下，供大家参考。

1. 治疗小儿遗尿症：当归 60 克，车前草 30 克，炙麻黄 10 克，加水 400 毫升，煎至 200 毫升左右。14 岁以下小儿每次 100 毫升，15 岁以上的儿童服 200 毫升，每晚临睡前 1 小时服，7 天为一疗效。一般服 1~2 程便能痊愈。

2. 治疗小儿或成人口腔溃疡：当归 15 克（用当归头），黑豆 50 克，鸡蛋 1 个，加水 200 毫升，煎至黑豆烂为止，连同黑豆、鸡蛋一起温服，每天一剂。一般服用 3~5 天便能痊愈。

禁 忌

久服当归会造成虚火上炎，出现咽喉痛，鼻孔灼热等情况，应加银花、生地等调节。

当归通便，凡脾胃阳虚而大便滑泻者不宜用，或酌加白术、茯苓以制之。

当归性温，凡肺虚内热、肝火偏旺或吐血初止者禁用。

72

石 斛

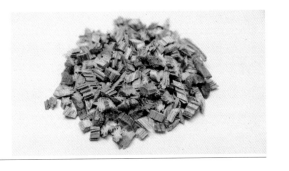

咏石斛

石斛味甘性微寒，
老眼昏花治不难。
霍山铁皮均极品，
养阴清热疗心烦。

石斛是一种珍贵的中药材，目前市面上有霍山石斛、铁皮石斛、铜草石斛、环草石斛、马鞭石斛、金钗石斛等50多个珍贵品种及系列产品。

铁皮石斛是石斛中的极品，具有独特的养阴生津效果，受到历代医家和医学典籍的推崇。

产于安微省霍山县的石斛更是难寻的极品。霍山石斛生长环境苛刻，多长在悬崖峭壁之上，真正的的野生霍山石斛5年方能长成。凝山川之灵性，聚天地之精华，但是产量十分稀少，药农须冒着生命危险，用麻绳垂下采集，十分珍贵。诚如李时珍所说："霍斛珍如玉石，但少如星辰"。

中医认为，石斛性微寒，味甘、淡，归胃、肺、肾经，功能益胃生津、滋阴清热，主治热病津伤、口干烦渴、胃阴不足、食少干呕、病后虚热不退、阴虚火旺、骨蒸劳热、目暗不明、筋骨痿软等症。

现代医学研究表明，石斛含有多种生物碱（如石斛次碱、石斛星碱、石解固碱等）、黏液质、挥发油、鼓槌菲、毛兰素以及多糖等。

功 能

石斛对半乳糖所致的白内障晶体状体中醛糖还原酶、多元醇脱氢的活性异常有抑制或纠正作用；石斛多糖具有增强T淋巴细胞及巨噬细胞免疫活性的作用，能显著提高人体免疫力和抵抗力。

石斛煎剂入胃，能促进胃液分泌，以助消化，至肠能加强肠蠕动。

石斛商品种类较多，以茎壮、肉厚，色泽黄润者为佳。鲜石斛清热力较大，故温热病时可用之。小环钗养津解热之力较好，且滋而不滞，故阴虚烦热者用之。石斛性属清润，清中有补，补中有清，故最宜虚而有热者用之。

临床经验

1. 治疗复发性口腔溃疡：石斛、麦冬、淡竹叶各 15 克，金银花 18 克，水煎服。

2. 治疗视物模糊：石斛、枸杞子、菟丝子、杭菊花、谷精草各 15 克，水煎服。

禁 忌

凡虚而无火或实热证、舌苔厚腻、腹胀者忌服。

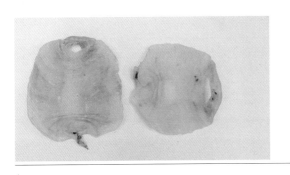

73 花 胶

咏花胶

> 治疗不孕用花胶，
> 民间秘方真奇妙。
> 酌加枸杞与猪尾，
> 屡获麟儿有良效！

花胶即鱼鳔（鱼类用于调整下沉和上浮的器官，也叫鱼泡，内含气体）的干制品。富胶质，故名鱼胶，也称鱼肚、花胶。花胶与燕窝、鱼翅齐名，是食品八珍之一，素有"海中人参"之誉。

顶级的花胶排名依次是花胶之王——金钱鳌鱼胶（黄唇鱼）、白花胶（大白花鱼）、黄鲟胶（鲟鱼）、黄花胶（非洲鲈鱼）、鳌鱼胶（大鳌鱼）、门鳝胶（大门鳝）。

临床上常用的花胶为石首科大黄鱼、小黄鱼等鱼类鱼鳔，野生的数量正在急剧地减少。

中医认为，花胶性平，味甘，入肝、肾经，功能滋补肝肾、养血止血、散瘀消肿，主治肾虚遗精、腰腿酸软、眩晕耳鸣、带下崩漏、血虚筋挛、产后风痉、吐血咯血尿血、阴疽瘘管、习惯性流产、再生障碍性贫血、破伤风等症。

我曾从民间获一治不孕不育秘方，即用花胶15克（清水浸泡24小时）、枸杞子15克、猪尾巴3根（去毛，洗净，用沸水焯）炖服。笔者行医五十余年，对于许多不孕不育患者，嘱以在女方排卵期，男女各服一半有良效。平时也可以服用，以改善体质。

现代医学研究表明，花胶主要成分为高级胶原蛋白、多种维生素及钙、锌、铁、硒等微量元素。其蛋白质含量高达84.2%，脂肪仅为0.2%，是理想的高蛋白低脂肪食品，是人体补充合成蛋白质的原料，且易于吸收与利用。

功　能

花胶能增强胃肠的消化吸收功能，提高食欲，有利防治消化不良、便秘等病症。

花胶能增强肌肉组织的韧性和弹性，增强体力，消除疲劳。

花胶能增强脑神经功能，促进生长发育，提高思维和智力，维持腺体正常分泌。可以预防反应迟钝、小儿发育不良、产妇乳汁分泌不足、老年健忘失眠等症。

由于花胶含有大量的胶质，又具有活血、补血、止血、御寒祛湿等功效，具有提高免疫力、增强抵抗力等作用，对于真阴亏损、精神过劳的人群，作为进补更为合适。

除此之外，花胶还是女性补充胶原蛋白的最佳选择。人体皮肤中的蛋白质70%是胶原蛋白所组成的网状结构支撑着皮肤，使皮肤看起来光滑饱满，柔软又富有弹性。随着年龄增长，皮肤组织中的胶原蛋白流失的速度渐渐超过生长的速度，于是皮肤失去弹性变薄老化，出现松弛、皱纹、干涩等现象，所以经常食用花胶，能使女性皮肤恢复青春活力。

🌸 临床经验

治疗脑震荡后遗症：制花胶 25 克，菊花 15 克，蔓荆子 15 克，水煎服。

🌸 禁　忌

脾胃虚寒、痰多者忌服。

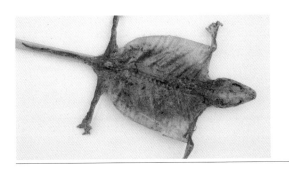

二、补益类

蛤　蚧

蛤蚧为守宫科动物蛤蚧除去内脏的干燥体。

中医认为，蛤蚧性平，味咸，入肺、肾经，功能补肺益肾、纳气定喘、助阳益精，主治虚喘气促、劳嗽咯血、阳痿遗精。

咏蛤蚧	蛤蚧咸平入肺肾， 虚劳久咳服能平。 助阳益精善定喘， 实证莫用认分明。

现代医学研究表明，蛤蚧含天门冬酸、组氨酸、蛋氨酸、色氨酸等18种氨基酸，尚含有溶血磷脂酰胆碱、神经鞘磷脂等磷脂类，多种脂肪酸，钙、磷、镁等多种元素，肌肽、胆碱、肉碱、鸟嘌呤、蛋白质、脂肪等物质。

❀ 功　能

蛤蚧具有双向性激素作用，能提高男女性功能。此外，蛤蚧还有平喘、增强免疫力、抗氧化、抗衰老、抗疲劳、抗炎、抗低温、高温、缺氧等应激作用；有一定降血糖等作用。有人称"蛤蚧是动物界的伟哥"，虽然有一点言过其实，但反映出蛤蚧在壮阳方面确有肯定疗效。

❀ 临床经验

1.治虚证咳喘（包括支气管哮喘、心性喘咳、肺气肿、特别是肺结核引起的喘咳、痰血）：蛤蚧1对，百部12克，紫菀12克，五味子3克，川贝母9克，杏仁9克，桑白皮9克，水煎服。

2.治肾亏腰痛：蛤蚧1对，白酒500毫升，将蛤蚧切成小块，酒浸2个月，每次饮酒30毫升，每日一次。

3.治小儿疳积：鲜蛤蚧1条，去皮和内脏，切块，猪瘦肉30克，稍加油盐，共煮熟服。效果好，特别是冬天服用，对改善疳积小儿体质效果更好。

本人经验，蛤蚧尾纳气平喘功效较强，尾不全者效力差。购买时应予注意观察。本品还可以用神经衰弱、心性水肿以及久病体虚患者。

❀ 禁　忌

外感风寒喘嗽及阴虚火旺者禁用。

75

海 马

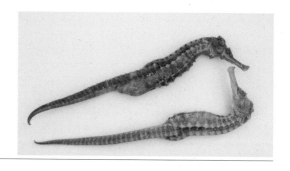

海马为海龙科动物线纹海马、刺海马的干燥体。民间素有"北方人参，南方海马"之说，由此可见海马同人参都是经济价值较高的名贵中药。

中医认为，海马性温，味甘、咸，入肝、肾经，功能强身健体、补肾壮阳、舒筋活络、消炎镇痛、镇静安神、止咳平喘，主治阳痿遗精、肾虚哮喘、癥瘕肿块、跌仆损伤、神经衰弱等症。

咏海马	海马补肾能壮阳， 南方人参不虚传。 舒筋活络止疼痛， 消除癥瘕把癌防。

李时珍在《本草纲目》中称海马"温肾脏，壮阳道，消癥块，治疗疮肿毒"。

《本草新编》指出："海马，亦虾属也。入肾经命门，专善兴阳，海马功于不亚于腽肭脐（海狗肾）"。

现代医学研究表明，海马含精氨酸、天冬氨酸、谷氨酸等20多种氨基酸，尚含有药用价值较高的牛氨酸以及甾体及多种微量元素。

🌸 功 能

海马有类性激素作用，对治疗男女不孕不育、性功能减退者有较好作用；能延缓衰老，抗疲劳；提高免疫力，增强体质。近年国外曾报道海马的乙醇提取物能抑制乳腺癌及腹腔肿瘤。

据临床报道海马可用于抗衰老，治疗老年性骨质疏松、退行性病变等老化现象；能治疗小儿发育不良的"五迟"；可治疗进行性肌营养不良、重症肌无力、肌肉萎缩；能改善消化功能；治疗慢性肾衰竭；抗肿瘤。古代医家认为海马能消除体内癥瘕肿块，治疗多种血液病，如再生障碍性贫血、骨髓纤维化、白细胞减少症、贫血等。

🌸 临床经验

1.治疗肾阳虚弱、夜尿频繁，或妇女因体虚而致白带多：海马、枸杞子、花胶各12克，大枣30克，水煎服。

2. 治疗疮疖（尤其是小儿暑疖、脓疱疮，由抵抗力低而引起的。虽然用抗生素控制，但易复发，应从加强免疫力、抵抗力着手）：可用海马4.5克，加半肥瘦猪肉煮汤，连汤带肉食用，一般服用2~3次后，可明显好转。

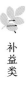

二、补益类

🏵 禁 忌

海马性温，阴虚火旺、外感、脾胃虚弱而有胀滞者禁服或慎服。

76

海狗肾

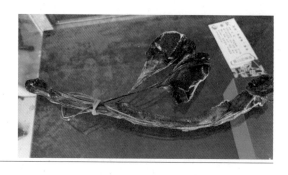

海狗肾系海狗、海豹的阴茎和睾丸的干燥品。

中医认为，海狗肾性热，味咸，入肝肾经，功能填精补髓、温肾壮阳，主治阳虚祛寒、阳痿遗精、性欲低下、早泄、腰膝酸软、心腹疼痛等症。

咏海狗肾

补肾壮阳海狗肾，
海狗名丸传百年。
本品大热须慎用，
羊狗代用君莫嫌！

唐朝末年，以海狗肾为主的海狗丸曾治愈唐景宗衰萎顽疾，是由原方珍存大内，其后御医辗转流传。至清朝咸丰年间，宫庭一御医参阅历代名方，在该方的基础上，精心研究，重新制成"海狗丸"，并馈赠亲友，无不视为瑰宝。在此后130年的传承中，"海狗丸"被视为中华一宝。笔者在海外工作时，经常看到很多巨贾携巨资购买，以备不时之需。

现代医学研究表明，海狗肾含有丰富的肾活力因子、17种氨基酸，并含有铁、钙、锶等微量元素以及维生素 B_1、维生素 B_2、丰富的的胶原蛋白、多肽等物质。

🐾 功　能

1. 海狗肾为壮阳药，能兴奋性功能。

2.《中国药理学》认为，海狗肾具有抗疲劳、抗衰老、强身延年以及抗肾损伤作用。

3.《中国医药年鉴》认为，海狗肾具有免疫调节作用，能增进免疫力，调节内分泌，促进人体新陈代谢。

4. 海狗肾含有大量的黏蛋白，有保持肌肤弹性和水分的功效，故能美容养颜。

5. 海狗肾的血红蛋白及血红素含量极高，能治疗各种原因引起的的贫血。

🐾 临床经验

治疗阳痿：海狗肾 1 具，肉苁蓉 50 克，白酒 500 毫升，用白酒将上药浸泡一周，饮酒，每次一盅，日饮 3 次。（《中国动物学》）

注意：海狗、海豹，均为国家二级保护野生动物，禁止捕杀。可用羊鞭、狗鞭代替。

禁　忌

《本草经疏》："阴虚火炽及骨蒸劳嗽等，咸在所忌"。

《本草求真》："脾胃挟有寒湿者，亦忌"。

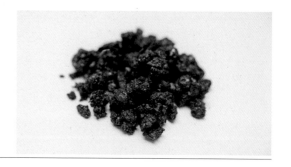

桑 椹

中医认为，桑椹性微凉，味甘，入肺、肝、肾、大肠经，功能滋补肝肾、生津润肠、乌发明目、止渴解毒、清暑利尿、通利关节、美容养颜，主治阴血不足、头晕目眩、双耳蝉鸣、津伤口渴、肠燥便秘、关节不利等症。

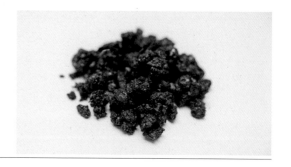

咏桑椹

味甘微凉说桑椹，
乌发明目补肝肾。
养血滋阴抗衰老，
润燥滑肠便能行。

《滇南本草》称桑椹"益肾脏而固精，久服黑发明目"。

《随食居饮食谱》称桑椹"滋肝肾，充血液，祛风湿，健步履，息虚风，清虚火"。

《本草衍义》称桑椹"治热渴，生精神，及小肠热"。

《现代实用中药》称桑椹"清凉止咳"。

《中药形状经验鉴别法》称桑椹能"安胎"。

现代医学研究表明，桑椹含有丰富的活性蛋白、维生素、氨基酸、胡萝卜素、矿物质、白藜芦醇、花青素等成分，营养是苹果的5~6倍，是葡萄的4倍。桑椹被医学界誉为"21世纪最佳的保健食品"。早在两千多年前，桑椹就是皇帝的御用食品。常食桑椹，能显著提高人体免疫力，具有延缓衰老、美容养颜的功效。

🌀 功 能

1. 防止血管硬化：桑椹中含有脂肪酸，主要是亚油酸、硬脂酸及油酸，能分解脂肪，降低血脂，防止血管硬化。

2. 帮助消化：桑椹中含有鞣质、脂肪酸、苹果酸等营养物质，能帮助脂肪、蛋白质及淀粉的消化吸收。

3. 补充营养：桑椹中含有丰富的维生素、胡萝卜素及微量元素等，能有效扩充血容量、补充营养，适用于高血压及妇女病患者。

4. 乌发美容：桑椹中除含有人体所需要的营养物质外，还含有乌发素，能使头发变得黑而亮泽，有乌发美容的功效。

5.防癌抗癌：桑椹中所含的芸香苷、花青素、胡萝卜素等，在小白鼠试验中，能激发淋巴细胞转化，具有一定的防癌抗癌作用。

6.润肠通便：桑椹中含有果酸、维生素 A 与 D、纤维素等有润肠通便作用，尤其适用于老年性习惯性便秘。

临床经验

1.治盗汗、自汗：桑椹 10 克，五味子 10 克，水煎代茶。

2.治失眠健忘：桑椹 30 克，炒枣仁 24 克，水煎服。

3.治便秘：桑椹 18 克，蜂蜜 18 克，加水煎服，每天一次。对预防和治疗便秘有效。糖尿病患者慎用。

禁　忌

脾虚便溏、肾虚无热者不宜用。

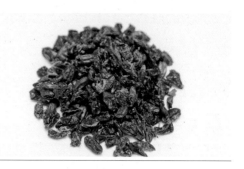

山茱萸

中医认为，山茱萸性微温，味酸、涩，入肝、肾经，功能补益肝肾、涩精固脱，主治眩晕耳鸣、阳痿遗精、遗尿尿频、崩漏带下、大汗虚脱、内热消渴。

咏山茱萸	山萸酸涩性微温， 补益肝肾医头晕。 尿频自汗当常服， 命门火盛用不通。

《医学入门》指出：山茱萸本涩剂也，何以能通发邪？盖诸病皆系于下部虚寒，用之补养肝肾，以益其源，则五脏安和。闭者通、而利者止，非若他药轻飘疏通之谓也。

《本草经疏》则说：山茱萸治心下邪气寒热，肠胃风邪，寒热头风，风去气来，鼻塞，面疱者，皆肝肾二经所主。二经虚热，故见前症。此药温能通行，辛能走散，酸能入肝，而敛虚热，风邪消散，则心下肠胃寒热自除，头目亦清利。而鼻塞、面疱悉愈也。逐寒湿痹者，借其辛温散结，行而能补也。气温而主补，味酸而主敛，故精气益而阴强也。精益则五脏安，九窍自利。又肾与膀胱相表里，膀胱虚寒，则小便不禁。耳为肾之外窍，肾虚则耳聋；肝开窍于目，肝虚则邪热客之而目黄。二经受寒邪，则为疝瘕。二脏得补，则诸症无不瘳矣。

现代医学研究表明，山茱萸含有 16 种氨基酸，尚含有人体所必须的多种微量元素。另外，含有生理活性较强的皂苷原糖、多糖、苹果酸、酒石酸、酚类、树脂、鞣质和维生素 A、维生素 C 等成分。

🌑 功 能

山茱萸提取液静脉注射，有迅速而明显的回升血压作用，具有利尿降压作用（这与中医认为山茱萸有固涩小便抗利尿的功效恰好相反，在实验上和临床观察上对这个问题都得深入研究）。山茱萸可治疗糖尿病，对志贺痢疾杆菌、金黄色葡萄球菌及皮肤真菌均有抑制作用；可以增强心肌收缩力，提高心功能；对化疗及放疗引起的白细胞下降有升高作用。

🌑 临床经验

1.治疗糖尿病：山茱萸 500 克，烘干，研粉，每次餐后用温开水送服 2~3 克，一天 3 次。

2.治阳痿：山茱萸、熟地黄、淮山药各 12 克，附子、淫羊藿各 10 克，水煎服。

3.治崩漏、月经过多、经色清稀：山茱萸、乌梅、棕榈炭各 10 克，黄芪 15 克，水煎服。

🌑 禁　忌

体有湿热、命门火盛、小便不利者禁用。

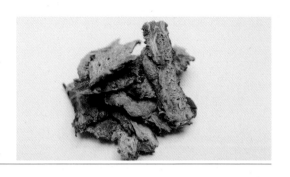

红景天

红景天为景天植物大花红景天的根和根茎，是生长在 1700 米以上的高原珍希野生植物。恶劣的生长环境赋予极其顽强的生命力。同其他药食同源性植物相比，红景天不但有强大的"扶正固本"作用，其免疫作用强过人参，防病抗衰老的作为是已知补益中药中十分罕见的。

> 咏红景天
>
> 益气活血红景天，
> 能抗疲劳治肝炎。
> 善抗高原诸反应，
> 长常抗老寿绵绵！

中医认为，红景天性平，味甘、苦，入肺、心、肾经，功能益气活血、补肾滋肺、通脉平喘、益智养心、清肺止嗽、收涩止血、散瘀消肿，主治气虚体弱、病后畏寒、气短乏力、胸痹心痛、中风偏瘫、肺热咳嗽、咯血、白带腹泻、跌打损伤等症。

《神农本草经》称服用红景天"能轻身延年，无毒，多服不伤人"，尚能补肾，理气养血，主治周身乏力，胸闷等；还具有活血止血，清肺止咳，解热并止带下的功能。

藏医《四部医典》称红景天："善润肺，能补肾，理气养血。主治周身乏力，恶心体虚等症"。

明朝李时珍在《本草纲目》中称："红景天，本经上品，祛邪恶气，补诸不足"，是"已知补益药中所罕见"。

现代医学研究表明，红景天含有 35 种微量元素，18 种人体所必需的氨基酸，以及维生素 A、维生素 D、维生素 E 和抗衰老物质。其营养成分齐全，且配伍合理。

🏵 功 能

红景天具有如下功效。

1. 双向调节，比如高血压调低，低血压调高；高血糖调低，低血糖调高等。平衡机体内环境，使机体达到最佳状态。

2. 消除紧张情绪，醒脑益智，提高工作效率。

3. 抗疲劳，增强免疫力。

4. 抗辐射，抗肿瘤。

5. 改善心、脑供血供氧功能。

6. 能有效缓解平滑肌痉挛和调节平滑肌运动，可以治疗哮喘、支气管炎、便秘等症。

7. 抗风湿和类风湿。

8. 尚具有抗病毒、抗肿瘤、抗肝纤维化、抗肾间质损伤、抗缺氧、抗寒冷、抗衰老等多方面作用。

临床经验

1. 治疗急、慢性肝炎：红景天 6 克，叶下珠 15 克，佩兰、白茅根、黄精、鸡内金各 10 克，赤芍药 20 克，蝉蜕 6 克，绵茵陈 24 克，水煎服。

2. 抗疲劳：红景天 6~9 克，代茶饮。

禁 忌

孕妇、儿童慎用。外感发热、咳嗽禁用。

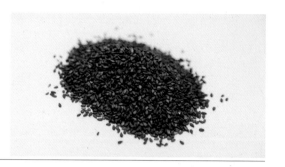

80

胡麻仁（黑芝麻）

咏胡麻仁（黑芝麻）

性平味甘胡麻仁，
润燥益精补肝肾。
能医白发与脱发，
亦治头晕与耳鸣。

胡麻仁（黑芝麻）为胡麻科植物芝麻的干燥黑色种子，应与亚麻科植物的种子区别，亚麻子亦称胡麻仁。临床上处方用"黑芝麻"较妥，不易弄错。

中医认为，黑芝麻性平，味甘，入肺、脾、肝、肾经，功能滋补肝肾、补益精血、润燥滑肠，主治头晕眼花、须发早白、病后脱发、津燥血枯、大便秘结等症。

现代医学研究表明，黑芝麻含油酸、亚油酸、棕榈酸、硬脂肪酸、花生酸等甘油脂。并含有芝麻素、芝麻林酚素、芝麻酚、胡麻苷、车前糖、芝麻糖、维生素 A、维生素 E、卵磷脂以及铁、钙等多种矿物质和微量元素。

🌸 功 能

黑芝麻的油脂大部分是不饱和脂肪酸，能提高大脑的发育和改善记忆力。孕妇适量服用黑芝麻，能提高胎儿的大脑发育，但便溏或腹泻者不宜。

黑芝麻中的维生素 E 是强抗氧化剂，能提升气色和淡化色斑，有美容作用。

黑芝麻中含有能使头发中黑色素合成得以提高的物质，故有黑发的作用。

黑芝麻中所含的铁元素可以治疗缺铁性贫血；钙元素能防治骨质疏松。

黑芝麻中含有丰富的卵磷脂，能促进胆汁合成，降低胆固醇，预防结石形成。

黑芝麻中脂肪含量很高，如过量食用，会造成能量超标，引起肥胖及脂肪代谢紊乱，应加以注意。

🌸 临床经验

1.治肝肾不足，头晕眼花，须发早白：黑芝麻、制首乌、旱莲草、女贞子各 15 克，桑叶 9 克，水煎服。

2.治体虚便秘：黑芝麻（炒、研粉）1~2 汤匙，鸡蛋 1 个，调均后用沸水冲成蛋花糊，待温后再加适量蜂蜜调服。此方常服，对治疗一般肾虚亦有功效。

🌸 禁 忌

黑芝麻有滑肠作用，大便稀烂及腹泻者不宜食用。

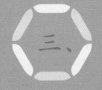

清热解毒类

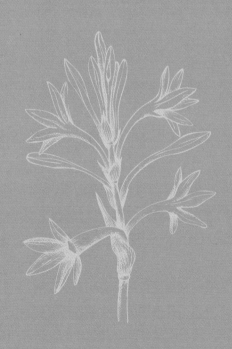

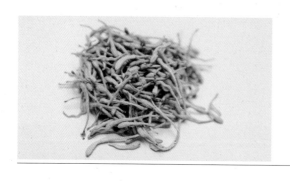

金银花

81

咏金银花

味甘性寒金银花，
清热解毒效堪夸。
芳香透达散风热，
延年益寿可代茶。

中医认为，金银花性寒味甘，入肺、脾、心、胃经，功能清热解毒、疏散风热、补虚美容、延年益寿，主治温病发热、风热感冒、痈肿疔疮、热毒血痢、丹毒喉症、一切热病。

金银花自古誉为清热解毒良药，它性寒味甘气芳香，清热而不伤胃，芳香透达又可祛邪；既可宣散风热，还善于清解热毒，临床上广泛应用于各种热性病。

《神农本草经》认为，金银花性寒味甘，具有清热解毒，凉血化瘀之功效，主治外感风热，瘟病初起，疮疡疔毒，红肿热痛，便脓血。

《本草纲目》称金银花具有"久服轻身，延年益寿"的功效。

现代医学研究表明，金银花含有绿原酸、异绿原酸、木犀草素、双花醇、芳樟醇等成分；金银花含有多种人体必须的微量元素和化学成分，同时含有多种对人体有益的活性酶物质，具有抗衰老、防癌变、轻身健体的良好效果。在严暑时间，泡一些金银花代茶，有防暑降温保健的效果。

🌑 功 能

1. 抗菌：金银花对金黄色葡萄球菌、溶血性链球菌、痢疾杆菌、伤寒杆菌、脑膜炎双球菌、肺炎双球菌以及结核杆菌均有抑菌作用。可以说金银花是作用较强广谱抗菌中药。

2. 抗病毒：金银花有抗流感病毒及普通感冒病毒的作用。

3. 抗真菌：金银花对铁锈色小芽孢癣菌等皮肤真菌有抑制作用。

4. 收敛：金银花中所含鞣质有收敛作用，故急性肠炎也可用金银花。

此外，金银花还可以增强免疫力、抗早孕、护肝、抗肿瘤、抑制肠道胆固醇等作用。

🌼 临床经验

1.治疗疮疡、痈疖而有红肿疼痛者（属于中医阳证范畴）：金银花 30 克，紫花地丁 30 克，赤茯苓、连翘、夏枯草各 9 克，牡丹皮 6 克，川黄连 4.5 克，水煎服。（《疡科心得集》银花解毒汤）

2.金银花常作解暑的清凉饮料及预防流行性感冒及普通热性感冒用。

🌼 禁　忌

金银花属寒凉之品，虚寒痢疾及疮疡气虚脓清者均忌用。女性备孕期间及行经期间慎用或不用。

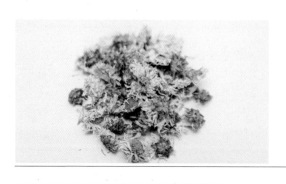

菊 花

咏菊花

味甘而苦性微寒，
疏解风热能平肝。
白菊黄菊野菊花，
各有所长应详擅。

中医认为，菊花性微寒，味甘、微苦，入肺、肝二经，功能疏散风热、平肝明目、平息肝风，主治风热感冒、目赤肿痛、头晕头痛、目眩耳聋等症。

各种菊花都有不同程度的清散风热、解热解毒，平肝明目等作用，但各有擅长。

甘菊花（白菊花）养肝明目的功效较好，常用于肝肾阴虚引起的视力昏花。滁菊花是白菊花的一种，但其品质较优，擅于镇静镇痛。

杭菊花（黄菊花）疏散风热的能力较好，常用于外感风热、目赤头痛。

野菊花清热解毒力强，擅长治疗疔疮肿毒。

临床上治疗风热感冒，杭菊常配桑叶、薄荷等。

用于治疗风热眼痛（结膜炎），杭菊配白蒺藜、木贼，水煎服，也可用其热蒸气熏眼。

用于治疗肝阳上亢引起的头痛，白菊花配夏枯草、钩藤等。

治疗肝肾不足引起的头晕眼花，白菊花配枸杞子，方如杞菊地黄丸之类。

治疗疔疮疖肿，常配银花，蒲公英等方如野菊汤。

治疗高血压，野菊花配草决明、夏枯草等。

汉朝的《神农本草经》曾记载"菊花久服能轻身延年"。宋朝苏辙有诗云："南阳白菊有奇功，潭上居人多老翁"。由此可见，菊花有一定延年作用。

现代医学研究表明，菊花含有菊苷、腺嘌呤、水苏碱、黄酮类等物质。

功 能

菊花对多种细菌如葡萄球菌、链球菌、痢疾杆菌、白喉杆菌及流感病毒，都有较强的抑制作用，尤以野菊花的抗菌作用为最，临床上应用亦以野菊花清热解毒之力为优。

据药理研究，用大量菊花有显著的解热和降压作用，野菊花的降血压作用更为明显。临床上使用菊花治疗高血压确有疗效。

🌼 临床经验

1.治疗疔疮肿毒：野菊花、蒲公英、紫花地丁各 30 克，金银花 60 克，水煎服。

2.治疗高血压、高脂血症、肥胖症：菊花、山楂、金银花各 15 克，沸水冲服代茶。

3.防治风热感冒、咽喉肿痛、疔疮肿毒：菊花、金银花、茉莉花各 5 克，开水冲服代茶。

🌼 禁 忌

菊花性凉，体质虚寒、脾胃虚弱者不宜。

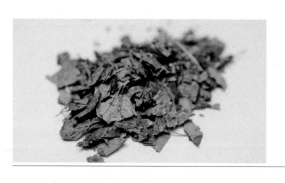

常见中药临证妙用

桑 叶

咏桑叶

桑叶岂止在辛凉，
降脂降压降血糖。
护心延年美容貌，
抗癌解毒能通肠。
类似人参可清补，
男女老少无不良。
白首穷经多研究，
古药新用应发扬！

据史书记载，我国先民在三千多年前就有用桑叶养蚕和用桑叶治病。历代中医药典籍多有桑叶治病的文字记载，随着近现代科学家对桑叶深入研究，开拓出桑叶更多更广泛的治疗用途。

中医认为，桑叶性凉，味甘、微苦，入肺、肝、心、脾、膀胱经，功能疏散风热、清肝明目、宁心安神、清肺健脾、润燥通肠，主治风热感冒、头晕头痛、目赤眼花、便秘溲赤等症。

现代医学研究表明，桑叶中含黄酮类占干重 1%~3%，日本学者从桑叶中分离 9 种黄酮类，主要有芦丁、槲皮素、异槲皮苷、槲皮素 -3- 三葡萄苷等化合物。

生物碱是桑叶中主要活性成分，日本学者从桑叶中分离出多羟基生物碱，其中 DNJ 在植物界中唯桑叶独有。桑叶中植物甾醇比一般植物甾醇高出 3~4 倍。在植物界中桑叶中 $\gamma-$ 谷氨酸含量最高。

🌸 功 能

桑叶中含桑叶多糖，具有显著的降血糖和抑制血脂升高的作用。

1.抗凝血：桑叶中含有抗凝血物质，对凝血酶 - 纤维蛋白原反应有直接抑制作用。

2.降血压：桑叶中的芸香苷、槲皮素、槲皮苷能增加心脏收缩力和心排血量，并减慢心率。芸香苷可以改善机体末梢血液循环。槲皮素可以扩张冠状动脉，改善心脏血液循环。桑叶中的 $\gamma-$ 氨基丁酸、芸香苷、槲皮素有降血压作用。

$\gamma-$ 氨基丁酸是神经传导物质，能促进脑神经的新陈代谢和恢复脑细胞的功能。同时能改善脑部血液流动，增强血管紧张素转换酶的活性，促使血压下降。

桑叶中 DNJ、植物甾醇、黄酮类有抑制脂肪肝的形成，降低血清脂肪酸和抑制动脉硬化形成的作用。

黄酮类可以强化毛细血管，降低血液黏稠度。黄酮类含有抗体内 LDJ- 脂蛋白氧化酶的成分，在减肥、降脂的同时，又可以预防心肌梗死和脑出血。

日本土井佳代证实，桑叶提取物可以降脂、降血糖、软化血管，清除体内过氧化物，从而可防治高脂血症和动脉粥样硬化。

桑叶对革兰阳性菌和革兰阴性菌及部分酵母菌有良好的抑制作用。

芸香苷能抑制创伤性水肿，并能阻止结膜炎、耳郭炎、肺水肿的发展，有较强的抗炎作用。

浙江大学临床药理研究所证实桑叶具有类似人参的补益和抗衰老作用。人参属于温补，而桑叶属于清补，无禁忌。无论男女老幼均可服用，且四季均宜。因此建议可以长期用桑叶代茶保健。

临床上还发现桑叶具有抗病毒、抗肿瘤、抗衰老以及解痉和抗溃疡、美容等作用。

🦋 临床经验

1. 治疗痤疮：每日取鲜桑叶 50 克，水煎分 3 次服，一般 15 天见效。取鲜桑叶适量，捣烂，敷痤疮处，每日 30 分钟。

2. 治疗外感风热感冒：桑叶、菊花、苦杏仁各 9 克，连翘 12 克，芦根 18 克，桔梗 6 克，薄荷（后下）、生甘草各 3 克，水煎服。（《温病条辨》桑菊饮）

🦋 禁　忌

体质虚寒、脾胃虚弱者不宜。

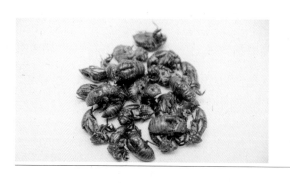

蝉 蜕

咏蝉蜕

蝉蜕甘咸性微寒，
疏风清热入肺肝。
定惊镇静治婴啼，
千古流传五福汤。

中医认为，蝉蜕性微寒，味甘、咸，入肺、肝经，功能疏散风热、利咽开音、明目退翳、息风止痉、镇静安神、透疹，主治风热感冒、温病初起、咽痛音哑、麻疹不透、风疹瘙痒、目赤翳障、急慢惊风、破伤风症、小儿夜啼不安。

李时珍在《本草纲目》中指出，蝉，主疗皆一切风热之症。古人用身，后人用蜕。大抵治脏腑经络，当于蝉身；治皮肤疮疡风热，当于蝉蜕。

《药性论》指出，蝉蜕治小儿壮热惊痫，兼能止渴。

《本草衍义》说蝉蜕治目昏翳。又水煎壳汁，治小儿出疱疹不快。

临床上与薄荷、牛蒡子、银花、连翘等同用，可用于风热火毒上攻之咽喉肿痛、声音嘶哑等症。

蝉蜕与苦参、荆芥、防风等同用，可用于治疗风湿热浸淫肌肤血脉，皮肤瘙痒等症。

蝉蜕与菊花、白蒺藜、车前子、决明子等同用，可用于火热上攻或肝火上炎之目赤肿痛，视物昏花等症。

蝉蜕与天麻、僵蚕、全蝎、天南星等同用，可用于破伤风牙关紧闭、手足抽搐、角弓反张等症。

蝉蜕可用于治疗慢性肾炎去尿蛋白，可与麻黄连翘赤小豆汤加黄芪、益母草等同用，有一定效果。

现代医学研究表明，蝉蜕含有大量的甲壳质，尚含有蝶啶一类色素、异黄质蝶呤、赤蝶呤、腺苷三磷酸酶、多种氨基酸等。

🏵 功 能

蝉蜕能降低反射反应和横纹肌紧张度，并对神经节有阻断作用。此外，还有镇静、抗惊厥、免疫调节、解热、降低毛细血管通透性、抗肿瘤、镇痛、减缓心率、保护红细胞等作用。

🦋 临床经验

1.治白翳遮睛：蝉蜕 3 克，蛇蜕 3 克，白蒺藜 12 克，石决明 15 克（先煎），防风 9 克，苍术 6 克，当归 6 克，川芎 3 克，赤芍药 9 克，炙甘草 3 克，水煎服。（《银海精微》蝉蜕无比散）

2.治小儿夜啼、烦躁不安、不思饮食：蝉蜕 3 克，钩藤 6 克，白芍药 6 克，山楂 6 克，麦谷芽各 9 克，水煎分服。

本方为福州地区流传千余年的名方"五福汤"。根据中医前辈介绍，婴幼儿期间，如遇夜哭不止，烦躁不安，不欲饮食，服用本方后能迅速取效，经常服用，长大成人后，处事冷静，不易发脾气，会得到"福、禄、康、寿、考"五种福气，故名"五福汤"。

本人从医后治疗婴幼儿这方面的疾病，多以"五福汤"加减治疗，每喜加灯心草 1.5 克，及金、银器各 1 件同煎，每获良效。主要针对婴幼儿及儿童生理特点"肝常有余，脾常不足"进行调节。金能镇静、增强体魄；银能杀菌消炎，亦能镇静神经。诸药配合，每取良效。

🦋 禁　忌

表虚多汗、孕妇忌用。

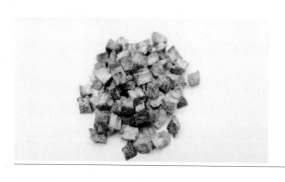

葛 根

咏葛根

葛根性凉味甘辛，
解表退热能生津。
千年人参十功效，
临床参酌记在心。

中医认为，葛根性凉，味甘、辛，入肺、胃、脾经，功能解肌退热、透发麻疹、生津止渴、升阳止泻，主治表症发热、项背强痛、麻疹不透、热病口渴、阴虚消渴、热泻热痢、脾虚泄泻等症。

李时珍在《本草纲目》中指出："本草十剂云，轻可去实，麻黄、葛根之属。盖麻黄仍太阳经药，兼入肺经，肺主皮毛；葛根仍阳明经药，兼入脾经，脾主肌肉。所以二味药皆轻扬发散，而所入迥然不同也"。

《本草经疏》指出："葛根，解散阳明温病热邪主要药也，故主消渴，身大热，热壅胸膈主呕吐。发散而升，风药之性也，故主诸痹"。

"伤寒头痛兼项强腰膝痛，及遍身骨疼者，足太阳也。邪犹未入阳明，故无渴证，不宜服"。这里有一个重点，渴与不渴，是要不要用葛根的重要指标，应予重视。

现代医学研究表明，葛根含黄酮类（包括葛根黄酮、葛根素、大豆黄酮等），尚含有淀粉、蛋白质、氨基酸、钙、铁、铜、硒等矿物质，不仅具有良好的营养保健功效，药用价值也十分突出。在中国，葛根有"千年人参"的美誉；在日本，葛根被奉为"皇室特供食品"。

功 能

葛根具有解热、扩张心脏冠脉、增加脑血流量、收敛消炎、缓解肌肉痉挛等作用。

1.调理更年期综合征：葛根富含高活性的异黄酮，能调节内分泌，对更年期综合征引起的失眠、多梦、头晕、烦躁、不安、猜疑、忧郁等症，有很好的调理作用。

2.美容养颜：大量的异黄酮，能够改善毛孔粗大现象，祛除黄褐斑，消退青春痘，让皮肤充满弹性、细腻、滋润而有光泽。

3.降"三高"：葛根中的葛根素有平稳血压的作用；葛酮类化合物，可降血脂；

北京阜外医院用葛根汤治疗高血压 102 例证实，葛根降压作用虽然不明显，但对高血压引起的头痛、头晕、项强、耳鸣、肢体麻木，却有很好的治疗效果。

4. 防癌抗癌：葛根中的黄酮成分可以增强体内 NK 细胞、SOD 及 450 酶的活性，可以帮助抑制癌细胞生长和杀伤癌细胞。

5. 保护心脏：葛根中的总黄酮和葛根素，能改善心肌的氧代谢，扩张血管，改善微循环。可以防治心肌梗死、心肌缺血、心律失常、高血压及动脉硬化。

6. 防治骨质疏松：葛根中的黄酮类和葛根素，能减缓骨骼组织的老化，有助人体对钙的吸收，能防治骨质疏松。

7. 解酒保肝：葛根中富含大豆苷，能有效分解酒精，减少酒精对大脑和肠胃刺激，促进新陈代谢，加速肝脏排毒，有保肝功效。

8. 润肠通便：葛根中含有大量的纤维素，可有效改善便秘，清理毒素，减少肠道病的发生。

9. 益智健脑：葛根中的黄酮能引起脑血管扩张，脑血流量增加，葛根醇提取物对学生记忆障碍有明显的治疗作用，可防治老年痴呆症、智力障碍、记忆力下降等疾病。

10. 解表退热：动物实验证实葛根有强力的解热作用，丙酮提取物可使体温恢复正常，对多种发热有效，常用于发热口渴，心烦不安等症。

🌑 临床经验

1. 治疗冠心病：葛根 15 克，丹参 15 克，赤芍药 10 克，盐肤木 30 克，水煎服。
2. 治疗偏头痛：葛根 30 克，山楂 15 克，杜仲 12 克，五味子 9 克，水煎服。
3. 治疗颈椎病：葛根 18 克，鸡血藤 30 克，丹参、赤芍药各 12 克，水煎服。

🌑 禁　忌

体质虚寒、胃寒呕吐、夏日表虚多汗者禁用或慎用。

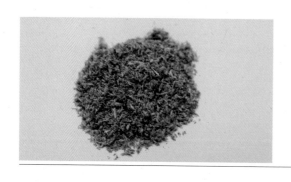

绵茵陈

86

咏绵茵陈

味苦而辛性微寒，
经入脾胃与肝胆。
名家绍奇曾常用，
每方八钱见不难。

绵茵陈，又名绵茵、茵陈，为菊科艾属多年生草本植物茵陈的干燥幼嫩茎叶。

中医认为，茵陈性微寒，味苦、辛，入肝、胆、脾、胃经，功能清热利湿退黄，主治湿热黄疸、小便不利、皮肤瘙痒等症。

在临床上，绵茵陈为治疗黄疸主药。

治阳黄（黄色鲜明如橘子色，多见于急性黄疸性传染性肝炎、胆囊炎等），症见发热、小便不利、大便秘结、腹微胀满、脉弦数者，可配合大黄、栀子以加强清热泻火，方如茵陈蒿汤（《金匮要略》）；如湿重于热，症见胸腹满闷，头重身困，小便不利，而脉濡缓，则须配五苓散，方如茵陈五苓散。

治阴黄（黄色暗晦如烟熏，多见于慢性黄疸型传染性肝炎、肝硬化等症），有全身虚寒而挟湿的证候，须配温里散寒药如附子、干姜等，方加茵陈四逆散（《张氏医通》）。

茵陈可以作为柴胡代用品用作清热，两者均入肝胆经，但茵陈较柴胡药性柔和，故凡平素阴虚而新有实热，须用柴胡清热，但又不能耐受柴胡之刚燥者，可用茵陈代柴胡。

本人在大学毕业前实习阶段，曾跟随过福建省著名中医肝病名家周绍奇主任抄方，每见其无论治什么病，均加入绵茵陈八钱（24克），福州民众称他为绵茵陈医生。我曾向其请教何原因。他讲福州地区地处长江以南，且四周高山环绕，属盆地地带，湿热之气不易散去，故福州人多湿热，易患肝胆疾病。绵茵陈苦能燥湿，寒能利水，以泄太阴、阳明之湿热。对于成人来说，用量过轻，不能抵达病所；用药过重，又虑伤及正气。量用八钱，是数十年临床经验总结，可资参考。

现代医学研究表明，绵茵陈含挥发油，油中主要成分有月桂烯、茵陈炔酮、丁香酚等，尚含有滨蒿素、茵陈色原酮、茵陈蒿素、绿原酸、咖啡酸等。

功　能

绵茵陈有利胆退黄、保肝、抗病原微生物、降脂、降压、扩张冠状动脉、抗凝血及促进纤维蛋白溶解，治疗心血管疾病的作用；尚有兴奋平滑肌、有类似硝酸甘油片的强心作用；更重要的是对黄曲霉菌致癌突变有显著抑制效果，并有诱导癌细胞凋亡，提示对预防肝癌有重要意义。茵陈在增强免疫力、抗氧化，抑制肥胖方面也有很好效果。

临床经验

1. 治口臭：绵茵陈、广藿香、佩兰、银花各 3 克，水煎代茶饮。

2. 预防流感，治疗普通感冒：绵茵陈 15~24 克，水煎服，代茶饮。

3. 治高脂血症：绵茵陈、泽泻、葛根各 15 克，水煎服。

4. 治胆石症：绵茵陈、鸡内金各 15 克，枳壳 9 克，水煎服。

禁　忌

体质虚寒，脾胃虚寒者须在中医指导下使用绵茵陈。

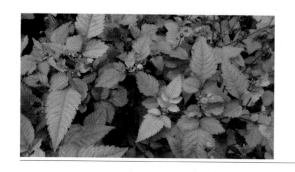

鬼针草

87

咏鬼针草

民间草药鬼针草，
清热解毒消炎好。
善治阑尾疗效佳，
防暑降温功亦妙！

中医认为，鬼针草性微寒，味甘、淡，入肺、胃、大肠、膀胱经，功能清热解毒、散瘀消肿，主治湿热内聚、热毒内结的咽喉肿痛、跌打损伤、腹泻痢疾、胃痛噎膈、蛇虫咬伤，特别对治疗肠痈（急慢性阑尾炎）有独特疗效。

《本草纲目》称鬼针草"涂蝎虿伤"。

《本草拾遗》称鬼针草"主蛇及蜘蛛咬，杵碎敷之，亦杵绞汁服"。

上二篇记载，足资鬼针草清热解毒力强，可治蛇虫咬伤。

本人在青少年时代，就开始用鬼针草为患者治病，称其为天然抗生素，且几乎无毒副作用。每到夏天全家人都喝鬼针草和鱼腥草煎服当凉茶，来预防疾病。

在临床上鬼针草具有清热解表的功效，用于风热表症及防治流感，常配野菊花、银花、黄皮叶、龙眼叶等同用。

预防中暑，可配玉叶金花、水翁花、岗梅、崩大碗等同用。

鬼针草具有很强的清热解毒功效，治疗毒蛇咬伤可用鬼针草鲜品90~150克捣汁服或煎服，亦可配大蓟根、青木香、万年青根、苦参等同用。

用于阑尾炎，可单味使用，每日用鲜品120~240克，配白花蛇舌草同用则疗效更佳。笔者在福建省人民医院内科工作期间，一位50多岁的女工，因患慢性阑尾炎急性发作，嘱以上法治疗，服药十余天后临床症状消失，长期随访，未见复发。

鬼针草用于咽喉肿痛、小儿高热等症，可以配合鸭跖草、崩大碗、土牛膝等同用，共奏清热利咽之效。

鬼针草可用治疗乙型脑炎，可配九里香叶同用，对高热、抽搐、呼吸衰竭的改善有明显效果。

鬼针草对治疗胃肠湿热泄泻、痢疾，对湿热型小儿消化不良疗效尤佳可配车前草同用，呕者加生姜一同煎服。

鬼针草亦可用于急性肾炎水肿，有良效。

现代医学研究表明，鬼针草含有金丝桃苷、水杨酸、聚乙炔类化合物、没儿茶酸、没食子酸和脂肪酸等物质。

🏵 功　能

鬼针草有抗炎、镇静、镇痛、保护胃黏膜、抗肿瘤等作用。

🏵 临床经验

1. 治疗偏头痛：鬼针草 30 克，大枣 3 枚，水煎温服。

2. 治疗急慢性阑尾炎：鬼针草 30 克，白花蛇舌草 30 克，水煎服。

🏵 禁　忌

孕妇禁服。

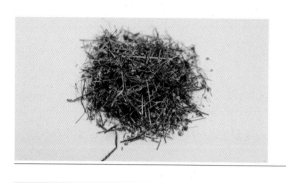

白花蛇舌草

咏白花蛇舌草

味甘而淡性微寒，
清热解毒能抗癌。
增强免疫强体质，
狮城民众常饮啖。

中医认为，白花蛇舌草性微寒，味甘、淡，入心、肺、肝、脾、小肠经，功能清热解毒、利湿消肿，主治肺热咳喘、咽喉肿痛、疖肿疮疡、热淋涩痛、肠痈痢疾、湿热黄疸、肠炎水肿、肿瘤癌肿等症。

白花蛇舌草有较强的清热解毒功效，可广泛用于各种热毒症：①治疗肠痈（阑尾炎）未成脓或已成脓均可使用，可配鬼针草、鱼腥草、蒲公英等同用，本品系治疗肠痈的有效药物。②治肺热咳喘，可配合麻杏石甘汤以及银花，连翘等同用。③治疗急性盆腔炎属热证实证者，配虎杖、穿心莲等同用；慢性盆腔炎，可配穿破石、两面针、五爪龙等同用。④治疗疖疮痈肿、外伤感染、皮肤溃疡、毒蛇咬伤等症，可内服外用。⑤治热淋水肿，可配叶下珠、金钱草、海金沙等同用。⑥治疗湿热黄疸，可配田基黄、茵陈等同用。⑦治疗肿瘤，对消化道肿瘤疗效较好，属于热毒内结型的，可配半边莲、半枝莲等同用。

现代医学研究表明，白花蛇舌草含 7 种结晶物质，包括三十一烷、豆甾醇、乌苏酸、土当归酸、对位香豆酸等。

🌀 功　能

白花蛇舌草能刺激网状内皮系统组织的增生，表现为网状细胞显著增生，细胞体增大，胞浆丰富；能明显增强网状内皮细胞及白细胞的吞噬能力；能刺激嗜银物质倾向于致密化改变，显示免疫过程中防御性升高。白花蛇舌草虽然没有或仅有微弱的抗菌能力，但是能通过上述途径提高人体抵抗力，对多种炎症均有较好效果，且能抑制肿瘤和抗癌。

新加坡民众经常喝罐装的白花蛇舌草饮料，其既可以清暑降温，增强体质，又可以防癌抗癌，值得借鉴。

🌀 临床经验

1. 治疗肝炎：白花蛇舌草 30~60 克，丹参 20~30 克，板蓝根 10~30 克，水煎服。

2. 治疗急性肾炎（有水肿、蛋白尿）：白花蛇舌草 15 克，车前草 15 克，栀子 9 克，白茅根 30 克，紫苏叶 6 克，水煎服。本方叫"白车汤"，尤其适用于小儿肾炎，消肿效果明显。

3. 治疗盆腔炎：白花蛇舌草 45 克，入地金牛 9 克，穿破石 15 克，水煎服。

🌑 **禁　忌**

孕妇慎用。

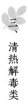

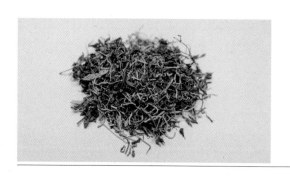

半边莲

咏半边莲

谁人识得半边莲，
可以山中伴蛇眠。
清热解毒能消肿，
肿瘤腹水效亦灵。

中医认为，半边莲性微寒，味甘、淡，入心、小肠、肺经，功能清热解毒、利尿消肿，主治痈肿疔疮、毒蛇咬伤、大腹水肿、面足浮肿、肝硬化腹水，尤其多用于晚期血吸虫肝硬化腹水，以及恶性肿瘤等症。

《本草纲目》称半边莲"蛇虺伤，捣汁饮，以滓围涂之"。

《生草药性备》称半边莲"敷疮，消肿毒"。

《陆川本草》称半边莲"解毒消炎，利尿，止血生肌。治腹水、小儿惊风、双单乳蛾、漆疮、外伤出血、皮肤疥癣、蛇蜂蝎伤"。

半边莲为治疗毒蛇咬伤有效青草药。民间有"识得半边莲，可以伴蛇眠"之说。本品适用于眼镜蛇、青竹蛇、蝰蛇咬伤，用鲜半边莲120克左右，捣烂取汁，热酒送服，能通过利尿和轻泻加速毒素排泄。外用则以鲜半边莲一把，加盐捣烂成泥状，围敷伤口处。我在农村当赤脚医生时，用本法曾治疗过多例毒蛇咬伤，均效。

现代医学研究表明，半边莲含有多种生物碱，主要是北美山梗菜碱（洛贝林）、琥珀酸、延胡索酸等。

功　能

半边莲有显著而持久的利尿作用，有效成分为半边莲素。在尿量增加的同时，氯离子的排出量也增加。

半边莲能兴奋呼吸，主要兴奋颈动脉球而反射性地兴奋呼吸中枢所致。

半边莲尚具有降压、利胆、调节免疫功能、抑菌、抗肿瘤等作用。

临床经验

1. 治疗急、慢性肾炎水肿：半边莲、猫须草、车前草各15克，水煎服。本法可用于肝硬化腹水，尤多用于晚期血吸病腹水。

2. 治疗小儿夏季热：鲜半边莲30克（干品9~15克），水煎服代茶。

🌀 禁　忌

　　半边莲毒性低，只有在超大剂量服用下，会产生头晕、恶心、呕吐等反应，应加以注意。

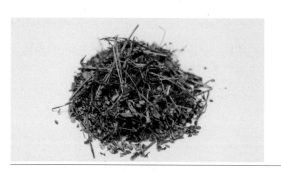

半枝莲

> 咏半枝莲
>
> 味辛微苦性微寒，
> 清热解毒善治癌。
> 曾救韩信传千古，
> 抗菌消炎亦化痰。

《校正本草纲目》记载"此草开紫白色花，草紫红色，对结对叶，七八月采门中"。

民间草药中，以半枝莲或半枝为名的品种甚多，《百草镜》中指出有72种，赵学敏在《本草纲目拾遗》中收载有鼠牙半枝、狗牙半枝、虎牙半枝等，系景天科景天属的几种植物。临床使用上，应以1985年版《中华人民共和国药典》收载的半枝莲为准。

中医认为，半枝莲性微寒，味辛、微苦，入肺、胃、膀胱经，功能清热解毒、活血化瘀、消肿止痛、止血抗癌，主治吐血鼻衄、赤痢血淋、咽喉肿痛、黄疸瘰疬、疮毒癌肿、跌打损伤、虫蛇咬伤等症。

半枝莲为常用抗癌药，可用于多种癌症，常与白花蛇舌草、半边莲等同用，治疗肺癌、肝癌、结肠癌等。

民间传说，汉朝开国元勋之一韩信，在年轻时，曾大病一场，差点见了阎王。一老农拔此草煎服，把韩信病治好。后韩信从军，为建立汉朝立下赫赫战功，故半枝莲民间又名狭叶韩信草。

现代医学研究表明，半枝莲含有野黄芩苷、野黄芩素、红花素、异红花素以及多种生物碱、黄酮类、酚类、甾体、鞣质等。

功能

1. 抑菌：半枝莲对金黄色葡萄球菌、痢疾杆菌、伤寒杆菌、铜绿假单胞菌等有抑制作用。

2. 解痉祛痰：半枝莲所含红花素等，有较强抗由组胺引起的平滑肌收缩作用，能解痉祛痰。

3. 抗癌：半枝莲对急性粒细胞白血病，白细胞的抑制率大于75%，可促进淋巴细胞转化，提高机体免疫调节。醇制剂对直肠癌、结肠癌、宫颈癌等癌症的癌细胞有抑制作用。

4. 利尿：半枝莲有较好的利尿消肿作用，临床上可用于治疗肝炎、尿道炎及肝硬化腹水。

5. 对心脑血管作用：半枝莲中的黄芩素、黄芩苷，有增加心、脑血管血流量，降低心、脑血管阻力，提高血脑屏障通透性，并有抗血小板凝聚作用。

🌼 临床经验

1. 治癌症：半枝莲、蛇葡萄根各 50 克，藤梨、水杨酸根各 200 克，白茅根、凤尾草、半边莲各 25 克，水煎服。

2. 治尿道炎、小便血尿疼痛：鲜半枝莲 50 克，煎汤，调冰糖服。

🌼 禁　忌

血虚者不宜，孕妇慎服。

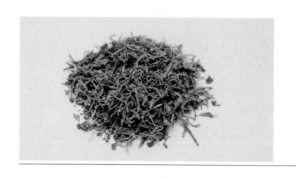

垂盆草

咏垂盆草

性凉味甘垂盆草,
清热利湿把肝保。
抑菌消炎能降酶,
肺痈咽炎医亦好。

中医认为,垂盆草性凉,味甘,入肝、胆、小肠经,功能清热利湿、解毒消肿,主治湿热黄疸、热淋泻痢、肺痈肠痈、咽喉肿痛、疔疮疖肿、蛇虫咬伤、水火烫伤、口腔溃疡、带状疱疹及湿疹等症。

现代医学研究表明,垂盆草含 N- 甲基异石榴皮碱、二氢 -N- 甲基异石榴皮碱、景天庚酮糖、垂盆草苷、葡萄糖、果糖、蔗糖。

功 能

垂盆草对实验室肝损伤有保肝降酶作用,可降低肝损伤转氨酶,有效成分垂盆草总氨基酸和垂盆草苷;对葡萄球菌、链球菌、大肠杆菌、伤寒杆菌等细菌有抑制作用。垂盆草苷能调节免疫系统,增强人体抵抗力,对消化不良,气虚感冒有效。

垂盆草因有明显的保肝作用,故中成药"复方益肝丸"就有选用垂盆草。

垂盆草可用于急性肝炎、迁延性肝炎、慢性肝炎活动期。

临床经验

1. 治疗急性肝炎、迁延性肝炎、慢性肝炎活动期:鲜垂盆草 120 克,鲜旱莲草 120 克,水煎服,15~30 日为一疗程,可根据病人体重及具体情况,适当增减两药份量。

2. 治肺痈:垂盆草 30~60 克,冬瓜仁、薏苡仁、鱼腥草各 24 克,白花蛇舌草 15 克,水煎服。

3. 治咽喉炎、扁桃体炎:鲜垂盆草 60 克,洗净,捣烂绞汁,含漱并服下。

禁 忌

素体阳虚、脾胃虚寒者慎用。

92

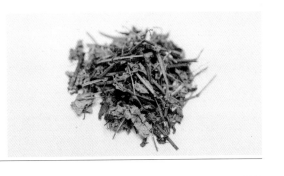

杠板归

中医认为，杠板归性凉，味酸，入肺、膀胱经，功能清热解毒、利水消肿、利湿退黄、清肺止咳，主治丹毒、瘰疬、湿疹、水肿、泄泻、痢疾、乳痈、阴囊肿大、产后遍身浮肿，湿热黄疸、肺热咳嗽、小儿顿咳、疗疮疖肿、蛇虫咬伤等症。

> 咏杠板归
>
> 味酸性凉杠板归，
> 周身瘙痒洗如催。
> 清热解毒消水肿，
> 治疗带疱效生辉。

本人少年时代，在长乐农村居住，经常在 9~10 月杠板归果期，采集其果实食用，颜色红红蓝蓝，食之酸酸甜甜，至今记忆犹新。当年经常患皮肤过敏及慢性荨麻疹，赖老祖母踩着缠过足的两只小脚，前往野外采集杠板归煎汤外洗，当即止痒。

现代医学研究表明，杠板归含山来酚、咖啡酸甲脂、黄酮类、酚类、氨基酸、有机酸、大量维生素 C、糖类等。

🌸 功　能

1.抗菌：对痢疾杆菌、金黄色葡萄球菌、链球菌、炭疽杆菌、白喉杆菌、枯草杆菌、伤寒杆菌、铜绿假单胞菌及流行性感冒嗜血杆菌均有较强的抑制作用。

2.抗病毒：杠板归对流行性感冒病毒及普通感冒病毒有抑制作用。

3.其他作用：杠板归对肾性高血压有抗压作用，对肿瘤有抑制作用，杠板归中所含的明胶纤维素有止血作用。能快速缓解咳嗽症状，用它煎汤浸泡外洗，能迅速缓解皮肤瘙痒，还能治疗肾炎水肿等病症。

🌸 临床经验

1.治慢性湿疹：鲜杠板归 120 克，水煎外洗，每日一次。

2.治疗痔疮、肛漏：杠板归 30 克、猪大肠适量，炖汤服。

3.治带状疱疹：鲜杠板归，捣成泥糊，将其敷在带状疱疹上，另将剩下的煎汤服，当天疼痛就大为减轻，第二天带状疱疹基本好转，愈后不留瘢痕。

❀ 禁　忌

杠板归有小毒，体虚者慎用。

93

金丝草

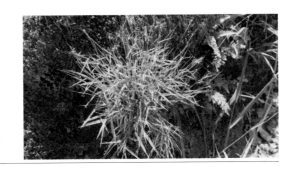

中医认为，本品性凉，味甘淡，入脾、肾、小肠、膀胱经，功能清热解毒解暑、凉血止血、利尿通淋，主治感冒发热、中暑、小儿久热不退、吐血、衄血、咯血、尿血、血崩、黄疸水肿、淋浊带下、泻痢、疔疮痈肿等症。

> 咏金丝草
>
> 味甘性凉金丝草，
> 清热解毒消肿好。
> 功同洋参人不识，
> 尿路感染功效高。

金丝草是既能清凉又能补益的草药，先师赵棻教授生前最喜用金丝草加入补肾健脾中药中，治疗女性慢性反复性尿路感染，有良效。他老人家的观点，金丝草主要成分为黄酮类、酚类、氨基酸、有机酸、糖类、木犀草类、鸡纳糖苷、牡荆素、鼠李糖苷、金丝桃苷。而最主要的是金丝草氨基酸含量和微量元素的含量均高于西洋参和野山参，还富含多糖类，能增强体质，补益元气。而另一方面金丝草有较好的消炎作用。因此金丝草具有补不留邪，攻不伤正的两方面功效，尤其适用于女性反复性尿路感染。

🌿 功　能

1.抗菌、抗病毒：金丝草对革兰阴性菌、阳性菌均有抑制作用，对流感病毒及普通感冒病毒亦具有抑制作用。

2.增强免疫力、抵抗力：金丝草具有营养机体，调节免疫功能，抗衰老的作用。

3.平衡神经：金丝草能改善大脑供氧供血，缓解大脑因超负荷工作，而引起的过度疲劳，帮助改善睡眠。

4.其他作用：金丝草尚有消肿利尿，保肝退黄，止血等功效，对肾炎水肿、糖尿病、黄疸型肝炎亦有一定疗效。

🌿 临床经验

1.治疗急性肾炎：金丝草30克，蒲公英、大小蓟各15克，水煎服。

2.治疗女性尿道反复感染：金丝草、枸杞子、菟丝子、党参、怀牛膝各15克，

瞿麦、萹蓄、车前草、白术各 9 克，麦谷芽各 30 克，炙甘草 6 克，水煎服。（先师赵棻教授生前经验方）

3.治带下病：金丝草 30 克，银杏 15 克，水煎服。

4.治糖尿病：鲜金丝草 30~60 克，新鲜猪胰脏一条切细，煮汤，吃猪胰脏，喝汤。

5.治小儿烦热：金丝草 30 克，煮水代茶。

🌸 禁　忌

金丝草性凉，虚寒体质人应避免长期服用，孕妇慎用。

94

千里光

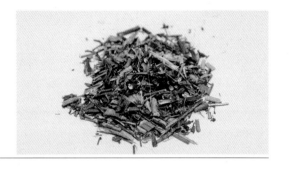

中医认为，千里光性寒，味苦、辛，入肺、肝、胃、大肠经，功能清热解毒、清肝明目、清热利湿、止痒止带、杀虫，主治风热感冒、目赤肿痛、泄泻痢疾、疮疡疔肿、皮肤湿疹等症。

咏千里光

谁人识得千里光，
世世代代不生疮。
清热解毒能明目，
久服须防肝肾伤！

《本草拾遗》称千里光："主疫气、结黄、疟瘴、蛊毒，煮服之吐下。亦捣敷疮、虫蛇犬咬伤处"。

《本草图经》称千里光"与甘草煮作饮服，退热，明目。花、叶：治眼有效"。

《百草镜》称千里光"治目不清，去红丝白障，迎风流泪"。

在临床应用上，千里光用于清热解毒，可用于肠痈（阑尾炎）、丹毒、湿热泄泻、痢疾等，有较好疗效；又可以用于上呼吸道感染、肺炎、急性支气管炎、淋巴结炎、急性胆囊炎、疔痈、妇科炎症、术后感染等多种热毒证候。

千里光用于清肝明目，可用于目赤肿痛，如急性或慢性结膜炎、沙眼、角膜炎、角膜溃疡等症。

千里光用于清热止带，可用于外用治滴虫性阴道炎，有较好疗效，亦可用于细菌性阴道炎。

外用：眼科疾病主要制成眼药水外用。疔肿疮疡、创伤感染可用本品捣烂外敷、或煎汤外敷。阴道炎：用100%煎剂，在阴道冲洗后，用带尾线棉花纱布或绵球，蘸药放入阴道内24小时后取出，连用5天。

千里光能抗钩端螺旋体，常配土茯苓、叶下珠、柴胡等同用。

现代医学研究表明，千里光含有毛茛黄素、菊黄素、黄酮苷、挥发油、鞣质、生物碱等。

🌸 功 能

千里光对金黄色葡萄球菌、伤寒杆菌、甲型及乙型副伤寒杆菌、各种痢疾杆菌、致病性大肠杆菌、腊样炭疽、八叠球菌等多种细菌均有抑制作用。其中对金黄色葡萄球菌抑制作用最强。对钩端螺旋体亦有很强的抑制作用。对人的阴道毛滴虫也有较好的抑制作用。

其他方面，千里光对运动神经有麻痹作用，可使离体豚鼠子宫收缩，并有强心作用。

民间流传"谁人识得千里光，世世代不生疮"，从临床应用上来看，千里光不管是内服还是外敷，对疔疮疖肿都有相当好的疗效。所以"不生疮"之说，并非虚语。千里光清热解毒力强，对多种皮肤感染性疾病有良效，但长期服用本品，对肝肾有损害，用药上应中病即止，请予以重视。

❀ 临床经验

1.治化脓性皮肤感染：千里光适量，水煎至浓茶色，过滤去渣，待药液不烫手时，可浸洗或湿敷患处。每日 2~3 次，每次 15~30 分钟。

2.治上呼吸道感染：千里光 15 克，爵床 15 克，野菊花 15 克，水煎服。

3.治风火眼痛（急、慢性眼结膜炎）：千里光 100 克，煎水熏洗。

❀ 禁 忌

《饮片新参》指出"中寒泄泻者勿服"。素体虚寒，脾虚泄泻者忌服。

不宜久服。

木贼草

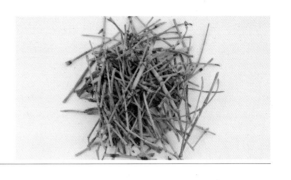

中医认为，木贼草性平，味甘、苦，入肺、肝、胆经，功能疏风清血、凉血止血、明目退翳，主治风热目赤、目生云翳、迎风流泪、肠风下血、痔血、血痢、鼻衄、尿血、妇女月水不断等症。

咏木贼草　味甘微苦性而平，清肝明目效如神。迎风流泪眼赤痛，肠风下血用亦灵。

《嘉祐本草》称：木贼"主目赤，退翳膜，又消肿块，益肝胆，明目，疗肠风，止痢，及妇人月水不断"。

《本草纲目》称"木贼，与麻黄同型同性，故亦能发汗解肌，升散火热风湿，治眼目诸血疾也"。

《本草经疏》称"木贼草，首主目赤，及退翳膜，益肝胆而明目也，其主积块，疗肠风止痢，及妇人月水不断，崩中赤白，痢疾出血者，皆入血益肝胆之功，肝存血故也"。

《本草汇言》称木贼"多服损肝，不宜久服"。

目前临床上，木贼草主要用于眼科，通过消炎而能明目祛风、通窍止泪，有眼病而表现在表症者用之较为适宜，主要用于由风热引起的目赤、翳障（急性结膜炎），配菊花、白蒺藜、决明子等；也治眼花多泪（急性泪囊炎），配防风、苍术，夏枯草等。虽然《本草纲目》提出本品具有发汗作用，但一般不作解表药用，而专用于风热目疾，临床上应加以注意。

现代医学研究表明，木贼草含有挥发油、有机酸、黄酮类、生物碱、葡萄糖、果糖及磷、硅、鞣质、皂苷等。

❀ 功　能

木贼草有持久的降压及利尿作用，所含的硅酸盐和鞣质能收敛、止血，能增加心脏冠流量，对 T 波升高和心率减慢有一定对抗和缓冲作用；对外周性血管有明显扩张作用；尚有镇痛、镇静、抗菌、抗病毒的作用。

牲畜大量食用本品会引起中毒，主要表现为四肢无力、共济失调、转身困难，活动时产生肌肉强直，脉搏弱而频，四肢发冷。人过量服用木贼草也有可能产生类似中毒现象，均可服用大剂量维生素 B 解毒。

🦋 临床经验

1.治翳障（急性结膜炎）：木贼草 3 克，菊花 9 克，白蒺藜、决明子各 6 克，水煎服。

2.治眼花多泪（急性泪囊炎）：木贼草 3 克，防风 6 克，苍术 9 克，夏枯草 15 克，水煎服。

3.治肠风下血（内外痔出血）：生黄芪 15 克，黄芩 9 克，白芍 9 克，地榆、槐花各 18 克，无花果 15 克，枳壳 9 克，阿胶 9 克（烊冲），木贼草 6 克，炙甘草 6 克，水煎服。

🦋 禁 忌

气血虚者慎服。

大 黄

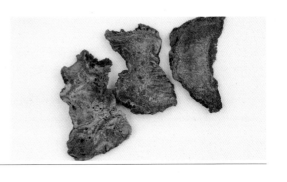

中医认为，大黄性寒，味苦，入脾、胃、大肠、肝、心包经，功能泻下攻积、清热泻火、凉血解毒、逐瘀通经、利湿退黄，主治积滞便秘、血热吐衄、目赤咽痛、痈肿疔疮、肠痈腹痛、瘀血经闭、产后瘀阻、跌打损伤、湿热痢疾、黄疸溲赤、淋症水肿、外治烧烫伤。

咏大黄

大黄自古称将军，
斩关夺隘建大功。
如有临圊久不下，
配伍适当便立通。

《本草纲目》指出：大黄"足太阴，手、足阳明，手足厥阴五经血分药"。"主治下痢赤白，里急腹痛，小便淋沥，实热燥结，潮热谵语，黄疸，诸火疮"。

《神农本草经》称大黄"下瘀血，经闭，寒热，破癥瘕积聚，留宿饮食，荡涤肠胃，推陈致新，通利水谷，调中化食，安和五脏"。

《名医别录》称大黄"平胃，下气，除痰实，肠间结热，心腹胀满，女子寒血闭满，诸老血留结"。

古代中医把大黄称为将军，认为大黄力量强大，能挽实热病症重疾于危难之中。但用泻下药易引起腹痛腹泻，虽然病很快治好了，但有的病人并不感恩。故中医界流传着一句话："人参杀人无罪，大黄救命无功"。所以业医者一定要胆大心细，万般考虑，才能用药如用兵，更好地解除患者的疾病与痛苦。

生大黄泻下力强，适用于清泻实热，酒制后消炎活血之力较好，体虚者用制大黄也较适宜。

用于泻下，大黄不宜久煎，故须后下；用于清湿热，则煎煮时间可稍长些。习惯性便秘一般不宜使用大黄，可用润下药。

现代医学研究表明，大黄含蒽醌衍生物，包括大黄素、大黄酚、大黄酸、芦荟大黄素等；尚含大黄鞣苷类，主要为葡萄糖没食子鞣苷，此外还含有游离子没食子酸。

三、清热解毒类

功 能

1. 泻下：大黄酸为泻下的主要成分，能刺激大肠，增加其推进性而促进排便。与行气药（如厚朴）同用，能加强泻下和减少腹痛的副作用。

2. 抗菌：大黄有效成分为蒽醌衍生物，其中以大黄酸、大黄素和芦荟大黄素抗菌作用较强。对革兰阳性、阴性菌均有抑菌作用。原理是：这些蒽醌衍生物对细菌的核酸和蛋白质的合成有明显的抑制作用。

3. 收敛：由于鞣质所致，故大黄致泻后再常出现便秘倾向。

4. 健胃：取其苦味健胃，服小剂量粉剂（0.1~0.2克）即能起作用。

5. 利胆：实验证明大黄能显著增加胆汁流量，适用于治疗胆结石。

6. 抗肿瘤：大黄酸、大黄素对小鼠黑色素瘤有明显抑制作用；大黄素对小鼠乳腺癌，大黄酸对艾氏癌（腹水型）也有抑制作用。但临床上尚未应用单味大黄作为抗癌药，多配合在复方之中。也就是说，某些癌症病人如出现便秘症状，可酌情加入大黄治疗。

7. 活血通经：大黄中所含之芦荟素，能引起盆腔内脏充血，可能因而有活血通经的作用。

临床经验

1. 治疗一般性便秘：生大黄10克（后下），草决明15克，生地30克，大枣5枚，水煎服。

2. 治疗胆道结石：金钱草30克，黄芩9克，大黄6克（后下），枳壳9克，川楝子9克，木香9克，水煎服。

3. 据临床报道，大黄配甘草（10：2）共研极细末外敷，治慢性下肢溃疡（臁疮）有效。

禁 忌

《本草汇言》指出："凡表证未罢，血虚气弱，脾胃虚寒，无实热、积滞、瘀结，以及胎前、产后，均应慎服"。"凡病在气分，及胃寒血虚，并妊娠产后及久病年高之人，并勿轻用大黄"。

97

虎 杖

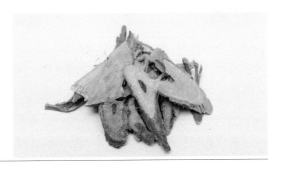

中医认为，虎杖性微寒，味微苦，入肝、胆、肺经，功能清热利湿、利疸退黄、活血祛风、解毒止痛、降火通便，主治关节痹痛、湿热黄疸、经闭癥瘕、咳嗽痰多、水火烫伤、痈肿疮毒、溲赤便秘等症。

咏虎杖

微寒微苦说虎杖，
清热利湿能退黄。
活血解毒善止咳，
降火泻下能通肠。

《本草纲目》称虎杖"研末酒服，治产后瘀血血痛及坠扑昏闷有效"。

《名医别录》称虎杖"主通利月水，破流血症结"。

《滇南本草》称虎杖"攻诸肿毒，止咽喉疼痛，利小便，走经络。治五淋白浊、痔漏、疮痈、妇人赤白带下"。

现代医学研究表明，虎杖含蒽醌衍生物，并含有白藜芦醇、虎杖苷，含有一定量的鞣质，多个黄酮类化合物；另含大黄酚、大黄素甲醚、6-羟基芦荟大黄素、大黄酸、异槲皮素、虎杖素、柠檬酸、苹果酸和数种多聚糖。

🌀 功 能

虎杖调节血脂，能延缓动脉硬化的发生和发展；并能改善高脂血症及血液高黏状态，使血黏度恢复正常；防治血栓的形成和血瘀症。

虎杖煎剂对金黄色葡萄球菌、卡他球菌、甲型或乙型溶血性链球菌、大肠杆菌、铜绿假单胞菌有抑制作用；高浓度对钩端螺旋体也有杀灭作用；其水煎剂有明显的抗病毒作用。

其他方面，虎杖有抗肝损伤、镇咳、平喘、降压、抗氧化、抗肿瘤、改善微循环等作用。

在临床应用上，本品苦寒，清热解毒之力较强，可用于多种热毒症：①用于治疗烧伤，用100%煎剂湿敷，能有效地防治铜绿假单胞菌及其他细菌的感染，对预防早期休克的发生及加速创面的愈合，均有较好的效果。②治疖、疮、痈肿、皮肤溃疡及骨髓炎等，内服并外用，有清热解毒、去腐生肌之功效。③治毒蛇咬伤，虎杖为民间治毒蛇咬伤常用药，故有"蛇总管"之称，常配大蓟、鬼针草、三角草等治疗。

虎杖既能清热解毒，又能祛痰止咳，故常用肺热咳嗽，如大叶性肺炎，每日可单用虎杖 120~180 克，煎水分数次服。治急慢性支气管炎，常配十大功劳、枇杷叶同用，共奏祛痰止咳平喘之效。

虎杖能清热利湿，主要用于肝胆湿热症，如新生儿黄疸、传染性黄疸型肝炎，可单用或配茵陈蒿同用。治肝硬化腹水，配四苓散及大量崩大碗。治肝昏迷，配射干、猪胆、甜酒等同用。

🌸 临床经验

1. 治风湿性关节炎：虎杖、八卦拦路虎、忍冬藤、穿山龙各 30 克，水煎服。

2. 治肺热咳嗽：虎杖 120 克，十大功劳 15 克，枇杷叶 10 克，水煎服。

3. 治急性黄疸型传染性肝炎：虎杖 30 克，鸡眼草 60 克，每日一剂。

4. 治湿热黄疸：虎杖、金钱草、板蓝根各 30 克，水煎服。

5. 治痔疮出血：虎杖、银花、槐花各 9 克，水煎服。

6. 治皮肤湿疹：虎杖、算盘子根各 24 克，水煎服。

🌸 禁　忌

孕妇慎用。

黄 芩

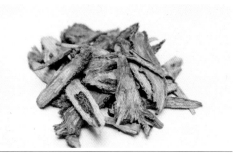

黄芩为唇形科植物黄芩的干燥根，其嫩根里外皆实，黄色而带微绿者，称为嫩黄芩、条黄芩；老根中心空而发黑者为枯芩，也称片芩。

《本经逢源》称黄芩："苦寒无毒。中空者为枯芩，入肺；细实者为子芩，入大肠。并煮熟酒炒用"。

中医认为，黄芩性寒，味苦，入肺、脾、胆、大肠、小肠经，功能清热燥湿、泻火解毒、止血安胎，主治湿温暑温、胸闷呕恶、湿热痞满、泻痢黄疸、肺热咳嗽、高热烦渴、血热吐衄、痈肿疮毒、胎动不安等症。

《本草纲目》称黄芩"治风热头疼，奔豚热痛，火咳肺痿喉腥，诸失血"。

《名医别录》称黄芩"疗痰热胃中热，小腹绞痛，消谷，利小肠。女子血闭，淋露下血，小儿腹痛"。

《神农本草经》称黄芩能治"诸热黄疸，肠泄痢，逐水，下血闭，恶疮疽蚀火疡"。

现代医学研究表明，黄芩主要成分含黄芩苷、黄芩素、汉黄芩素、谷甾醇、汉黄芩苷、黄芩新素等物质。

咏黄芩

苦寒清热咏黄芩，
至今犹忆治痢灵。
常配白术能安胎，
血热狂行用亦平。

功 能

1.抗菌、抗病毒：黄芩有较广的抗菌谱，对白喉杆菌、葡萄球菌、溶血性链球菌、肺炎双球菌、脑炎双球菌及伤寒杆菌、痢疾杆菌、百日咳杆菌等都有较强的抑制作用；对多种皮肤真菌及流感病毒也有抑制作用。而抑菌的成分为黄芩苷元。

2.据药理研究表明：①黄芩水煎剂有解热作用。②黄芩所含黄芩苷水解产生黄芩苷元及葡萄糖醛酸，前者有利尿作用，后者有解毒作用。③黄芩浸剂及煎剂均能直接扩张血管，呈现降压作用。④黄芩苷有镇静作用，可能是加强大脑皮质抑制作用的结果。⑤黄芩酊剂对肠管有抑制作用。⑥黄芩苷能降低毛细血管的通透性，故能止血。⑦黄芩有抗炎抗变态反应作用，能抑制动物过敏性气喘、被动性皮炎过敏反应、组胺皮肤反应及过敏性之浮肿和炎症。尚有降脂、保肝、利疸、抗氧化、抗癌等多方面作用。

记得20世纪70年代后期，我刚从福建医科大学中医系毕业，家母通知我家舅因患急性菌痢，阵发性腹痛，日排脓血便十余次，伴里急后重、纳呆、倦怠、溲赤如茶，舌淡红苔厚腻，脉细弦近数，时年家舅已八十有四，家人虑有不测。当年初生牛犊不怕虎，急用黄芩汤加木香、槟榔、野麻草、焦山楂等煎服，3剂后症状明显改善，后以调理肠胃善后，寿至九十多岁方逝。因此黄芩善于清热燥湿，治胃肠湿热引起的泄泻和痢疾有良效，给我留下了深刻的印象。

🌀 临床经验

1.治血痢不止：地肤子五两（150克），地榆、黄芩各一两（30克），为末，每服方寸匕，温水调下。（《圣惠方》）

2.治吐血衄血：治心气不足，吐血衄血者，泻心汤主之：大黄二两（60克），黄连、黄芩各一两（30克），水三升，煮一升，热服取利。（《金匮玉函》）

3.治早孕胎热胎动不安：黄芩9克，白芍9克，白术9克，苎麻根15克，党参15克，杜仲15克，桑寄生15克，麦谷芽各15克，生甘草6克，水煎服。笔者治疗百余例早期妊娠，孕妇有热而致胎动不安，均获良效。

🌀 禁 忌

脾胃虚寒、体质虚弱者慎用，或中病即止。

99

黄 连

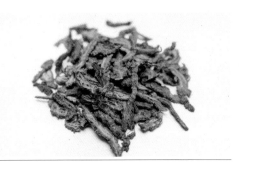

中医认为，黄连性寒，味苦，入心、脾、胃、肝、胆、大肠经，功能清热燥湿、泻火解毒、清心除烦、清热止血，主治湿热痞满、呕吐吞酸、泻痢泄泻、目赤黄疸、高热神昏、心火亢盛、心烦不寐、血热吐衄、齿龈肿痛、消渴口干、痈肿疔疮等症，外治湿疹湿疮、耳道流脓。

咏黄连

良药苦口说黄连，
清热解毒能消炎。
降脂降压降血糖，
久服伤胃记心田。

《神农本草经》把黄连列为上品，并指出其"味苦、寒。主治热气，目痛、眦伤、泣出、明目、肠澼、腹痛、下痢、妇人阴中肿痛。久服令人不忘"。

《本草纲目》称黄连"泻肝火，去心窍恶血，止惊悸"。

《本草备要》称黄连"入心泻火，镇肝凉血，燥湿开郁，解渴除烦，益肝胆，浓肠胃，消心瘀，止盗汗"。

从临床应用来看，酒炒黄连善清上焦火热，用于目赤口疮；姜炒黄连清胃和胃止呕，用于寒热互结，湿热中阻，痞满呕吐；吴茱萸炒黄连舒肝和胃止呕，用于肝胃不和、呕吐吞酸。

现代医学研究表明，黄连主要含小檗碱（黄连素），其次为黄连碱、甲基黄连碱、棕榈碱等生物碱。

🌸 功 能

1.抗菌：据抗菌试验，黄连的抗菌谱很广，对痢疾杆菌的抗菌作用最强，对伤寒杆菌、大肠杆菌、白喉杆菌、百日咳杆菌、铜绿假单胞菌、结核杆菌、葡萄球菌、链球菌、脑膜炎双球菌、肺炎双球菌等均有抑制作用。

2.抗真菌：黄连对各种致病性皮肤真菌抑制作用较黄芩强。

3.抗病毒：黄连对各种流感病毒均有抑制作用。

4.抗阿米巴：黄连对阿米巴原虫有抑制作用。

5.抗钩端螺旋体：黄连对钩端螺旋体有抑制作用。

由黄连中提炼出的黄连素，对心脑血管疾病有良好的治疗效果，可降脂、降压、降血糖，能明显地增加冠状动脉血流量，抗心律失常。且长期服用，毒副作用较西药低，这一类的疾病可以试代替西药治疗。此外在利胆、抗氧化、抗溃疡、抗腹泻、抗贫血、兴奋子宫、抗癌、利尿及帮助睡眠等方面亦有良好的功效。

黄连的治疗量相当安全，长期服用副作用也很少。一次口服黄连素 2 克或连用黄连粉 100 克，也未见有明显的毒副作用。但须在有经验的医师指导下用药，以策安全。

🌸 临床经验

1. 治疗口舌生疮：黄连 6 克，穿心莲、玄参、生地黄各 10 克，水煎服。

2. 治疗温病而致的神昏谵语：黄连 4.5 克，黄芩 6 克，黄柏 6 克，栀子 9 克，水煎服。（《外台秘要》黄连解毒汤）

3. 治急性肠炎：黄连 9 克，葛根 15 克，凤尾草 15 克，神曲 9 克，麦谷芽各 15 克，水煎服。

🌸 禁　忌

黄连大苦大寒，过服久服易伤脾胃，脾胃虚寒者忌用。苦燥伤津，阴虚津伤者慎用。《本草纲目》指出"黄连大苦大寒，用之降火燥湿，中病即当止，岂可久服，使萧杀之令常行而伐冲和之气乎？"。

黄 柏

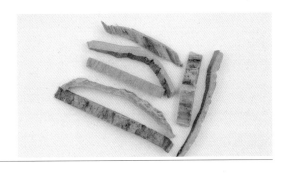

咏黄柏

黄柏味苦性而寒，
下焦湿热医不难。
疗效神奇用途广，
二妙三妙功不凡！

中医认为，黄柏性寒，味苦，入肾、膀胱经，功能清热燥湿、泻火除蒸、解毒疗疮，主治湿热泻痢、黄疸尿赤、带下阴痒、脚气痿躄、骨蒸劳热、遗精盗汗、疮疡肿毒、湿疹湿疮。盐炒黄柏滋阴降火，可用于阴虚火旺、盗汗骨蒸。

黄柏加苍术就是二妙丸，是中医用于燥湿清热的名方，临床上各科都有应用，只要辨证为湿热证，尤其是湿重于热，均可使用。

根据原湖北中医学院中药教研室王绪前老师研究，二妙丸疗效显著的疾病有：

1. 皮肤科：湿疹、脚气、阴囊湿疹、带状疱疹、手癣、臁疮、脓疱疮、脚癣、下肢慢性湿疹、皮炎、肛门瘙痒症、老年瘙痒症、酒糟鼻。

2. 妇科：白带异常（各种阴道炎导致）、急慢性泌尿系感染、月经不调、盆腔炎。

3. 内科：腹泻、痢疾、肠炎、胃炎和胃溃疡（湿热型）、失眠多梦（湿热型）。

4. 外科：足膝红肿热痛、风湿性关节炎、下肢静脉曲张兼湿热者、下肢溃疡、糖尿病病足、下肢丹毒、坐骨神经痛（湿热型）、湿热腰痛。

5. 泌尿科：泌尿系感染。

6. 口腔科：口臭、口舌生疮、牙龈炎、牙周炎。

7. 耳鼻喉科：慢性咽炎、慢性鼻窦炎、慢性上颌炎等。

8. 男科：阳痿（湿热下注）、睾丸炎或附睾炎。

湿热常常表现为一种体质，很难短时间内去除。因此往往需要长期服用，才能见效。多数燥湿清热的药物，药性都很强，用之不当易产生副作用，应加以注意。由于二妙丸组方简单，几乎无毒副作用，可以长期服用，非常安全。因此是燥湿清热药的首选药物。

黄柏尚可以治疗流行性脑脊髓膜炎、肺结核、感染性发热、慢性骨髓炎等疾病。

常用含有黄柏的中成药有知柏地黄丸、二妙丸、三妙丸、大补阴丸等，在临床上亦可酌情应用。

现代医学研究表明，黄柏含小檗碱、少量棕榈碱、黄柏酮、黄柏内酯、甾醇类化合物等。

功　能

黄柏对细菌及病毒的抑制范围及强度，大致与黄连相似；对真菌的抑制作用类似黄芩，但效力略弱，副作用少。对血小板有保护作用，使其不易破碎。可产生显著而持久的降压效果。对胃溃疡及应激性溃疡有效。因含小檗碱（黄连素），故具有小檗碱的药理作用。此外，黄柏还有利尿、外用促进皮下出血吸收等作用。

黄芩、黄连、黄柏三者功用大同小异，且常互相配合同用，其区别是黄芩善泻上焦肺火（善治肺热咳嗽），黄连善泻中焦胃火（善治胃热痞闷止呕），黄柏善治下焦湿热（善治脚气足痿）。

临床经验

1. 治疗湿热下注而成的足痿（包括感染性周围神经炎、脊髓神经根炎、痛风等）用三妙散加味：黄柏 9 克，苍术 9 克，怀牛膝 15 克，土茯苓 24 克，车前草 15 克，水煎服。

2. 治疗热痢：黄柏 9 克，白头翁 9 克，秦皮 9 克，生甘草 6 克，水煎服。

3. 治疗阴虚火旺、潮热骨蒸：黄柏 12 克，知母 12 克，熟地黄 18 克，龟甲 18 克，鲜猪骨髓一条，水煎服。（《丹溪心法》）

禁　忌

黄柏苦寒伤胃，素体阳虚、脾胃虚寒者忌用。

101

栀 子

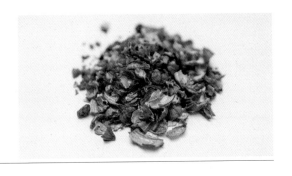

中医认为，栀子性寒，味苦，入心、肺、肝、胆、三焦经，功能清热除烦、清利湿热、凉血止血、解毒利尿，主治热病心烦、黄疸尿赤、血淋涩痛、目赤肿痛、火毒疮疡等症。

| 咏栀子 | 栀子功类芩柏连，
功力稍逊效相同。
犹善除烦泻心火，
外敷消肿力亦宏。 |

《神农本草经》称栀子"主五内邪气，胃中热气，面赤，酒疱皶鼻，白癞、赤癞、疮疡"。

《医学启源》称栀子"疗心经客热，除烦躁，去上焦虚热，治风"。

《本草备要》称栀子"生用泻火，炒黑止血，姜汁炒治虚烦。内热用仁，表热用皮"。

现代医学研究表明，栀子含栀子苷、栀子新苷、栀子酮苷、京尼平龙胆二糖苷、番红花苷、熊果酸等。

🏵 功 能

1. 实验证实栀子有保肝作用。

2. 实验证实栀子有利疸作用。

3. 栀子对胃液分泌及胃肠运动影响：能使胃液分泌减少，总酸度下降，pH值升高；能抑制胃蠕动，诱发胃收缩，但作用短暂；能兴奋小肠蠕动，栀子苷有较强抗乙酰胆碱和抗组胺作用。

4. 促进胰腺分泌作用：研究认为栀子对促进胰腺分泌作用，可能与保持胰腺细胞膜的结构、功能直接有关，从而从细胞水平上论证了栀子治疗胰腺炎的药效基础。

5. 对中枢神经系统的作用：栀子能延长睡眠时间，并可通过体温中枢神经调节体温，使体温下降。有镇静作用。

6. 对心脑血管的作用：栀子能抑制心肌收缩力，防治动脉硬化。栀子降压的主要效应，是加强延脑副交感神经紧张度所致；能刺激主动脉内膜细胞的繁殖，从而使血管内膜得到修复。

7. 抗菌：栀子煎剂对白喉杆菌、金黄色葡萄球菌、伤寒杆菌等有抑制作用，对多种皮肤真菌也有不同程度的抑制作用。

8. 致泻作用：栀子中去乙酰车叶草酸甲脂和羟异栀子苷有致泻作用。

9. 镇痛作用：栀子苷及其水解产物京尼平有镇痛作用。

10. 栀子对软组织损伤有治疗和抗炎作用。

11. 动物实验证实栀子对腹水瘤细胞有抑制作用。

12. 炒黑成炭后（山栀炭）有止血作用。

🐾 临床经验

1. 治烧烫伤后感染发热：生栀子 9 克，连翘 15 克，防风 9 克，当归 18 克，赤芍 9 克，羌活 6 克，生黄芪 45 克，生地黄 9 克，生甘草 9 克，水煎服。

2. 治热病心烦：生栀子 9 克，淡豆豉 15 克，水煎服。

3. 治疗黄疸型肝炎皮肤、巩膜黄染：生栀子、绵茵陈各 15 克，垂盆草 20 克，水煎服。

4. 治疗跌打损伤、软组织受伤：生栀子适量研末，用面粉、鸡蛋清调匀，湿敷患处，有效。笔者治疗 20 例软组织挫伤病人，均在 3 天之内消肿。此外，用黑山栀研末，用凡士林调匀后可以治疗痔疮热痛。

🐾 禁　忌

虚寒便溏者忌用栀子。

连 翘

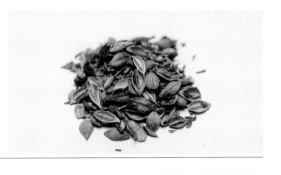

中医认为，连翘性微寒，味苦、微辛，入心、肝、胆经，功能清热解毒、消肿散结，主治痈疽瘰疬、风热感冒、温病初起、温热入营、高热烦渴、神昏发斑、热淋尿闭等症。

> 咏连翘
>
> 连翘味苦性微寒，
> 清热解毒能散斑。
> 湿病初起酌情用，
> 亦消结节与痈疮。

《药性论》指连翘"主通利五淋，小便不通，除心家客热"。

《神农本草经》指连翘"主寒热、鼠瘘、瘰疬、痈肿恶疮、瘿瘤、结热"。

连翘轻浮，味兼微辛，故能解表散热，用治外感风热及温病初起，常与银花、薄荷、芦根、荆芥等同用，如银翘散、桑菊饮。

连翘用于治疗疖疮、痈肿，兼有发热等表实证最为合适，常配牛蒡子、栀子等，可疏风清热、消肿排脓，方如牛蒡解肌汤等。

连翘尚有散结作用，对于临床上常见的甲状腺结节、乳房结节等。体质偏于热型者，酌情加入连翘，有很好的散结功效。

在痈疽穿溃后不要再用连翘，此时病证属虚中挟实者较多，处理上多用托里法以增强身体抵抗力，而连翘苦寒，过服易伤正气，故不宜用。

临床上银花、连翘常合用，两者的区别是：银花味甘不伤胃，连翘则苦辛寒，少量服用虽可清热健胃（如保和丸用之），但过多仍会影响食欲；银花偏于解表，而连翘偏于清解胸膈里热；另外，银花善于解毒，连翘善于散结。这在临床使用上应加区别。

现代医学研究表明，连翘含连翘苷、连翘酚、牛蒡子苷、齐墩果酸以及一种甾醇化合物，并含有大量的维生素P、云香苷等。

😊 功 能

1.抗菌：连翘有效成分为连翘酚，对金黄色葡萄球菌和志贺痢疾杆菌的抗菌效力最大；对溶血性链球菌、肺炎双球菌、伤寒杆菌等亦有较强的抗菌作用；对结核杆菌的生长亦有显著的抑制作用，对结核病有疗效。

2.抗病毒：连翘对流感病毒有抑制作用。

3.强心、利尿：有效成分为齐墩果酸。

🌀 临床经验

1.治小儿一切热：连翘、防风、甘草（炙）、山栀子各等分，上捣箩为末，水一中盏，煎七分，去滓温服。（《类证活人书》连翘饮）

2.治口舌生疮：连翘 5 钱（15 克），黄柏 3 钱（9 克），甘草 2 钱（6 克），水煎含漱。（《玉樵医会》）

3.治急性肾炎：连翘 6 钱（18 克），加水用文火煎至 150 毫升，分 3 次食前服，小儿酌减，视病情需连服 5~10 日，忌辣物及盐。

4.治紫癜病：用法同急性肾炎，忌辛辣油炸烧烤等刺激性食物。治疗血小板减少性紫癜 1 例，过敏性紫癜 2 例，经 2~7 日治疗，皮肤紫癜全部消退。连翘对这一类疾病所起的作用，可能与其所含多量云香苷及维生素 P 具有保持毛细血管正常抵抗力、减少毛细血管脆性和通透性有关。此外，连翘似乎尚有脱敏作用。

🌸 禁　忌

脾胃虚弱、气虚发热、痈疽已溃、脓稀色淡者忌服。

103

连翘心

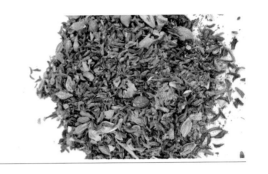

中医认为，连翘心性寒，味苦，入少阴心经、厥阴心包经，功能清热解毒、开窍清心，主治温热病神昏谵语。常配莲子心、犀角等同用。

咏连翘心

清宫汤用连翘心，
壳心功用要分清。
壳主解毒散风热，
心主开窍奋神经。

🌀 功 能

现代医学研究表明，连翘心含挥发油，研碎后发出芳香气味，具有兴奋神经作用。

由于连翘心有兴奋神经作用，当连翘壳沾有连翘心，服后有时会引起失眠。此外，连翘心还有健胃、止吐的作用。用量 3~6 克。所以临床处方时要写清楚，用连翘壳时写"连翘"，用其种子时写"连翘心"，壳和种子都用时，写"带心连翘"。

🌼 临床经验

治疗温病邪陷心包，发热神昏谵语：玄参心 9 克，莲子心 1.5 克，竹叶卷心 6 克，连翘心 6 克，犀角尖（可用水牛角尖加重份量代替）6 克（磨、冲），连心麦冬 9 克，水煎服。

痰热盛，加竹沥、梨汁各 25 毫升；咳痰不清，加瓜蒌皮 4.5 克；热毒盛加金汁、人中黄；渐欲神昏，加银花 10 克、荷叶 10 克、石菖蒲 3 克。

本方属《温病条辨》卷一中的"清宫汤"。为了便于记忆，特编"清宫汤"汤头歌如下，以便初学者背诵。

温病条辨用清宫，
翘竹莲子心麦冬。
玄参犀角同煎服，
清心开窍建奇功！

🌀 禁 忌

素体虚寒、脾胃虚弱、气虚发热、心火亢盛失眠者忌用。

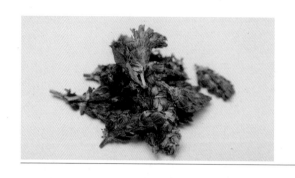

夏枯草

咏夏枯草

清肝明目夏枯草，
散结消肿治瘰瘤。
能消乳癖降血压，
亦治乙肝与肺痨。

中医认为，夏枯草性寒，味辛、苦，入肝、胆、肺经，功能清肝泻火、明目利尿、散结消肿，主治目赤肿痛、头痛眩晕、瘰疬瘿瘤、乳癖乳痈等症。

《神农本草经》称夏枯草"主寒热、瘰疬、鼠瘘、头疮、破症。散瘿结气、脚肿湿痹"。

《重庆堂笔记》指出"夏枯草，微辛而甘，故散结中兼有和阳养阴之功。失血后不寐者服之则寐，及性可见矣。陈久者尤佳"。

现代医学研究表明，夏枯草含夏枯草苷，水解后生成乌苏酸，还含有三萜皂苷、芸香苷、金丝桃苷类物质及熊果酸、咖啡酸、游离齐墩果酸等有机酸。还含有生物碱、维生素 B_1 及水溶性无机盐（大部分是氯化钾，其次是硫酸钾及少量氯化钠、铁）。

功 能

1. 抗菌：本品煎剂、水浸出液等对铜绿假单胞菌有较强的抑制作用。对结核杆菌、伤寒杆菌、大肠杆菌、痢疾杆菌、金黄色葡萄球菌等均有抑制作用。

2. 降压作用：动物实验注射夏枯草煎剂的无机盐，引起家兔血压下降。临床观察夏枯草对高血压患者有降低血压和减轻伴随症状，包括头痛、眩晕、视物昏花等症状。

3. 利尿作用：夏枯草作用明显，有效成分为无机盐及熊果酸。

4. 抗肿瘤：初步试验证实夏枯草能抑制某些移植性肿瘤的生长（如宫颈癌）。

5. 据临床报道，夏枯草治疗肺结核、急性传染性黄疸型肝炎及细菌性痢疾，均有较好的疗效。此外，夏枯草配木蝴蝶还可以治疗慢性咽喉炎、舌炎；夏季常用夏枯草泡茶喝，可祛暑散热。对小儿夏季常患疖疮者，可用夏枯草、生地、瘦肉煮汤服。现代常用于甲状腺结节、肿大，淋巴结结核、肺部结节及乳房小叶增生等症。

🌸 临床经验

1.治疗乙型肝炎：夏枯草、白花蛇舌草、白茅根、板蓝根、山豆根（原文未写分量）治疗慢性乙型肝炎50例，治愈33例，好转12例。（《中西医结合杂志》）

2.治疗目赤肿痛（急性结膜炎、流行性角结膜炎）：夏枯草15克，菊花15克，蒲公英30克，水煎服。

3.治疗肝阳上亢型高血压：夏枯草30克，决明子30克，水煎服。（本方兼治高血压眼病）

4.治疗单纯性甲状腺肿瘤：夏枯草50克，水煎服或沸水冲泡代茶。有良效。久服对胃有刺激，长期服用时宜加党参、白术。

🌸 禁　忌

素体阳气不足、脾胃虚弱者忌用。

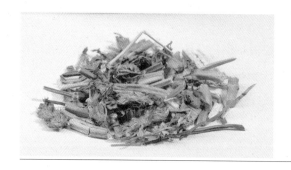

益母草

常见中药临证妙用

咏益母草

益母苦辛性微寒，
妇科要药用不凡。
活血利尿能消肿，
调经止痛解毒疮。

中医认为，益母草性微寒，味苦、辛，入肝、心包、膀胱经，功能活血调经、利尿消肿、清热解毒，主治妇女月经不调、胎漏难产、胞衣不下、产后血晕、经闭痛经、崩中漏下、水肿尿少，疮痈肿毒等症。

《本草纲目》称：益母草之根、茎、花、叶、实，皆能入药，可同用。若治手、足厥阴血分风热、明目益精、调女人经脉，则单用茺蔚子为良；若治肿毒疮疡、消水行血、妇人胎产绪病，则宜并用为良。盖其根、茎、花、叶专于行，而子则行中有补故也。

《本草求真》谓：益母草专入心包经，一名茺蔚。辛微苦寒，功能入肝心包络，消水行血，调经解毒。

《本草备要》称益母草：通行瘀血，生新血。辛微苦寒，入手足厥阴。消水行血。调经解毒。

现代医学研究表明，益母草含益母草碱（甲、乙），另含水苏碱、氯化钾、月桂酸、油酸等。茺蔚子则含生物碱茺蔚苷及维生素A等物质。

🌸 功 能

1.收缩子宫：益母草能显著增强子宫肌肉的收缩力和紧张性，作用同藏红花和垂体后叶素相似，但力较弱。有效成分为叶部，煎剂效力优于酊剂。

2.利尿：益母草作用明显。

3.抗菌：益母草有抑制皮肤真菌的作用。

4.降压：益母草及茺蔚子均有降低血压的作用，临床上可作为降压药使用。

5.其他：益母草有一定抗着床和抗早孕的作用，孕妇忌用；益母草尚有抗血小板凝集、抗血栓，改善冠状动脉血液循环、保护心脏等作用。

临床经验

1.调痛经：益母草 15 克，香附、当归、白芍各 12 克，炙甘草 4.5 克，水煎服。（调经汤）

2.治产后出血或恶露不止：益母草、当归、桃仁各 9 克，生黄芪 15 克，山楂炭、川芎、炮姜、红花、炙甘草各 6 克，水煎服。（加味生化汤）

3.治急慢性肾炎：益母草 60 克，大小蓟各 30 克，有感染者加金银花、板蓝根各 10~15 克，蛋白尿严重者加桑螵蛸 30 克，水煎服。一般在蛋白尿消失后继续服药 2~3 周停药。据文献报道，用此方法在消除蛋白尿和恢复肾功能方面，比益气健脾及补肾药效果更好，比西药激素副作用少，且疗效巩固。

4.治疗疮疖肿、面部痤疮：益母草、金银花、紫地丁、蒲公英、野菊花、天葵子各 15 克，水煎服。（加味五味消毒饮）

禁 忌

孕妇禁用。

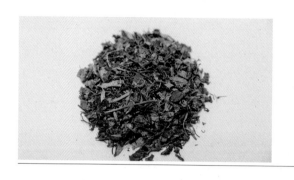

金钱草

咏金钱草

金钱甘淡性微寒，
体内结石化不难。
清热利湿能通淋，
疏肝利胆功独擅！

中医认为，金钱草性微寒，味甘、淡，入肝、胆、肾、膀胱经，功能清热利湿、疏肝利胆、通淋消肿、化石。

金钱草常用的有：广东金钱草为豆科植物金钱草的全草，四川大金钱草为报春花科植物金钱草的全草，四川小金钱草为旋花科植物活血丹的全草，江苏的金钱草为唇形科的连钱草（又名透骨消）的全草，湖南的金钱草为伞形科毛叶天胡荽的全草。

金钱草主要作用为清热利尿，用于湿热所致的热淋、石淋、水肿、黄疸等症。现代多用于：①治疗泌尿系感染，常配金银花、海金沙、车前子等同用，疗效显著。②治疗泌尿系结石，常配木通、瞿麦、滑石、鸡内金、车前子等同用。③治疗黄疸型肝炎，可配茵陈、虎杖、玉米须等同用。④治疗肾炎水肿可配车前草、白茅根等同用。

现代医学研究表明，金钱草含有酚性成分、黄酮类、苷类、鞣质、挥发油、氨基酸、甾醇、氯化钾、内酯类。

🌸 功 能

1. 利胆作用：金钱草能促使胆汁大量分泌，有松弛胆囊平滑肌收缩，增加胆囊排空的作用。

2. 利尿排石：金钱草所含的多糖成分，不但能减少草酸钙的形成，对处理过正常尿液的草酸钙晶体形成有抑制作用，证明其在泌尿系结石的治疗作用。

3. 抗炎作用：金钱草对急性炎症渗出反应与慢性炎症渗出反应有非常显著的抑制作用，能增加血管的通透性。对耳部炎症、关节肿胀以及由肉芽组织的增生等均有显著的抑制作用。有效成分为总黄酮及酚酸物。

4. 抗菌抗病毒作用：金钱草对肺炎双球菌、乙型肝炎病毒、金黄色葡萄球菌等，均有抑制作用。

5.镇痛作用：金钱草有一定的镇痛作用。

目前金钱草广泛应用于治疗结石症，联合用药用于治疗泌尿系感染、病毒性肝炎，对治疗无症状型高尿酸血症，亦有不错的疗效。

用金钱草治疗结石，必须用药一个月以后方能见效。如长期或大量服用金钱草，会产生头晕、心悸等反应，这可能与利尿排钾有关。除适当补充钾盐外，中药可配合固肾药如金樱子、芡实之类，能减轻不良反应。

🌸 临床经验

1.治疗输尿管结石：金钱草 60 克，木通 9 克，瞿麦 24 克，车前子 9 克（布包），生滑石 15 克，炒山栀 9 克，海金沙 15 克，琥珀末 1 克（分冲），水煎服。

2.治疗肾结石：金钱草 60 克，瞿麦 18 克，生滑石 30 克，海金沙 21 克（布包），杜仲 24 克，木通 9 克，怀牛膝 12 克，党参 15 克，鸡内金 9 克，鱼首石 12 克，核桃 30 克，石韦 12 克，郁金 9 克，水煎服。

3.治疗胆结石：绵茵陈 30 克，金钱草 30 克，炒山栀 12 克，柴胡 6 克，丹参 12 克，枳壳 6 克，赤芍 6 克，白芍 6 克，广木香 9 克，水煎服。

🌸 禁　忌

体质虚弱者慎用。

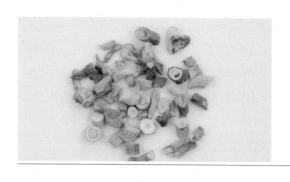

107

牡丹皮

牡丹皮苦辛性微寒，
清热凉血能化斑。
和血凉血散热结，
亦治痈肿与毒疮。

牡丹花是我国特有的珍贵木本花卉，雍容华贵，富丽端庄，芳香浓郁，素有"国色天香""花中之王"的美称。唐朝刘禹锡"唯有牡丹真国色，花开时节动京城"名句，传诵至今。中医常用的牡丹皮，就是长出牡丹花毛茛科植物牡丹的干燥根皮，剥去外层栓皮者为牡丹皮。

中医认为，牡丹皮性微寒，味辛、苦，入心、心包、肝、肾经，功能清热凉血、活血化瘀，主治温病发斑、吐血衄血、夜热早凉、无汗骨蒸、经闭经痛、跌仆伤痛、痈肿疮毒等症。

《本草纲目》指出"牡丹皮，治手、足少阴、厥阴四经伏火。盖伏火即阴火也，阴火即相火也。古方唯以此治相火，故仲景肾气丸用之。后人仍专以黄柏治相火，不知丹皮之功更胜也。赤花者行，白花者补，人亦罕悟，宜分别之"。并指出牡丹皮"和血、生血、凉血，治血中伏火，除烦热"。

《本经疏证》指出"牡丹皮入心，通血脉中壅滞与桂枝颇同。特桂枝气温，故所通者血脉中寒凝；牡丹皮气寒，故所通者血中热结"。

《本草汇言》指出"用牡丹皮，同熟地、当归则补血；同莪术、桃仁则破血；同生地、芩连则凉血；同肉桂、炮姜则暖血；同川芎、白芍药则调血；同牛膝、红花则活血；同枸杞、阿胶则生血；同香附、牛膝、归芎则调血和血"。可见其在临床上应用广泛，著名的中药名方"六味地黄丸"亦有用牡丹皮，值得进一步研究和探讨。

现代医学研究表明，牡丹皮含芍药苷、氧化芍药苷、牡丹酚、牡丹酚苷、苯甲酰基氧化芍药苷、没食子酰基葡萄糖、没食子酸、挥发油等。

🌸 功 能

牡丹皮有如下功效。

1. 对心血管的作用：牡丹皮对实验性心肌缺血有明显保护作用，并且降低心肌耗氧量，能扩张血管，有降压作用，对肾性高血压亦有疗效。牡丹酚有抗动脉硬化的作用。

2. 对中枢神经的影响：通过体温中枢神经起到降热作用，能改善睡眠质量，有抗惊厥的作用。

3. 抗炎作用：能改善毛细血管通透性，对应激性溃疡、水肿、关节炎等多种炎症反应有抑制作用。

4. 抑菌作用：对枯草杆菌、大肠杆菌、伤寒杆菌、副伤寒杆菌、铜绿假单胞菌、葡萄球菌、溶血性链球菌、肺炎双球菌、霍乱弧菌有较强的抑制作用，对流感病毒有抑制作用。

5. 抗凝作用：能抑制血小板聚集，对红细胞膜有较强的稳定作用，从而抑制血栓形成。

6. 对免疫系统的影响：能改善单核巨细胞系统功能低下状态，显微镜检查见肝中库普弗细胞及脾中巨噬细胞吞噬能力增强；可对抗考的松、环磷酰胺所致的胸腺重量减轻。由此可见牡丹皮对体液及免疫细胞有增强作用。

7. 对脂质代谢的影响：能增加脂细胞中葡萄糖生成脂肪，而且明显增加胰岛素所致的葡萄糖生成脂肪。

8. 其他作用：对损伤性腹腔黏连有显著的预防效果，对艾氏腹水癌细胞、宫颈癌细胞均有抑制作用。尚有保肝、抗早孕和利尿作用。

临床经验

1. 治血瘀闭经：牡丹皮 12 克，当归 9 克，川芎 6 克，桂枝 15 克，桃仁 9 克，赤芍 12 克，水煎服。

2. 治痛经：牡丹皮、川芎、延胡索、川楝子、乌药各 10 克，水煎服。

3. 治疗高血压：单用牡丹皮水煎服，治疗高血压 7 例，近期疗效较好。（《辽宁医学杂志》1960.7：48）

禁 忌

脾胃虚寒泄泻者禁用，孕妇慎用。

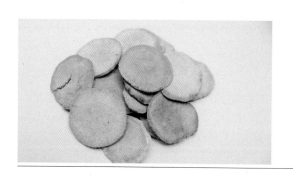

泽 泻

咏泽泻

甘寒入肾膀胱经，
淡渗利湿善通淋。
神农列之为上品，
时珍谓谬当探寻。

早在《楚辞》中就有"筐泽泻以豹鞹兮，破荆和以继筑"的诗句，可见我国使用泽泻历史悠久。

中医认为，泽泻性寒，味甘，入肾、膀胱经，功能利水渗湿、泄热利尿、清热排脓，主治小便不利、水肿胀满、呕吐泻痢、尿血淋病、带下等症。

《医经溯洄集》指出"张仲景八味丸用泽泻，是则八味丸之用泽泻者非他，盖取其泻肾邪，养五脏，益气力，起阴气，补虚损之功"。

《本草通玄》称："盖相火妄动而遗泄者，得泽泻清之而精自存，气虚下陷而精滑者，得泽泻降之而精愈滑矣"。

《神农本草经》列泽泻为延年益寿之上品，称其"养五脏，益气力，消水"，"久服，耳目聪明，不饥耐年"。

李时珍在《本草纲目》中对《神农本草经》的论点，提出反驳，称"泽泻，气平，味甘而淡，淡能渗泄，气味俱薄，所以利水而泄下，神农列泽泻为上品，复云久服轻身，面生光。陶苏皆以为信然，愚窃疑之。泽泻行水泻肾，久服且不可，又安有此神功，其谬可知"。

现代医学研究表明，泽泻含挥发油、生物碱、植物甾醇及左旋天门冬酰胺等。

功 能

1. 据抗菌试验，本品有抑制结核杆菌的作用。

2. 利尿作用：泽泻能增加尿量和尿素及氯化物的排泄。

3. 对心血管的作用：泽泻有轻度降低血中胆固醇的作用，对防治动脉血管硬化有缓解作用。此外尚有降血压和降血糖以及抗脂肪肝的作用。

现代药理研究表明泽泻有毒，因此泽泻用量不宜过大，常用量9~15克较为安全。泽泻含有蛋白质和不饱和脂肪酸、淀粉等营养成分，证明了《神农本草经》

常见中药临证妙用

108

称泽泻养五脏之说，有一定的科学依据。

🌸 临床经验

1.治肾炎水肿：泽泻15克，猫须草15克，玉米须15克，薏苡仁根15克，赤小豆30克，车前草15克，水煎服。

2.治高脂血症：泽泻、山楂、枸杞子、荷叶、草决明各15克，陈皮6克，水煎服。

3.治妊娠遍身浮肿、上气喘急、大便不通、小便赤涩：泽泻、桑白皮（炒）、槟榔各五分（1.5克），姜水煎服。（《妇人良方》）

🌸 禁　忌

本品性寒，寒湿症或肾虚精滑者忌用。

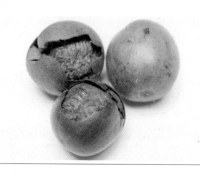

罗汉果

109

咏罗汉果

罗汉果又称神仙果，
止咳润肠清痰火。
延年益寿美容貌，
十大功用莫轻忽！

罗汉果主要产于广西壮族自治区桂林市永福县龙江、龙胜和百寿等乡镇，特殊的地理气候和特殊土壤，使该地区生产的罗汉果质量最佳，疗效最好。

中医认为，罗汉果性凉，味甘，入肺、大肠经，功能清热润肺、利咽开音、润肠通便，主治肺热燥咳、咽痛失音、肠燥便秘等症。

现代医学研究表明，罗汉果含有罗汉果苷，其甜度是沙糖的 300 倍，但低热量，糖尿病患者可酌情服用；尚含有丰富的蛋白质、葡萄糖、果糖、氨基酸和维生素 C，并有含有锰、铁、镍、铜等多种有机元素。在有机元素中，含量较高的元素有钾、钙、镁，特别是硒的含量达到 0.186 毫克 / 千克，对防治冠心病、抗衰老、抗癌等方面均有较好的疗效。

种仁含油脂 41.07%，其中脂肪酸有亚油酸、油酸、棕榈酸、硬脂酸、肉豆蔻酸、月桂酸等。

功 能

1. 止咳作用：罗汉果中含有 D- 甘露醇有止咳作用，又可用于脑水肿，能改善血液渗透压，降低颅内压；脱水作用强于尿素，且持续时间长；还可以用于大面积烧烫伤引起的水肿；可防治肾衰竭和降低眼压，对防治青光眼有帮助。

2. 对肠管的作用：罗汉果能使肠管松弛而解痉，并能使肠管恢复自发性活动，对肠管有双向调节作用。

罗汉果是卫生部首批公布的药食两用中药材，可防治多种疾病，对急慢性支气管炎、高血压等疗效显著；对防治冠心病、血管硬化、肥胖症、咽喉炎、支气管哮喘、百日咳、胃热便秘、急性扁桃体炎，均有疗效；糖尿病患者亦可服用；并能嫩肤益颜、延年益寿。

有学者指出，罗汉果有十大功效：①清咽润喉；②润肺化痰止咳；③润肠通便；④排毒；⑤减肥；⑥美容；⑦防癌抗癌；⑧防治心血疾病；⑨保肝；⑩增强免疫力，抗衰老。可资参考。

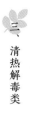

临床经验

1.治疗颈部淋巴结核：罗汉果 1 个，浙贝母 15 克，夏枯草 15 克，木蝴蝶 9 克，山慈菇 9 克，蒲公英 15 克，水煎服。

2.治小儿百日咳：罗汉果 15 克，百合 12 克，侧柏叶 6 克，陈皮、麻黄各 3 克，水煎服。

3.治喉痛失音：罗汉果 1 个切片，水煎待冷后，频频饮服。（《食物中药与便方》）

禁 忌

罗汉果性凉，脾胃虚寒者、梦遗，夜尿多者忌用。少数体质寒凉者服用罗汉果时，可加一二片生姜泡煮。

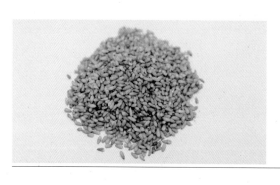

柏子仁

咏柏子仁

味甘性平柏子仁，
功能养心和安神。
阴血不足易盗汗，
肠燥便秘服之灵。

中医认为，柏子仁性平，味甘，入心、肾、大肠经，功能养心安神、止汗、润肠通便，主治阴血不足、虚烦失眠、心悸怔忡、肠燥便秘、阴虚盗汗等症。

《本草纲目》指出，"柏子仁，性平而不寒不燥，味甘而补，辛而能润，其气清香，能透心肾，益脾胃，盖上品药也，宜乎滋养之剂用之"。

《药品化义》指出："柏子仁，香气透心，体润滋血。同茯神、枣仁、生地、麦冬，为浊中清品，主治心神虚怯，惊悸怔忡，颜色憔悴，肌肤燥痒，皆养血之功也。又取气味俱浓，浊中归肾，同熟地、龟板、枸杞、牛膝，为封填骨髓，主治肾阴亏损，腰背重痛，足膝软弱，阴虚盗汗，皆滋肾燥之力也。味甘亦能缓肝，补肝胆之不足，极其稳当，但性平力缓，宜多用之妙"。

柏子仁为性质平和的安神药，在镇静的同时又兼有一定补性，对心血虚而致失眠、惊悸、大便燥结的病人，可作为补养药长期服用。

用于治疗失眠，性能功用与酸枣仁大致相同。两者的区别是柏子仁专治心血亏损而致的失眠，酸枣仁则偏治肝胆虚火引起的失眠。

用于治疗便秘，适宜于阴虚、产后和老年的肠燥便秘，性质和缓而无副作用，常与火麻仁等同用。体虚较甚者则配肉苁蓉、当归等同用。

用于治疗阴虚盗汗，常配牡蛎、五味子、麻黄根和养阴益血之品同用。

现代医学研究表明，柏子仁含皂苷、脂肪油、挥发油，还含有谷甾醇、柏木醇、红松内脂、脂肪酸等化合物。

● 功 能

柏子仁所含柏木醇，有延长慢波睡眠期的作用，能治疗失眠多梦；所含谷甾醇能降胆固醇，可防治高脂血症及预防动脉血管硬化；所含脂肪油能润肠通便，治疗便秘。

● **临床经验**

1.治疗体虚失眠：柏子仁 10 克，枸杞子 10 克，沸水泡代茶，长期服用有效。

2.治盗汗：柏子仁 15 克，牡蛎 30（先煎）克，党参 15 克，白术 9 克，麻黄根 9 克，大枣 15 克，五味子 9 克，半夏曲 6 克，水煎服。

3.治视力下降：柏子仁、猪肝加适量猪油蒸后内服。（《苗族药物集》）

4.治脱发：柏子仁、当归各 250 克，共研细末，炼蜜为丸，每日 3 次，每次 6~9 克。（《全国中草药新医疗法展览会技术资料选编》）

5.治阴虚、产后和老人肠燥便秘：柏子仁 9 克，火麻仁 9 克，甜杏仁 9 克，水煎服。

● **禁　忌**

柏子仁易走油变质，不宜暴晒。便溏及痰多者忌用。

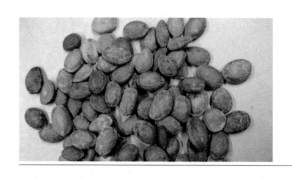

瓜蒌仁

111

咏瓜蒌仁

味甘微苦性微寒，
宽胸散结化热痰。
口干烦渴便不通，
清肺润肠治不难。

中医认为，瓜蒌仁味甘微苦，性微寒，入肺、胃、大肠经，功能清热涤痰、宽胸散结、润肠通便，主治胸内热痰、痰浊黄稠、气滞胸痹、烦渴便秘、乳痈肺痈、肠痈肿痛等症。

李时珍在《本草纲目》十八卷中指出：瓜蒌"润肺燥，降火，治咳嗽，涤痰热，止消渴，利大便，消痈肿疮毒"。瓜蒌籽炒用"补虚劳口干，润心肺。治吐血、肠风泻血、赤白痢、手面皱"。

现代医学研究表明，瓜蒌仁含不饱和脂肪酸 16.8%、蛋白质 5.46%，尚含有 17 种氨基酸、三萜皂苷、多种维生素以及钙、铁、锌、硒等多种微量元素。

功　能

1.抗菌作用：瓜蒌仁对大肠杆菌、伤寒杆菌、宋内痢疾杆菌等肠内致病菌有抑制作用。

2.抗癌作用：瓜蒌仁对肉瘤、腹水癌细胞、绒毛膜癌细胞的增殖和艾滋病病毒有抑制作用。

3.对心血管的作用：瓜蒌仁能扩张冠状动脉、增加冠状动脉流量，对急性心肌缺血有明显保护作用。对高血压、高胆固醇以及高脂血症有辅助治疗作用。

4.其他作用：瓜蒌仁对糖尿病有一定治疗作用（其根就是天花粉，为治疗糖尿病较好中药之一），尚有美容瘦身及致泻作用。

临床经验

1.治疗胸腔肿瘤：有文献报道，重用全瓜蒌仁 180 克，配伍生薏苡仁、黄芪、茯苓、丹参、半夏、穿山甲等药物治疗纵隔恶性肿瘤，取得良好效果。

2.治疗肺癌：有文献报道，用瓜蒌仁配伍紫河车、夏枯草、山豆根等，每日一剂，水煎服。治疗肺癌 33 例，显效 1 例、有效 30 例、无效 2 例。

3.治疗食管癌：有文献报道，以瓜蒌仁为主，配伍丹参、半枝莲、莪术、浙贝母、清半夏、橘红等治疗气滞血瘀和痰湿凝结型晚期食管癌患者，每日一剂，煎药液 400 毫升频频服用，60 剂为一疗程。疗效好的改为散剂，每次服 10 克，每日 2 次；疗效差的坚持服汤药 2 疗程。部分患者症状明显改善，下咽通畅，可进食干硬食物。

4. 治胸内热痰，尤其是胸痛之咳嗽痰多，咳痰不畅（如急性支气管炎、胸膜炎、肺炎等）：瓜蒌仁 18 克，法半夏 4.5 克，川黄连 3 克，水煎服。（《伤寒杂病论》小陷胸汤）

5. 治疗便秘（尤其是适用于热痰内阻，口干烦渴之便秘）：瓜蒌仁、火麻仁、柏子仁各 15 克，杏仁、桃仁各 6 克，水煎服。

🌑 禁　忌

脾胃虚寒、大便溏泄者忌用。前人认为本品不宜与乌头同用（反乌头）。

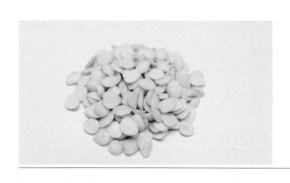

112

杏 仁

咏杏仁

> 杏仁岂止治咳喘，
> 尚能延寿美容颜。
> 多服中毒须谨记，
> 润肠通便能抗癌。

杏仁与中医有密切的关系，三国时代，著名医家董奉隐居在庐山，为人治病，不计报酬，病愈者在他居处周围种杏表示答谢。几年后，杏树蔚然成林，董奉又以所得杏周济贫病。后人常以"杏林春满"来称颂中医。"杏林"也成了中医的代称。

杏仁为蔷薇科植物杏的种子，分为北杏与南杏，或称苦杏与甜杏。中医认为，苦杏性温，味苦，有小毒，入肺、大肠经，功能降气、止咳平喘、润肠通便，主治咳嗽气喘、胸闷痰多、血虚津枯、肠燥便秘。

甜杏仁又名南杏，中医认为南杏性平，味甘，无毒，入肺、大肠经，因镇咳平喘作用较差，偏于滋润，主要治肺虚肺燥的咳嗽。北杏（苦杏）善于降肺气平喘，治肺实的咳喘。两者有时同时使用，攻补兼施，以加强止咳平喘的力量。

现代医学研究表明，杏仁不但有强大的药用价值，也有丰富的营养价值。每100克杏仁内含有蛋白质25~27克，油脂47~56克，碳水化合物及粗纤维12~19克，还含有钙、磷、铁、硒等多种微量元素以及维生素 E、维生素 B_1、维生素 B_2、维生素 C 等。

✿ 功 能

100克杏仁与牛奶相比，钙高3倍，钾高4倍，磷高6倍。杏仁中所含的镁有助于酶的活化和强化神经、肌肉功能；所含的锌是多种酶的成分；所含的铜在提高酶活性、头发生成和色素沉着，结缔组织的发育和血红蛋白的形成起着重要的作用。所含的蛋白质高于一般谷物2倍之多。

在药用方面，除了镇咳平喘，润肠通便之外，在苦杏中含有丰富的黄酮类化合物，其分子量小，易被人体所吸收，能通过血脑屏障，进入脂肪组织，它对人体的健康有着广泛的作用。如抗炎症、抗过敏、抑制细菌和病毒、防治肝病、降血压、降血脂、防止血栓形成、提高血管弹性、改善心脑血管血液循环、增强免疫力、增强体质。杏仁在美容方面有独特功效，经常服用杏仁，皮肤光滑滋润不显老，并能延年益寿。

美国国立癌症研究所研究发现，苦杏仁中苦杏仁苷和 B_{17} 进入血液后专杀癌细胞，而且对健康的细胞没有副作用，因此可以改善晚期癌症病人症状，延长病人生存期，特别在镇痛、止痛方面有一定效果。

虽然杏仁（包括南杏、北杏）有许多食用、药用价值，但不可以大量食用。两者中均含有有毒物质氢氰酸，每 100 克苦杏仁中分解释放氢氰酸为 100~250 毫克，甜杏仁的氢氰酸含量为苦杏仁的 1/3，致死量为 60 毫克。因此苦杏仁、甜杏仁均须经炮制后，方能食用或药用，药用量一般控制在 4.5~9 克为宜。

🌕 临床经验

1. 治疗秋燥咳嗽：桑叶 6 克，苦杏仁 6 克（去尖打碎），川贝母 9 克，淡豆豉 9 克，山栀皮 6 克，沙参 9 克，梨皮 6 克，水煎服。（《温病条辨》桑杏汤）

2. 治疗百日咳：苦杏仁 3 克，沙参、麦冬各 8 克，紫菀、款冬花各 6 克，水煎服。

🌕 禁　忌

阴虚咳嗽及大便溏泄者忌服。

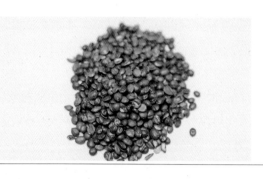

酸枣仁

咏酸枣仁

东方睡果酸枣仁，
镇静安神能催眠。
养肝敛汗功效好，
男子不射用之灵。

中医认为，酸枣仁性平，味甘、酸，入心、脾、肝、胆经，功能养心安神、养肝补阴、敛汗生津，主治虚烦不眠、惊悸怔忡、体虚多汗、津伤口渴、多梦不宁。

《神农本草经》指出："补中益肝，坚筋骨，助阴气，皆酸枣仁之功也"。

《本草纲目》中指出："酸枣仁，甘而润，故熟用疗胆虚不得眠，烦渴虚汗之证；生用疗胆热好眠，皆是厥阴、少阳药也。今人专以为心家药，殊昧此理"。

《本草再新》指出：酸枣仁"平肝理气，润肺养阴，温中利湿，敛气止汗，益志定神，聪耳明目"。

现代医学研究表明，酸枣仁含多量脂肪油和蛋白质，尚含有两种三萜化合物以及酸枣仁苷、白桦酯酸、白桦脂醇、有机酸等。

功能

1.具有镇静和催眠作用：生枣仁与炒枣仁的镇静作用区别不大。但生枣仁作用较弱，久炒油枯后则失效。有的学者认为其镇静作用与油有关，有的则认为与水溶剂有关。

2.有镇痛、抗惊厥作用。

3.对心血管的影响：可以使血压持续下降，心脏传导阻滞。

4.对烧伤的影响：酸枣仁单用或与五味子合用，能提高烧伤小白鼠的存活率，延长存活时间，还能推迟小白鼠烧伤性休克的发生，并能减轻小白鼠烧伤局部的水肿。有学者建议，对于烧伤性引起的烦躁不眠，可加用酸枣仁治疗。

5.对子宫有兴奋作用。

酸枣仁在治疗失眠方面有独到的作用，疗效显著。临床上治疗失眠的中药处方，本品是最常用的一种中药。曾被欧美国家的学者誉为"东方的睡果"。除开上述的几种药理作用之外，尚有降温、抗心律失常、改善心肌缺血、提高耐缺氧、降血脂、有增强细胞免疫和体液免疫的功效。所含的酸枣油（约占32%），有明显的抗血小板凝集的作用。

　　酸枣仁药性缓和，在安神的同时，又兼有滋补强壮作用。酸枣仁一般炒用，但从实验与临床观察来看，酸枣仁生用和炒用各有适应证。凡表现虚热、精神恍惚，或烦躁疲乏者宜生用，用半生半炒，取其镇静效力较好；而胆虚不宁，兼有脾胃虚弱、消化不良、烦渴、虚汗者，宜炒用。常规用量9~18克，笔者临床用量常用24克，甚至30克。有报道用量过大可引起昏睡而失去知觉，应引起重视。

🌀 临床经验

　　1. 治疗失眠：酸枣仁24克，茯神12克，朱砂0.1克（分冲），党参9克，白芍12克，知母9克，川芎3克，百合花9克，夜交藤15克，甘草3克，水煎服。

　　2. 治疗不射精：酸枣仁30克，细茶末60克，共研细末，人参须6克，煎水送服每次6克，每日2次。（《现代中药临床研究》）

🌀 禁　忌

　　凡有实邪郁火及患有滑泄者慎用。

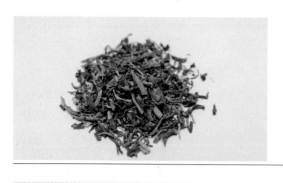

马齿苋

咏马齿苋

昔日曾作救荒粮，
而今几人能识君？
少时曾采充肌腹，
善治热痢与毒疮。

中医认为，马齿苋性寒，味酸，入心、肝、肺、大肠经，功能清热解毒、凉血止血、利尿消肿、止痢清肠，主治热毒血痢、疔疮痈肿、湿疹丹毒、蛇虫咬伤、便血痔血、崩漏下血、湿气水肿等症。

现代医学研究表明，马齿苋含有胡萝卜素、维生素 E、维生素 B、维生素 C。全草含有大量去甲肾上腺素和大量钾盐，还含有多巴、多巴胺、甜菜素、异甜菜素、甜菜苷、异甜菜苷、草酸、苹果酸、柠檬酸、谷氨酸、丙氨酸、葡萄糖、果糖、蔗糖等。

马齿苋为药食两用的植物，含有丰富的 ω-3 脂肪酸及维生素 A 样物质。

🌾 功 能

马齿苋所含 ω-3 脂肪酸是形成细胞膜、尤其是脑细胞膜和眼细胞膜的必需物质；维生素 A 能维持上皮组织如皮肤、角膜及结膜的正常功能，参与视紫质的合成，增强视网膜的感性能，也参加体内很多氧化过程。

马齿苋所含去甲肾上腺素能促进调节胰岛分泌，调节体内糖的代谢，降低血糖浓度，具有保持血糖稳定的作用。钾盐可以降低血压，减缓心率，具有保护心脏的作用。还含有大量的维生素 E、维生素 C、胡萝卜素及谷胱甘肽等抗衰老的有效成分。

长期服用马齿苋，能有效预防血小板凝集，冠状动脉痉挛和血栓形成，从而有效地防止冠心病的发生。

马齿苋对急性肠炎、菌痢、肺痈、肠痈及产后子宫出血、痔疮出血、肾炎水肿等有效。

马齿苋对产后出血、电吸后子宫出血、不完全流产、功能失调性子宫出血、产后子宫胎膜残留引起的出血，有较好的疗效。

用马齿苋治疗急性细菌性痢疾有良好疗效，用量大则疗效佳。

马齿苋对多种细菌、真菌有抑制作用；能降血压、降血糖；马齿苋多糖能增加 T 淋巴细胞数量；对肝癌细胞、S180 腹水瘤有抑制作用。

🌸 临床经验

1.治疗急性痢疾、急性肠炎：马齿苋、野麻草各 30 克，水煎服。

2.治急性阑尾炎：马齿苋、鬼针草各 30 克，水煎服。

3.治扁平疣：马齿苋 60 克，紫草、败酱草、板蓝根各 15 克，水煎服。二周为一疗程，有效。

🌸 禁　忌

本品寒凉滑利，脾胃虚寒腹泻者、容易滑胎的孕妇、正在服用含有鳖甲的人禁用。

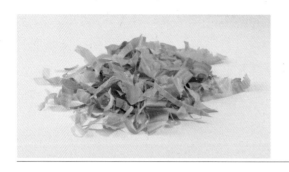

水牛角

咏水牛角

咏水牛角

牛角咸寒入神明，
清热解毒可定惊。
醒脑开窍代麝玳，
凉血止血能强心。

中医认为，水牛角性寒，味苦、咸，入心、肝、肾经，功能清热解毒、醒脑定惊。用于温病热入营血、热盛火炽之证，常配黄连、连翘、玄参、生地、牡丹皮等同用，如清宫汤。对"流脑"、"乙脑"等属热入营血者，常用之。

水牛角能凉血以清血热，用于血热狂行的吐衄、发斑（皮下出血）等，常配生地、牡丹皮、赤芍等同用，如犀角地黄汤、化斑汤等。

《名医别录》指出水牛角"疗时气寒热头痛"。

《日华子本草》指出水牛角"煎，治热毒并壮热"。

《本草纲目》指出水牛角"治淋，破血"。

《陆川本草》指出水牛角"凉血解毒，止衄，治热病昏迷，麻痘斑疹，吐血，衄血，血热，溺赤"。

笔者在夏天治疗儿童感冒时，辨证属于暑热或风热者，如遇发热、哭闹、夜寐烦扰时，喜加适量水牛角，在退热和镇静方面有较好疗效。

现代医学研究表明，水牛角含碳酸钙、磷酸钙，其水解产物含胆甾醇、强心物质、肽类、角纤维，以及丝氨酸、甘氨酸等多种氨基酸。

🌿 功 能

水牛角有如下功效。

1. 有强心作用，功效与犀角煎剂相似。

2. 能降血压，有减慢心率作用，但对血流量影响不大。

3. 能升高白细胞，促使淋巴细胞增多。

4. 能使血小板数增加，有明显缩短出血时间之功效。

5. 有镇静、抗惊厥作用，延长睡眠时间。

6. 对垂体－肾上腺皮质系统有兴奋作用。

🌀 临床经验

1. 治高热惊厥：水牛角（剉碎）100 克，水煎 3 小时，每日 3 次，连服一周，或服至热退清醒停药。

2. 治温病吐血、衄血：水牛角 15 克（剉碎先煎 3 小时），柏叶炭 15 克，生地 20 克，牡丹皮 10 克，藕节 25 克，水煎服。

水牛角可以代替价格昂贵的犀角与玳瑁，但量须大，才能收到功效。

🌀 禁　忌

脾胃虚寒及孕妇慎用。

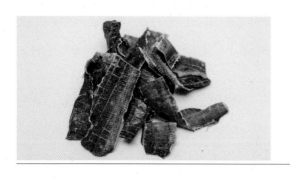

地 龙

咏地龙

味咸性寒说地龙，
清热通络医痹痛。
镇咳扩支治哮喘，
补阳还五配桃红。

中医认为，地龙性寒，味咸，入胃、脾、肝、肾经，功能清热息风、通经活络、清肺平喘、清热利尿，主治高热神昏、惊痫抽搐、关节痹痛、肢体麻木、半身不遂、尿少水肿等症。

《本草纲目》称其能"通经活络，活血化瘀"。

现代医学研究表明，地龙中含有 B 族维生素复合体、蚯蚓解热体、蚯蚓素、多种氨基酸、地龙酊等，可提取蛋白酶、蚯蚓激酶、蚯蚓纤溶酶等生物药品。现代利用地龙可生产多种中药、西药、畜用药品，如地龙注射液、普恩复、溶栓、百奥、抗栓、步长胶囊等。

🌸 功 能

地龙有如下功效。

1.溶栓和抗凝作用：含有尿激酶样纤溶作用，能激活纤维蛋白溶酶，使之成为有活性的纤溶液，催化纤维蛋白溶解，可显著降低血中纤维蛋白的含量。

能明显延长血小板和纤维蛋白栓的形成时间，使血栓长度和干重减少，并降低血液黏稠度。

2. 对心血管系统的影响：有明显抗心率失常作用，降低血压。

3. 对神经系统的作用：对血栓形成的缺血性脑卒中有预防作用，有抗惊厥及镇静作用。

4. 解热作用：对感染性发热有解热作用，效果优于阿司匹林。对非感染性发热亦有效。

5. 抗癌作用：能清除自由基、抗脂质过氧化，对癌细胞有抑制作用。

6. 平喘作用：具有抗组胺作用，使气管痉挛缓解及增加毛细血管通透性，此为平喘主要机制。

7. 其他作用：可抑制结核杆菌，对人的精子有快速杀灭作用，对局限性硬皮病有效。

临床经验

1. 治疗支气管哮喘：地龙 15 克，海螵蛸 9 克，天竺黄 9 克，在辨证的基础上配合汤剂之中有良效。

2. 治脑卒中后遗症：黄芪 120 克，当归尾 6 克，赤芍 5 克，地龙、川芎、红花各 3 克，水煎服。本方出清·王清任《医林改错》。王氏指出："服此方愈后，药不可断，或隔三、五天吃一付，或七、八日吃一付"。

现代中医应用本方时，分量多有调整，有的黄芪从 15 克开始逐渐加量，直到用 120 克。每个人经验不同，关键看疗效。但愈后要循从王氏旨意，是一个重要的环节，值得重视。

3. 治疗慢性肾炎小便不利者：地龙 9 克，通草 3 克，菖蒲 6 克，怀牛膝 15 克，旱莲草 15 克，淫羊藿 9 克，菟丝子 15 克，炙甘草 6 克，能迅速利尿消肿。

禁 忌

地龙过于寒凉，对于阳气虚损、脾胃虚弱、肾虚喘促、血虚不能濡养筋脉者不宜使用。胃呆纳少者不宜多用。另外，地龙有杀精作用，正在备孕的男子禁用。

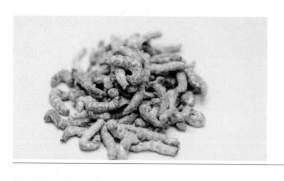

僵蚕

咏僵蚕

辛咸性平白僵蚕，
祛风止痉能化痰。
口眼歪斜能牵正，
亦善消斑美容颜。

中医认为，僵蚕性平，味辛、咸，入肝、肺、胃经，功能祛风解痉、化痰散结、清热止痛，主治惊风抽搐、咽喉肿痛、口眼歪斜、皮肤麻痹瘙痒等症。

现代医学研究表明，僵蚕主要含蛋白质、脂肪。脂肪中有棕榈酸、油酸、亚油酸、棕榈油酸和 α-亚油酸，还含有多种氨基酸、活性丝光素及铁、锌、铜、锰、铬等微量元素，尚有多种维生素，如胡萝卜素、维生素 E、核黄素等，以及促脱皮甾醇、槲皮素、山柰酚、木犀草素、血小板抑制剂。白僵蚕的体表含有草酸胺。

🐛 功 能

僵蚕有如下功效。

1.抗凝血：所含血小板抑制剂，有抗凝血作用，可减少血管栓塞并发症。

2.抑菌：对金黄色葡萄球菌、大肠杆菌、铜绿假单胞菌等有抑制作用。

3.降脂：能抑制胆固醇形成，促进胆固醇排出体外，提高磷脂合成，从而达到降脂效果。

4.保护神经：能对抗兴奋性氨基酸诱导的神经毒素，从而保护海马神经元，降低脑部神经及其他神经损害。

5.调节内分泌：所含的蛋白质能刺激肾上腺素，调节内分泌，对女性性激素分泌失调引起的黄褐斑有一定疗效。

6.抗衰老：僵蚕中含有 9.89% 的维生素 E，能清除自由基，具有抗脂质氧化形成的老人斑作用。所含的活性丝光素，能促进皮肤细胞新陈代谢，改善微循环，消除色素沉淀，保持皮肤弹性，具有抗衰老作用。

7.抗惊厥：所含的草酸铵具有抗惊厥作用。

🐛 临床经验

1.治小儿惊风抽搐：僵蚕、天麻、胆南星各 3 克，菖蒲、陈皮各 2.5 克，桑叶、菊花各 7 克，水煎服。

2.治中风口眼歪斜、半身不遂：白附子、僵蚕、全蝎各等分（并生用）为细末，每服 1 钱（3 克），热酒调下，不拘时候。（《杨氏家藏方》）

3.美容消斑：茯苓、僵蚕、菊花、丝瓜络各 10 克，珍珠母 20 克（先煎），玫瑰 3 朵，大枣 10 枚，水煎服。

⚫ **禁　忌**

阴虚火上者禁用。

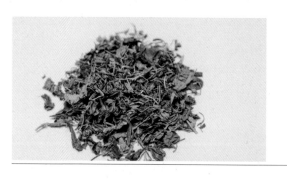

紫花地丁

咏紫花地丁

味苦性寒紫地丁，
清热解毒疗诸疗。
营养丰富作菜膳，
虽是小草莫看轻！

中医认为，紫花地丁性寒，味苦、微辛，入心、肝经，功能清热解毒、凉血消肿，主治疗疮痈肿、疔腮、乳痈、肠痈、泻痢、黄疸、目赤肿痛、喉痹、毒蛇咬伤等症。

现代医学研究表明，紫花地丁含有有机酸、黄酮及苷类、酚性成分、糖类、氨基酸、蛋白质、皂苷、植物甾醇、鞣质等多种有效成分，富含铜、铁、锰、锌、镁等微量元素。

功 能

紫花地丁对金黄色葡萄球菌、猪巴氏杆菌、大肠杆菌、链球菌和沙门菌都有较强的抑菌作用。

紫花地丁所含的微量元素，对人体多种酶的活性有促进作用；对核酸蛋白的形成、免疫过程、细胞的繁殖都有直接和间接的作用；可促进上皮细胞修复，使细胞分裂增加、T细胞含量增多、活性增加，从而对生物体的免疫功能起调节作用；通过酶系统发挥对机体新陈代谢的调节和控制；所含锌可抗病毒，并能刺激抗毒素的合成，提高对感染性疾病的抵抗力，是其清热解毒，治疗疔毒的物质基础。

临床经验

1. 治疗疔疮肿毒：紫花地丁、蒲公英、金银花各15克，野菊花、紫背天葵各9克，水煎服。

2. 治疗淋巴结核：紫花地丁、牡蛎（先煎）各15克，玄参、浙贝母各9克，夏枯草12克，水煎服。

3. 治疗阑尾炎：紫花地丁、金银花各30克，连翘、赤芍各15克，黄柏9克，水煎服。

4. 治疗前列腺炎：紫花地丁、紫参、车前草各15克，海金沙30克，水煎服。

禁 忌

脾胃虚寒者禁用。

四、

其他类

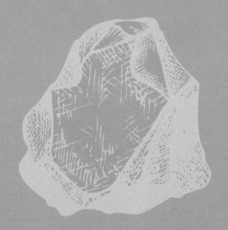

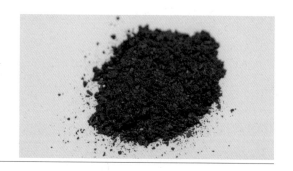

磁 石

中医认为，磁石性寒，味咸，入肝、肾二经，功能镇惊安神、平肝潜阳、聪耳明目、纳气平喘，主治惊悸失眠、头晕目眩、视物昏花、耳鸣耳聋、肾虚气喘。

咏磁石	磁石咸寒入肾肝， 安神镇惊把眠安。 补肾纳气抗衰老， 上盛下虚紫灵丹。

《本草纲目》称磁石"明目聪耳，止金疮血"。

《名医别录》称磁石"养肾脏，强骨气，益精除烦。通关节，消痈肿鼠瘘，颈核喉痛，小儿惊痫。炼水饮之，亦令人有子"。

先师赵棻教授生前善用磁石，他指出，"凡人中年之后及秉弱、久病者，多半具有肝肾下虚的情况。下虚则精不化气，升降失常，必然影响到上焦心肺及头面诸窍，或加以风、痰、火、瘀血等因而出现各种上盛之症，诸如心悸失眠，咳逆哮喘，头痛耳鸣，眩晕昏厥等。这些上盛之症虽异，而下虚则是一致的"。根据这种情况，他老人家曾创"紫灵汤"一方，主药就是紫石英和灵磁石，临床疗效显著。

❀ 功 能

现代医学研究表明，磁石主要成分为四氧化三铁，经火煅醋淬后，则含有三氧化二铁及醋酸铁，尚含有锰、铝、锌、镁、钙等。

磁石中镁与钙，共同作用来放松肌肉与神经，从而使身心放松，避免紧张不安与焦躁易怒，帮助入睡。磁石中一些微量元素，具有保肝作用。所含的锌和镁，能维持耳动脉功能，避免听力损害，尚有一定改善视力和止血功能。

❀ 临床经验

1.治疗肝肾阴虚的耳鸣耳聋，头晕目眩：可购"耳聋左慈丸"（北京同仁堂制），按说明书服用。

2.治疗视力模糊而症见肾虚者（如早期老年性白内障、视神经病变）可用磁朱丸：磁石 60 克，朱砂 30 克，神曲 120 克，制丸，每日 12 克、每次 4 克，分三餐饭后，用温开水送服。

🌀 禁　忌

在矿物药中，磁石药性较纯和，无明显毒性与副作用，在常规用量下，连服 8~10 天亦无大碍。感冒发热、腹泻等急性疾病情况下应停用。

120

紫石英

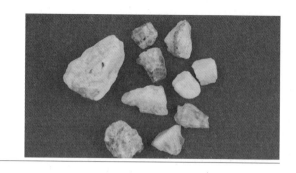

中医认为，紫石英性温，味甘，入心、肝、肺、肾经，功能温补肺肾、镇肝降逆、暖宫安神，主治失眠多梦、眩晕耳鸣、心悸易惊、肺虚喘咳、宫寒不孕等症。

咏紫石英

甘温无毒紫石英，
善治眩晕与耳鸣。
阴虚火旺君莫服，
宫寒不孕用之灵。

李时珍在《本草纲目》中指出，"紫石英上能镇心，重以去祛也。下能益肝，湿以去枯也。心主血，肝存血，其性暖而补，故心神不安，肝血不足及女子血海虚寒不孕者宜之"。

《神农本草经》指出紫石英："主心腹咳逆。补不足，女子风寒在子宫，绝孕十年无子"。

《药性论》指出紫石英："女子服之有子。主养肺气，治惊痫，蚀脓。虚而惊悸不安者，加而用之"。

先师赵棻教授，生平治学推崇阳气，常指出"阳气者若天与日，失其所，则折寿不彰"。十分喜用并善用紫石英，并喜欢与灵磁石一同使用。他认为两者一温一寒，相反而能相成，既可以去寒温之极端，又能加强重镇降逆之力。他老人家手创之"紫灵汤"，用之适症，效如浮鼓。

紫石英与朱砂、珍珠母比较，三者都能治惊悸、怔忡、心神不宁，但紫石英适宜于虚阳上亢、肝肾不足而致的心悸、烦躁；朱砂适宜于易受惊吓而致的惊悸、心神不安，常与敛神药同用；珍珠母则用于惊痫、肝热抽搐者多用。三者中以紫石英较为价廉易得而常用。珍珠母作用平稳，也较好用。

现代医学研究表明，紫石英主要含氟化钙，纯品含钙51.2%、氟48.8%，并含有二氧化硅、三氧化二铁、三氧化二铝和稀土元素，并夹有镉、铬、铜、锰、镍、铝、锌、钇、铈，偶夹有铀等元素。

功　能

紫石英对神经中枢有镇静作用，并能促进卵巢分泌功能。

紫石英中所含氟化钙，过多服用或久服，对牙齿、骨骼、神经系统、心、肾及甲状腺有可能造成伤害。

临床经验

1.治妇人宫寒、久不受孕、而孕后多小产者：紫石英 30 克（先煎），枸杞子、熟地各 15 克，当归、土炒白术、川芎各 9 克，香附 6 克，水煎服。

2.治肺气虚寒之咳喘：紫石英 30 克（先煎），熟地、天冬、胡桃肉各 15 克，苏子、当归各 9 克，党参 15 克，陈皮 6 克，麦谷芽各 30 克，炙甘草 6 克，水煎服。

禁　忌

阴虚火旺、血热者不宜服用，也不要盲目长期服用。不能与黄连等药材同服。

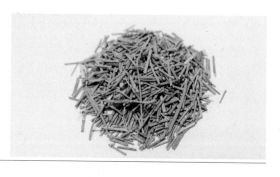

麻 黄

几乎翻开所有的中药书籍，麻黄多排在第一章第一节第一味中药，由此可见麻黄是较为常用的中药，值得重视。从我个人的体验来看，特别是中医药初学者，能够认真学习麻黄在临床上的应用，可以初步探索到中医某些精髓，也能从小见大，反映出中医药学的博大精深。

咏麻黄	辛温解表说麻黄，发汗散寒效力强。寒热二证均可用，中医精髓宜端详。

中医认为，麻黄味辛、微苦，性温，入肺、膀胱经，功能发汗散寒、宣肺平喘、利尿消肿，主治风寒感冒、胸闷咳喘、风水浮肿等症。

《神农本草经》指出麻黄"主中风，伤寒头痛，温疟，发表出汗，去邪热气。止咳逆上气，除寒热，破癥坚积聚"。

《名医别录》指出麻黄"通腠理，解肌"。

《本草纲目》指出"麻黄仍肺经专药，故治肺病多用之。张仲景治伤寒，无汗用麻黄，有汗用桂枝"。

现代医学研究表明，麻黄含麻黄碱、伪麻黄碱、挥发油等。

🌸 功 能

1. 发汗：麻黄仅在人发热时能增加其发汗量。

2. 解热：麻黄挥发油及其主要成分松油醇，有降温作用。

3. 缓解支气管痉挛：麻黄碱和伪麻黄碱能松弛支气管平滑肌，且作用缓和而持久，故能使呼吸平顺而止喘。

4. 利尿：伪麻黄碱有明显利尿作用。

5. 升压：麻黄碱能收缩血管而升高血压，其作用缓进而持久。

6. 抗病毒：麻黄挥发油对流行性感冒病毒有抑制作用。

在临床上麻黄既可以治疗风寒感冒，也可以治疗风热感冒；既可以利尿消肿，也可以散寒通滞，温阳消疽。关键看临床辨证及配伍用药。

如治疗风寒感冒，无汗者配桂枝，更能增强发汗作用以解散风寒，方如麻黄汤。治肺热咳喘，须加石膏等清热药，如麻杏石甘汤。同是治疗喘咳，如属肺寒者须加干姜、细辛、五味子等，以加强散寒，祛痰、镇咳的作用，方如小青龙汤。

治疗风水浮肿，可配连翘、赤小豆，如麻黄连翘赤小豆汤。治疗《神农本草经》指出的"癥坚积聚"，可配熟地、白芥子、鹿角霜等，如阳和汤。前贤在《用药心得》中曾指出"麻黄得熟地通络而不发表，熟地得麻黄则补血而不腻膈"之说。足见麻黄在临床上用途之广泛，效与不效，关键看如何应用。初学者从学习麻黄人手，反复学习，反复研究，从中就会体会到学习中医学入门方法，而趣味无穷。

🌸 临床经验

1.治疗小儿遗尿：麻黄2份，益智仁1份，肉桂1份，每次3克，醋调成饼贴敷脐心，36小时后取下，间隔6~12小时再敷。共用3次后，改为每周一次。

2.治疗荨麻疹：炙麻黄、蝉蜕、甘草各6克，生大黄、川黄柏、乌梅、板蓝根、槐米各10克，水煎服。7日为一疗程。

🌸 禁 忌

麻黄药性彪悍，体质虚弱者慎用。麻黄能扩张支气管，有支气管扩张咯血患者绝对禁用，有高血压患者忌用。

先师赵棻教授用麻黄时必用蜜制，认为可制彪悍之性，减少副作用。

122

桂 枝

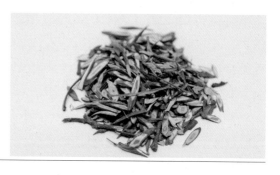

中医认为，桂枝性温，味甘、辛，功能发汗解肌、温通经脉、助阳化气、平冲降逆，主治风寒感冒、脘腹冷痛、血寒经闭、关节痹痛、痰饮水肿、心悸奔豚等症。

> 咏桂枝
>
> 味辛而甘性且温，
> 发汗解肌能温通。
> 助阳化气兼降逆，
> 诸方之首桂为功。

先秦两汉的中医就对桂枝深入研究，认为桂枝具有降气、通利关节、补中益气之功。《神农本草经》列其为上品，称本品强身保健，为诸药先聘通使，并认为桂枝"主百病，养精神，和颜色，久服轻身不老，面发光"。至张仲景著《伤寒杂病论》，以桂枝为主药的桂枝汤，被历代医家奉为诸方之首，可治疗外感内伤百余种疾病。历代深入研究者，代有杰俊而出，形成中医药界最为壮观伤寒体系之一。福建研究桂枝汤较为杰出的李学麟老师，临床上广泛应用于内伤外感各种疾病，取得优异的治疗效果，受到广大病家好评，曾被卫生部评为"最美老中医"，就是一个很好例子。

在临床应用上，桂枝用于治疗外感风寒，与麻黄比较，桂枝的发汗作用较和缓，往往要加生姜配伍，并在服药后喝热粥，才能助其发汗，方如桂枝汤，较适宜于体质虚弱而新患风寒感冒的患者。

用于治疗风湿痹痛，尤其是肩臂肢节疼痛，取其有温经止痛。对于平素体质虚弱又因外感风寒引起的痹痛更为合适。

用于治疗水湿停留所致的水肿、痰饮，往往要配合利水、化湿的药物，如茯苓、白术等，才能收到明显的效果，方如苓术桂甘汤。

桂枝在妇科及其他杂病中应用很广。例如与当归、白芍等合用可活血通经；配炙甘草、党参、阿胶等同用，可治血虚、心悸、脉结代；对有腹痛的虚寒下痢，在止泻方剂中可加桂枝以止痛等。

现代医学研究表明，桂枝主要成分为桂皮油，其中主要含桂皮醛、桂皮乙酸酯等。

功　能

桂枝有如下功能。

1.解热：桂皮醛能使皮肤血管扩张，调整血液循环，使血液流向体表，有利于散热与发汗。

2.镇痛：作用于大脑感觉中枢，提高痛阈，而收到镇痛效果。在治疗头部血管痉挛而引起的头痛时，可以使血管舒张而缓解头痛；还能解除平滑肌痉挛，缓解腹痛。

3.健胃：能促进唾液和胃液分泌，帮助消化。

4.抗菌：对金黄色葡萄球菌、伤寒杆菌等有显著的抗菌作用。

5.抗病毒：对流感病毒有强力的抑制作用。

6.抗真菌：对许兰黄色癣菌等多种致病性真菌有抑制作用。

临床经验

1.治疗低血压：桂枝、炙甘草、制附子（久煎）各15克，每日一剂，代茶频饮，14剂为一疗程，效佳，不易复发。

2.治疗风寒感冒，表虚有汗者：桂枝9克，白芍9克，生姜9克，大枣4枚，甘草6克，水煎服。（《伤寒论》）

3.治疗更年期综合征：桂枝、姜半夏、黄芪、大枣各9克，龙骨、牡蛎各30克（先煎），炙甘草3克，水煎服。

禁　忌

温热病、阴虚火旺及血热吐衄者均忌用。

紫苏叶

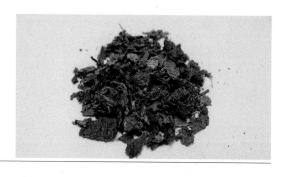

中医认为，紫苏叶性温，味辛，气香，入肺、脾经，功能解表散寒、行气和胃、解鱼蟹毒，主治风寒感冒、咳嗽呕恶、妊娠呕吐、鱼蟹中毒等症。

咏紫苏叶

苏叶味辛性而温，
解表散寒能和中。
行气能解鱼蟹毒，
份量加减当变通。

先师赵棻教授生前喜用善用紫苏叶。他认为紫苏叶性味温和，是药食两用植物之一。用量不同，治疗作用也不同。用量在 9 克左右，可以治疗风寒感冒；用量在 6 克左右，主要作用于疏理肝气、和胃宽中；用量在 30~60 克，加生姜，可解鱼蟹中毒；如用于行气安胎，则用老紫苏梗较紫苏叶为优。用量在 4.5~6克，配陈皮、砂仁，更能增强和胃安胎，有利于治疗妊娠呕恶、胸闷反胃等反应。此外，还可以治疗阴囊湿疹，方法是用紫苏叶 30 克煎汤，待温和后浸洗患处，然后用山茶油搽匀患处，有良效。

紫苏叶主要用于治疗外感风寒而兼有胸闷、恶心、呕吐者（相当于胃肠型感冒）。紫苏叶发汗的作用比麻黄、桂枝弱很多，单用效力不大，要与荆芥、防风或生姜等同用以助发汗。但它的特长是兼能理气宽中（调整胃肠功能、帮助消化），止呕。至于老人及小儿较轻型的感冒，用麻黄、桂枝嫌发汗太强，可用紫苏叶代替，方如香苏散、参苏饮、杏苏散之类。

香苏散、参苏饮、杏苏散均有解表作用，香苏散兼有行气作用，多用于感冒而见气滞之症；参苏饮则能扶正祛邪；而杏苏散长于宣肺止咳，多用于伤风咳嗽，临床上要善加区别。

现代医学研究表明，紫苏叶含挥发油，油中主要成分为紫苏醛、紫苏醇、柠檬烯、芳樟醇、薄荷脑、丁香烯，并含有香薷酮、紫苏酮、丁香酚等。

🌼 功 能

紫苏叶有如下功能。

1.发汗解热。

2. 利尿。

3. 健胃，内服能促进胃液分泌，增强胃肠蠕动，帮助消化。

4. 祛痰，能减少支气管分泌物。

5. 抗菌：紫苏叶对金黄色葡萄球菌有较强的抑制作用，对大肠杆菌、痢疾杆菌也有抑制作用。但临床上对葡萄球菌所致的疾病很少用紫苏叶，而对大肠杆菌、痢疾杆菌所致的疾病，则较常用之。

6. 防腐：紫苏叶所含的挥发油有较强的防腐作用。

🏵 临床经验

1. 治疗内兼痰湿，外感风寒，症见恶寒微热，头微痛，咳嗽痰稀白，鼻塞，无汗，苔薄白，脉浮而弦：紫苏叶 9 克，姜半夏 9 克，茯苓 9 克，前胡 6 克，桔梗 9 克，枳壳 6 克，杏仁 9 克，陈皮 3 克，生姜 6 克，大枣 2 枚，甘草 3 克，水煎服。（《温病条辨》"杏苏散"）

2. 治疗内有气滞，感冒风寒，症见恶寒发热，头痛无汗，胸腹满闷，不思饮食，苔薄白，脉弦缓：紫苏叶 9 克，制香附 9 克，陈皮 4.5 克，炙甘草 4.5 克，水煎服。（《太平惠民和剂局方》"香苏散"）

🏵 禁 忌

表虚自汗及湿热病忌用。

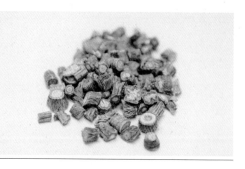

防 风

中医认为，防风性微温，味甘、辛，入膀胱、肺、脾、肝经，功能解表祛风、去湿止痛、止痒解痉，主治感冒头痛、风湿痹痛、四肢拘挛、风疹瘙痒等症。

咏防风	味甘而辛性微温， 解表胜湿能祛风。 正偏头痛君可用， 止痒解痉亦建功。

《本草纲目》称防风治"三十六般风，去上焦风邪，头目滞气。祛留湿，一身骨节痛，除风去湿仙药"。评价十分高。

《药类法象》称防风"治风通用。泻肺实，散头目中滞气，除上焦邪"。

《本草求原》称防风"解乌头、芫花、野菌诸热药毒"。

防风为祛风主药，主治风寒、风热、风湿等症。其药性缓和，发汗力量不如麻黄、桂枝；性味的辛燥，不如羌活，故称"风药中的润剂"。治感冒常与荆芥同用，防风较荆芥为温，且能胜湿，故治风湿痹痛，用防风而不用荆芥。

如用于治疗外感寒邪，伤湿感冒，即配苍术，方如《海藏神术汤》。

用于治疗偏头痛，配白芷、川芎，尤其是体质平素虚寒而又有头痛、头晕者，或头痛与风湿有关者更为适用。

用于止痒，常与荆芥、蝉蜕等配用，其作用仍属于祛风范畴。

用于治疗痛泻（即肠鸣腹痛，泻时有痛），中医认为这种痛泻由于肠内有风邪兼有湿滞，故治疗上用防风配白术、白芍、陈皮，能达到祛风去湿、止泻止痛的功能，方如痛泻要方。

此外，用于治疗破伤风引起的颈背强急、角弓反张、牙关紧闭、抽搐痉挛等症，因防风能入肝经，有祛风解痉之效，常与天南星、白附子，天麻等同用，如"玉真散"。

现代医学研究表明，防风含挥发油、甘露醇、酚性物质及多糖等。

🌀 功 能

防风有如下功能。

1.抗菌：对金黄色葡萄球菌、乙型溶血性链球菌、肺炎球菌及真菌等有抑制作用。

2.抗过敏。

3.缓解平滑肌痉挛。

4.增强免疫力：能增强巨噬细胞的吞噬功能。

此外，防风还有解热、镇痛、镇静和抗炎等作用；尚可以用于解食物中毒、农药中毒，常配甘草同用。

🌀 临床经验

1.治疗正偏头痛：防风、白芷、羌活各6克，川芎、荆芥、甘草各3克，细辛1.5克，薄荷4.5克，水煎服。（《局方》"川芎茶调散"）

2.治小便淋涩：用木防己、防风、葵子各2两（60克），咀（切），水五升煮二升半，分三服。（《千金方》"三物木防己汤"）

🌀 禁　忌

阴血亏虚、热病动风者不宜使用；血虚发痉、阴虚火旺者慎用。

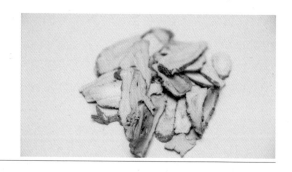

125

白 芷

中医认为，白芷味辛，性温，入肺、脾、胃经，功能祛风止痛、解表散寒、消肿排脓、燥湿止带，主治感冒头痛、眉棱骨痛、鼻渊鼻塞、疮痈肿痛、皮肤瘙痒、牙痛带下等症。

<table>
<tr><td rowspan="1">咏白芷</td><td>性温味辛可祛风，
解表散寒善止痛。
消肿排脓清疮痈，
鼻窍堵塞用能通。</td></tr>
</table>

李时珍在《本草纲目》中指出："白芷，色白味辛，行手阳明；性温气厚，行足阳明；芳香上达，入手太阴肺经。如头、目、眉、齿诸病，三经之风热也；如漏、带、痈、疽诸病，三经之湿热也；风热者辛以散之，湿热者温以除之。为阳明主药，故又能治血病、胎病，而排脓生肌止痛。治鼻渊、鼻衄、齿痛、眉棱骨痛、大肠风秘、小便出血、妇人血风眩运、翻胃吐食；解砒毒、蛇伤、刀箭金创"。

《本草经百种录》指出："凡驱风之药，未有不枯耗精液者。白芷极香，能驱风燥湿；其质又极滑润，能和利血脉，而不枯耗，用之则有利无害者也"。

现代医学研究表明，白芷主要成分可分为三大类。

1. 脂溶性和水溶性成分：主要为香豆素类，尚含有棕榈酸、豆甾醇、谷甾醇、胡萝卜苷等。

2. 挥发油：通过不同商品白芷的挥发油研究，鉴定出白芷含有69种化学成分。将白芷挥发油按适当比例溶于乙酸乙酯，从中鉴定出82个化合物，含量较高的有环十二烷、土青土香稀酮、11.14- 二十碳二烯酸甲脂、十四醇乙酸脂等。

3. 微量元素：日本用原子发射光谱测定出白芷含有钾、钠、钙等多种人体必需的微量元素，其中对人体有害的 Pb、Cd 含量极低，不会中毒，副作用也较小。有的教科书中指出，少量白芷毒素能兴奋中枢神经，大剂量则使肢体产生强直性及间歇性痉挛，终则麻痹。

◉ 功 能

白芷有如下功能。

1. 抗炎。

2. 解热镇痛。

3. 解痉。

4. 降压。

5. 减慢心率。

6. 抗菌：对大肠杆菌、痢疾杆菌、变形伤寒杆菌、副伤寒杆菌、铜绿假单胞菌、霍乱弧形球菌、人型结核杆菌等均有抑制作用。

7. 抗过敏：白芷内含有抗过敏感物质，如香柑内酯、花椒素等呋喃香豆素类化合物可用来治疗白癜风、银屑病。

8. 美容。

⚫ 临床经验

1. 治疗风热所致的眉棱骨痛：黄芩6克，白芷4.5克，羌活、防风、柴胡各3克，川芎3.6克，荆芥2.4克，甘草1.5克，共研细末，每次12克，水煎食后服。（《审视瑶函》"驱风上清散"）

2. 治疗疮疡初起，红热肿痛：穿山甲、天花粉、皂角刺、赤芍各9克，白芷、防风、当归尾、陈皮各6克，乳香、没药各4.5克，银花18克，水煎服。（《妇人良方》"仙方活命饮"）

3. 治鼻渊：辛夷花、防风、白芷各2.4克，苍耳子3.6克，川芎1.5克，北细辛2.1克，甘草1克，白水煎，连服4剂，忌牛肉。（《疡医大全》）

⚫ 禁 忌

阴虚火旺、血虚有热之头痛者忌用；痈疽已溃，脓出通畅者慎用。

126

细　辛

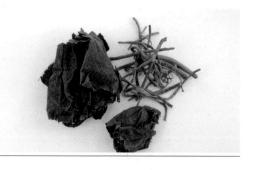

中医认为，细辛性温，味辛，入心、肺、肾经，功能祛风散寒、通窍止痛、温肺化痰，主治风寒感冒、头痛牙痛、鼻塞鼻渊、风湿痹痛、寒痰喘咳等症。

> 咏细辛
>
> 细辛味辛性而温，
> 解表散寒善祛风。
> 少用共用慎酤酌，
> 临床加减再变通。

《本草经百种录》指出："细辛，以气为治也。凡药香者，皆能疏散风邪。细辛气盛而味烈，其疏散之力更大。且风必挟寒而来，而又本热而标寒，细辛性温，又能驱逐寒气，故其疏散上下之风邪，能无微不至，无处不到也"。

《本草新编》指出："细辛只可少用，而不可多用；亦只可共用，而不能独用。多用则气耗而痛增，独用则气尽而命丧。细辛阳药也，升而不沉，虽下而温肾中之火，而非温肾之水也。火性炎上，细辛温火而引火上升，此所以不可多用耳。或问细辛散人真气，何以头痛反能取效？盖头为元阳之首，浊气升而清气降，头目沉沉欲痛矣。细辛气清而不浊，故善降浊气而升清气，所以治头痛如神也。但味辛而性散，必须佐以补血之药，使气得血而不散也"。

现代医学研究表明，细辛主要成分含挥发油，约占2.5%。其中主要为甲基丁香酚、左旋细辛素、黄樟醚，尚含有优香芹酮等物质。

🔹 功　能

细辛有如下功能。

1.解热镇痛。

2.抗炎。

3.抗变态反应。

4.有强心、扩张血管、增强脂质代谢和升高血糖的作用。其作用强度与多巴胺相似，但不加快心率。

5.平喘，对气管平滑肌有显著松弛作用。

6.抗菌、抗病毒：对革兰阳性菌、枯草杆菌、伤寒杆菌有一定抑制作用。对多种真菌如黄曲霉素、黑曲霉菌、白色念珠菌均有抑制作用。对普通感冒病毒及流感病毒有一定抑制作用。

7. 局部麻醉：50% 细辛煎剂，其麻醉效果与 1% 普鲁卡因接近。50% 细辛酊，涂于人舌也有局麻作用。

细辛挥发油中含有有毒成分，可直接作用于中枢神经系统原，先兴奋后抑制。对呼吸系统的抑制，逐渐使随意运动及呼吸运动减退，反射消失，呼吸完全被麻痹，先于心跳而使呼吸停止。

从中医传统临床经验来看，认为本品味辛性烈，用量宜少，常规用量 1~3 克。福州中医有"细辛不过七"之说，即不超过 7 分（大约 2.1 克），平日气血两虚的人，有时只用 1 克，即能取效，多则 2 克便可，不宜多用。但临床上有报道用细辛治疗类风湿关节炎，一次用量多达 30 克配合制附子 30 克（先煎 1 小时），豨莶草 100 克，随症加减，每剂水煎 2 次，每次煎 40 分钟，分 4 次服。本法有一定危险性，须在有经验的中医师指导下使用。

细辛作单味或散末内服分量不可超过 3 克，如入汤剂，便不拘泥于此。细辛在煎煮 30 分钟之后，其毒性成分黄樟醚的含量能大大下降，不足引起中毒。

细辛对肾脏有一定毒性，肾功能不全者慎用。

🌘 临床经验

1. 治疗痰饮咳嗽：麻黄、桂枝、白芍、制半夏各 6 克，五味子、炙甘草各 3 克，细辛、干姜各 2 克，水煎服。（《伤寒论》小青龙汤）

2. 治疗外感风寒，尤其是鼻塞多涕，咽部有涎（分泌物多）：细辛 1.5 克，桂枝 4.5 克，制半夏 6 克，茯苓 9 克，生姜 6 克，桔梗、甘草各 3 克，水煎服。（《本事方》细辛汤）

3. 治胃热牙痛：山栀、连翘、牡丹皮各 3 克，石膏 2 匙，生地、黄连各 2.4 克，升麻、白芍、桔梗各 2.1 克，藿香 1.5 克，甘草 0.6 克，水煎服。（清胃汤）

🌘 禁　忌

气虚多汗，血虚头痛，阴虚咳嗽等忌服。《本草经疏》指出："凡病内热及火生炎上，上盛下虚，气虚有汗，血虚头痛，阴虚咳嗽，法皆禁用"。

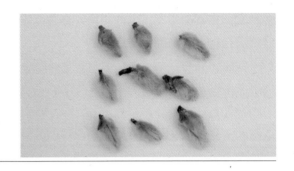

辛夷花

中医认为，辛夷花性温，味辛，入肺、胃经，功能疏散风寒、清通鼻窍，主治风寒头痛、鼻塞鼻渊、鼻流浊涕。

《神农本草经》称辛夷花"主五脏身体寒热风，头脑痛"。《本草纲目》指出"肺开窍于鼻，而阳明胃脉环球

咏辛夷花

味辛性温辛夷花，
升阳行气效堪夸。
发散风寒通清窍，
各类鼻炎服立瘥！

鼻而上行。脑为元神之府，鼻为命门之窍；人之中气不足，清阳不升，则头为之倾，九窍为之不利。辛夷之辛温走气而入肺，能助鼻中清阳上行于天，所以能温中，治头、面、目、鼻之病"。

现代医学研究表明，辛夷花含挥发油，主要为桉油精、丁香油酚、茴香油等，并含生物碱、油酸等。

❀ 功　能

辛夷花所含挥发油，有收缩鼻黏膜血管作用，可代替麻黄碱，有通鼻消炎功效，可治各种鼻炎，尤其是对过敏性鼻炎效果更好。其非挥发性成分，有收缩子宫和降血压的作用，但临床上应用这方面的功效研究较少，值得进一步探索。

❀ 临床经验

1.治疗急、慢性鼻炎、鼻窦炎：辛夷花、白芷、防风、细辛、升麻、藁本、川芎、木通、甘草各等分为末，每服 6 克，清茶送下。（《济生方》辛夷散）

2.治风寒头痛：辛夷花 3 克，紫苏叶 6 克，开水泡服代茶。

3.治疗过敏性鼻炎：取辛夷花 3 克，偏于风寒犯肺者，加藿香 9 克；若偏于风热雍盛者，加槐花 20 克，放在杯中，以开水冲、闷、浸 5 分钟左右，频饮，每日一至两次。

❀ 禁　忌

鼻病系阴虚火旺及孕妇忌服。

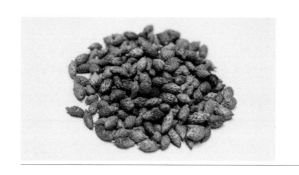

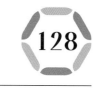

苍耳子

咏苍耳子

性温微苦味且辛，
发散风寒肺肝经。
鼻渊风疹酌情用，
煎汤外洗莫看轻。

中医认为，苍耳子性温，味辛、微苦，有小毒，入肺、肝经，功能散风除湿、通鼻开窍、行气止痛，主治风寒头痛、鼻渊流涕、风疹瘙痒、风湿痹痛、湿热带下等症。

《神农本草经》指出"苍耳子主治风头寒痛，风湿周痹，四肢拘挛痛，恶肉死肌，膝痛，久服益气"。

《本草纲目》指出："苍耳子，炒香浸酒服，祛风补益"。

中医在临床上，苍耳子常用于治疗鼻窦炎（鼻渊）、过敏性鼻炎，配辛夷花更能加强通窍作用。如属急性鼻窦炎，热势较盛，发热、头痛、鼻流浊涕，须配清热药如石膏、黄芩等，方如苍耳子散（苍耳子、辛夷花、白芷、黄芩各6克，薄荷4.5克，生石膏30克打碎先煎）。如属慢性则配辛夷花、茜草等，如复方苍耳子汤（苍耳子15克，辛夷花、银花、菊花各9克，茜草6克，水煎服，加少许蜜糖或砂糖送服，糖尿病患者不用），对减轻炎症，减少流涕有一定帮助。如属过敏性鼻炎，则用苍耳益气汤（苍耳子、辛夷花、白术各9克，党参、茯苓各12克，金樱子、甘草各6克，五味子4.5克，水煎服）。

如治风湿痹痛，关节活动不灵，呈游走性，配威灵仙、肉桂、苍术、川芎等。

治外感风邪所致的头痛，即所谓"头风"，头痛如劈如锥，牵及颈后，遇风更甚，可用苍耳子（兼有鼻塞者更合适），取其能发汗镇痛，常与防风、藁本、白芷等解表药同用。

治荨麻疹、湿疹可用本品水煎外洗。先师赵棻教授喜用苍耳子30克、苦参30克、蛇床子30克、明矾15克（分冲），煎汤外洗，对治疗荨麻疹、湿疹、外阴瘙痒及其他瘙痒性皮肤疾病有良效，可供参考。

现代医学研究表明，苍耳子含苍耳子苷、苍耳油、苍耳蛋白、维生素C等。

功　能

苍耳子有如下功能。

发汗、镇痛、抗菌、消炎，对金黄色葡萄球菌及红色毛癣菌等抑制作用。

本品有小毒，不可过服，口服分量控制在 3~9 克，外用适当加量。中毒症状为恶心、呕吐、低血压、腹痛。中医解毒方法用绿豆 30 克、甘草 10 克，急煎待温灌服。症状严重者会产生休克，应急医院抢救。

临床经验

1. 治风邪头痛：苍耳子、白芷、防风各 9 克，水煎服。

2. 治风湿痹痛：苍耳子、威灵仙、川芎各 9 克，水煎服。或浸酒服。

禁　忌

血虚头痛不宜服用，过量服用易致中毒，应加以注意。

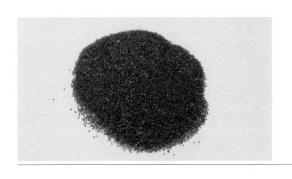

葶苈子

咏葶苈子

味辛而苦性且寒，
泻肺强心化热痰。
行气消水利小便，
治疗咳喘亦不难。

中医认为，葶苈子性大寒，味辛、苦，入肺、膀胱、大肠经，功能泻肺降气、祛痰平喘、利水消肿、泄热逐邪，主治痰涎壅肺、肺痈水肿、胸腹积水、小便不利（包括肺源性心脏病、心力衰竭之喘肿），亦治痈疽恶疮、瘰疬结核。

《汤液本草》指出："葶苈子苦甜两味主治同，余方或有用甜者，或有不言甜苦者。大抵苦则下泄，甜则少缓，量病虚实用之，不可不审。本草虽云治同，甜苦之味，安得不异。"

葶苈子主要用于泻肺，即泻肺中水气。按中医理论，如果肺中水气壅塞，就会出现喘满肿胀。从现代医学观点来看，若于肺内或胸腔内含有大量的分泌物或水液积存，就会影响心肺功能，出现呼吸迫促，喘息，甚至心力衰竭而造成水肿，引起上述病变的常见疾病如肺源性心脏病、胸积液等。葶苈子治疗上述疾病甚为适宜。其泻肺作用即利尿消肿和祛痰平喘。常用方有葶苈大枣泻肺汤，在此基础上或加党参益气、桑白皮清肺利水，或加配麻黄、杏仁，都能加强消肿平喘的作用。

葶苈子只适用于实证水肿和喘咳。如喘咳由肾虚所致，或水肿由脾虚所致，则不适用。

现代医学研究表明，葶苈子含脂肪酸、芥子苷、强心苷类成分。

🌑 功 能

葶苈子具有如下功能。

1.利尿与强心：能加强心肌收缩力。其利尿作用可能与此有关，由于心肌收缩力加强，循环改善，肾区血流增加而利尿。

2.祛痰：适宜于治疗热痰。

3.调节血脂：对食源性高脂血症具有调节作用。

临床经验

1.治疗肺源性心脏病、胸腔积液：葶苈子9克，大枣5枚，桑白皮、党参各12克，麻黄3克，杏仁6克，水煎服。

2.治疗胸水：葶苈子、大黄各9克，杏仁6克，水煎服，芒硝10克（分冲）。

禁　忌

肾虚咳喘、脾虚水肿禁用。

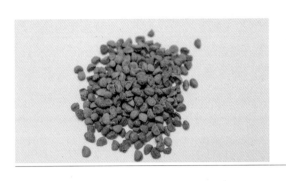

牵牛子

130

咏牵牛子

牵牛亦称黑白丑，
峻下如水且利尿。
体虚孕妇须忌用，
炒香健脾把痰消。

牵牛子为旋花植物牵牛的干燥成熟种子，黑色的叫黑丑，白色的叫白丑。一般用黑丑较多，因黑、白两丑功用相同，现在药房多混合使用。

中医认为，牵牛子性寒，味苦，有小毒，入肺、肾、大肠经，功能泻水通便、消痰涤饮、杀虫攻积，主治水肿胀满、二便不通、痰饮积聚、气逆胀满、虫积腹痛、蛔虫病、绦虫病。

牵牛子在临床应用上主要用于逐水消肿，但只适宜于水肿实证，有胀满、便秘，病人体质尚壮者方可使用。

用于治疗肝硬化腹水，配大黄、芒硝、枳实，如"消水方"[黑丑24克（研末冲服），大黄15克（后下），元明粉12克（分冲），枳实9克，水煎服]，此方去水较佳，泻三四次后，腹水显著消退。

用于治疗肾性水肿、慢性肾炎肾变期的水肿，可用黑丑30~60克（成人量）与其他泻水、温肾药同用；或用舟车丸（黑丑、甘遂、芫花、大戟、大黄、青皮、木香、槟榔、轻粉）逐水。

此外，也可以用于治疗虫积，用黑丑9克（炒）、槟榔15克，研成细末，每服6克，开水冲服，或在其他驱蛔方剂内加黑丑亦可，但要慎用。

逐水消肿时如需使用牵牛子，要注意攻补兼施，或攻下即补。

牵牛子炒后能降低毒性，药性转为缓和，以涤痰见长。且炒香之后，消积中略有健脾作用，可用于痰盛喘咳，饮食积滞。经炒后，因外壳破裂，酶被破坏，易于粉碎和煎出有效成分，有利于苷类的保存。

综观祖国医学史，对牵牛子颇有研究并善用者，首推明朝大医学家李时珍。他在《本草纲目》中多次提到使用牵牛子的临床验案，现选介一例供参考。"一宗室夫人，年几六十，平生苦肠结病。旬日一行，甚于生产。服养血润燥药则泥膈不快；服硝、黄通利药罔知，如此三十多年矣。时珍诊其人体肥，膏粱而多忧郁，日吐酸痰碗许乃宽。又多火病，此乃三焦之气壅滞，有升无降，津液皆化为痰饮，不能下滋肠腑，非血燥比也。润剂留滞，硝黄徒入血分，不能通气，俱为痰阻，故无效也。仍用牵牛末，皂荚膏丸与服，即便通利，日是但觉肠结，一服就顺，亦不妨食，且复精爽。盖牵牛能走血分，通三焦，气顺则痰逐消，上下痛快矣"。

现代医学研究表明，牵牛子含牵牛子苷、牵牛子酸、顺芷酸、尼克酸等，此外还含脂肪油约 11%。

❀ 功　能

1. 泻下：牵牛子脂在肠内遇胆汁和肠液分解出牵牛子素，对肠道有强烈刺激性，增加肠蠕动，引起肠黏膜充血，分泌增加，呈泻下作用。一般服下 3 小时即泻下，用量大时甚至可泻出水样大便。属峻泻药。泻时伴有腹痛。

2. 牵牛子有利尿作用。

3. 杀虫：牵牛子对蛔虫和涤虫有一定杀灭效果。

❀ 临床经验

1. 治水肿：牵牛子、槟榔、木香、陈皮、茯苓各 9 克，水煎服。

2. 治肝硬化腹水：黑丑 24 克（研末冲服），大黄 15 克（后下），元明粉 12 克（分冲），枳实 9 克，水煎服。本方不宜久服，中病则止。

❀ 禁　忌

凡体虚、老人或孕妇忌用，腹不胀满或无便秘者慎用。

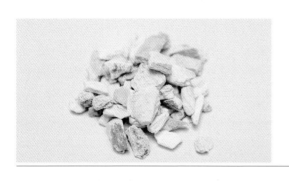

131

四、其他类

龙 骨

<table>
<tr><td>咏龙骨</td><td>龙骨甘涩性且平，
收敛镇惊能安神。
心悸多梦常服用，
盗汗遗精治亦平。</td></tr>
</table>

中医认为，龙骨性平，味甘、涩，入心、肝、肾经，功能镇静安神、平肝潜阳、收敛固涩、止血固精，主治心悸易惊、失眠多梦、自汗盗汗、崩漏带下、早泄遗精。生用多用于平肝安神，煅用多用于收敛固涩。

在临床上，龙骨用于安神，可以治疗肝肾阴虚所致的肝阳上亢（烦躁、失眠、头晕、目眩）；亦可治疗阴虚阳亢型高血压和神经衰弱，常配牡蛎、牛膝、代赭石等。方如平肝降压汤［龙骨、牡蛎、怀牛膝、白蒺藜各 15 克，白芍、玄参各 12 克，代赭石 30 克（先煎），天冬 6 克，甘草 3 克，水煎服］。

用于固脱：治遗精、滑泄、带下、崩漏，属于肾阳虚弱者，常配桂枝、白芍、金樱子等，方如桂枝龙牡汤［龙骨、牡蛎各 30 克（先煎），桂枝、生姜各 9 克，金樱子、白芍各 12 克，炙甘草 6 克，水煎服］。此方对体弱而有虚寒腰痛、下腹痛、脐下动悸、头晕、肢冷、体倦神疲患者亦适用。

用于敛汗：治阴虚盗汗（如肺结核、体虚贫血等患者自主神经功能紊乱所致夜间睡眠时盗汗），可以配牡蛎、山茱萸、五味子等治疗。

用于止血：适用于咯血而烦躁不安者，可通过龙骨的镇静作用而有助于止血。

用煅龙骨配枯矾等分研粉，消毒后局部撒敷，有生肌敛疮之功效。

现代医学研究表明，龙骨主要成分含磷酸钙、碳酸钙，并含有铁、铝、钾、锶等微量元素。

❀ 功　能

龙骨中钙离子能促进血液凝固，减少血管壁的渗透性，并能抑制骨骼肌的兴奋。有抗惊厥及促凝血，收敛消炎及固精作用。

❀ 临床经验

治疗产后虚汗不止：龙骨、麻黄根各 30 克，研粉过筛为散，每次 6 克，调粥服用，效佳。

附：龙齿为古代脊椎动物牙齿的化石，味涩、性凉。功用与龙骨相近，其区别是：龙齿质地较坚实，含钙较纯，镇心安神作用较龙骨更好。失眠、烦躁，甚至痉挛、抽搐，用生龙齿均有一定帮助，但止泻痢和固精，则齿不如骨。

禁　忌

脾胃虚寒，肝、胆、肾有结石者忌用或慎用。

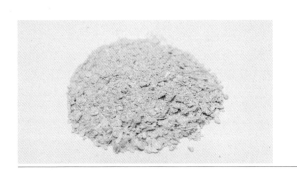

132

牡 蛎

咏牡蛎

牡蛎味咸性微寒，
滋阴潜阳能止汗。
重镇安神医失眠，
遗精崩带治不难。

中医认为，牡蛎性微寒，味咸，入肝、胆、肾经，功能重镇安神、滋阴潜阳、软坚散结，煅牡蛎收敛固涩，主治惊悸失眠、眩晕耳鸣、瘰疬痰核、癥瘕肿块、自汗盗汗；煅牡蛎主治自汗盗汗、遗精崩带、胃痛吞酸。

《神农本草经》列牡蛎为上品，指出"牡蛎味咸平，主伤寒寒热，温疟洒洒，惊恚怒气。除拘缓鼠瘘，女子带下赤白。久服，强骨节，杀邪气，延年"。

《本草纲目》称牡蛎"化痰软坚，清热除湿，止心脾气痛，痢下，赤白浊。消疝瘕积块，瘿疾结核"。

《名医别录》称牡蛎"除留热在关节营卫，虚热去来不定，烦满；止汗，心痛气结，止渴，除老血。涩大小肠，止大小便，疗遗精、喉痹、咳嗽、心胁下痞热"。

临床上牡蛎用止汗，无论是肺痨（肺结核）盗汗或体虚自汗都适用，效果确切，可配黄芪、浮小麦、麻黄根等。

用于治疗软坚散结，如瘰疬、常配玄参、浙贝母；瘿瘤常配烟茜根、白茄根等；胁下痞块常配柴胡、青皮、夏枯草等，并有镇痛作用。

用于治疗肝阴不足、肝阳上亢而致的心烦、易怒、头晕、热气上冲、失眠、心悸，宜配龙骨、石决明、牛膝、钩藤等。

用于收涩，治遗精、崩漏、带下，常配龙骨、芡实、莲须、金樱子等。

用于退虚热、体虚多汗，均宜用生牡蛎。《温病条辨》的"一甲煎"即为此而设。

用于治疗胃和十二指肠溃疡而致的胃脘痛、胃酸过多，常配海螵蛸、煅鸡蛋壳等，能中和胃酸。

牡蛎生用镇静、软坚、解热的效力较好；煅用则涩而带燥，收敛固涩之力较胜。

与龙骨比较，虽都能固涩，牡蛎兼有软坚散结之功，而龙骨则无；龙骨长于安神，而牡蛎则次之；虽都能止动悸，牡蛎偏于止胸腹动悸，龙骨偏于止脐下动悸。两者合用，能加强潜阳和固涩作用。

现代医学研究表明，牡蛎含 80%~95% 碳酸钙、磷酸钙及硫酸钙，并含有镁、锶、铁、钾、钛、锰、硅及氧化铁等。

❀ 功　能

牡蛎有收敛、制酸、止痛等作用，有利于胃、十二指肠溃疡愈合，可调节整个大脑皮质功能；生用镇静、解热效力良好，煅用有收敛固涩的功效。此外，还有增强免疫系统功能，提高抵抗力和抗肿瘤等作用。

❀ 临床经验

1. 治自汗、盗汗：煅牡蛎、黄芪、浮小麦各 15 克，生白芍 9 克，水煎服。

2. 治遗精、滑精、早泄、崩漏、带下：煅牡蛎 50 克，莲须 10 克，芡实 20 克，水煎服。

3. 治眩晕耳鸣：生牡蛎、生龙骨各 30 克，菊花 15 克，枸杞子、制首乌各 20 克，菖蒲 6 克，水煎服。

4. 治胃酸过多：牡蛎、海螵蛸各 15 克，浙贝母 12 克，共研细粉，每服 9 克。

❀ 禁　忌

《本草经疏》指出：凡病虚而多热者宜用；虚而有寒者忌之。肾虚无火，精寒自出者非宜。

壮热脉实而无汗者忌用。本品多服有碍肠胃，易引起便秘和消化不良，必要时宜配健脾药同用。

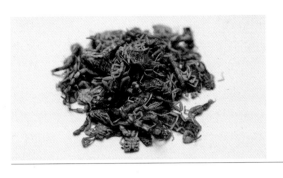

全　蝎

<table>
<tr><td>咏全蝎</td><td>虫类药中说全蝎，
熄风攻毒能散结。
通络止痛可明目，
癫痫顽痹服能灭。</td></tr>
</table>

中医认为，全蝎性平，味辛，有小毒，入肝经，功能息风镇痉、攻毒散结、通络止痛、护肝明目，主治小儿惊风、抽搐痉挛、中风面瘫、半身不遂、风湿顽痹、疮疡瘰疬、破伤风、视神经萎缩引起的的视力下降等症。

《本草纲目》指出：全蝎可治"小儿惊痫风搐，薄荷包炙研服；胎惊天吊，入朱砂、麝香，或丸服；风痫及慢惊，用石榴过末服；脐风，同麝服"。

《本草求真》指出"全蝎味辛而甘。气温有毒，色青属木，故专入肝祛风"。

在临床上，当治疗破伤风或小儿高热抽搐和其他急惊风，在使用一般平肝息风药无效时，即应投以全蝎，一般配僵蚕、蝉蜕、天竺黄，症状较重者加配蜈蚣，如在玉真散上加全蝎、蜈蚣。

用于治疗中风后半身不遂，口眼歪斜，适用于脑血管意外后遗上述症状且证属实证，可配僵蚕、制白附子、钩藤、天麻之类治之。

用于治疗严重的风湿痹症，在祛风湿药中，酌加全蝎，能提高疗效。

用于治疗疮疡肿毒，取全蝎以毒攻毒，辛以散结之力，加入清热解毒方剂中，效果更好。

现代医学研究表明，全蝎含蝎毒素、三甲胺、牛黄酸、甜菜碱等，并含有人体所必需的17种氨基酸、14种微量元素。

❀ 功　能

全蝎有如下功能。

1. 抗惊厥。

2. 镇静。

3. 降压：能影响血管运动神经中枢，扩张血管，并能降低肾上腺素的增压作用，故能降压。

4. 镇痛。

5. 促进新陈代谢：具有协调人体机能，促进新陈代谢，增强细胞活力，对神经系统、心血管系统及肝、肾，胃、皮肤等具有独特的免疫调节作用。

全蝎的药理作用主要依赖蝎毒，存在尾刺之中。对神经系统、心脑血管系统疾病以及恶性肿瘤、顽固性病毒、乙型肝炎、慢性肾炎有特殊疗效。很多中成药如再造丸、大活络丹、牵正散、跌打丸、救心丸、中风回春丸等都以全蝎为主药，临床应用十分广泛。

更值得一提的是，全蝎可以通窍明目，将其加入补益剂内，能治疗视神经萎缩引起的视力下降，不仅能缓解头目胀痛，且有助于降低眼压。

❀ 临床经验

1. 治疗癫痫：全蝎、郁金、明矾各等分，研末，每次 1.5 克，每日 3 餐餐后温开水送服。

2. 治疗风湿顽痹：全蝎研粉，每晨餐后吞服 1.2 克，连服两周。

3. 治烧伤：活全蝎 30~40 个，放入 500 克茶油中浸泡 12 小时以上，将疮面水疱剪破，涂抹此油，治疗 8 例，均很快止痛，结痂而愈。

❀ 禁　忌

全蝎在常规分量下服用，虽无明显副作用和毒性，但仍属于窜散之品，血虚生风忌用。孕妇慎用或忌用。

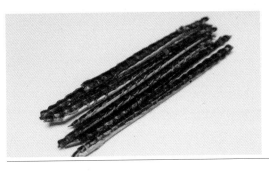

蜈 蚣

134

> 咏蜈蚣
>
> 辛温有毒说蜈蚣，
> 熄风镇痉把络通。
> 今有新说治阳痿，
> 此君助你振雄风！

中医认为，蜈蚣性温，味辛，有毒，入肝经，功能息风镇痉、攻毒散结、通络止痛、补肾壮阳，主治小儿惊风、抽搐痉挛、中风口㖞、半身不遂、阳痿早泄、风湿顽痹、疮疡瘰疬、毒蛇咬伤等症。

《本草纲目》指出蜈蚣治"小儿惊痫风搐，脐风口噤，丹毒秃疮瘰疬蛇伤"。

《本草从新》指蜈蚣"善能走散，治脐风撮口"。

《神农本草经》指蜈蚣能治"鬼疰蛊毒，啖诸蛇、虫，鱼毒。杀鬼物老精温疟，去三虫"。

蜈蚣有较强的祛风镇痉作用，可用于小儿急慢惊风、破伤风等引起的痉挛抽搐、角弓反张、口噤等症，常配全蝎、僵蚕、钩藤等，以增强祛风镇痉作用。

本品能攻毒散结，外用治疮疡、瘰疬、蛇虫咬伤，一般可用蜈蚣干燥粉末加入等量甘草末，调蜂蜜外敷。

一般认为蜈蚣入药宜带头足，去之则药力不全；蜈蚣与全蝎比较：镇惊止搐之力，蜈蚣大于全蝎，一般抽搐可用全蝎，严重抽搐痉挛，用蜈蚣或蜈蚣全蝎合用；蜈蚣性温，抽搐而偏于风寒者较适用，全蝎辛平，抽搐偏于热者较适用；蜈蚣外用治肿毒之力效佳，为全蝎所不及；蜈蚣有毒，得效后即应停用，孕妇慎用。

蜈蚣在中药里属息风镇痉一类药物，近来不少中医工作者探讨用蜈蚣治疗阳痿取得不少成功经验。《中医杂志》陈玉梅报道，蜈蚣配当归、白芍、甘草治疗阳痿 737 例，治愈 655 例，好转 77 例，无效 5 例。

古代文献鲜有蜈蚣治疗阳痿的记载，然而其兴阳作用，一是本品主入肝经，盖阳物乃肝经循行之处，蜈蚣辛温燥烈，故对肝失条达、气血郁滞或痰湿阻络，阳郁不伸所致的阳痿确有疗效，需要我们进一步加以探讨。

现代医学研究表明，蜈蚣含有类似蜂毒的两种有毒成分，即组胺物质及溶血性蛋白质；尚含有脂肪油、胆固醇、蚁酸等物质，尚含有组氨酸、精氨酸等十多种氨基酸。

功　能

蜈蚣具有抗惊厥、止痉及降压作用，能抗真菌、抗肿瘤、抗炎、镇痛、抗衰老、增强心肌收缩力以及溶血性等作用。

临床经验

1.治抽搐痉挛：蜈蚣1条，钩藤、僵蚕各9克，全蝎3克，地龙6克，水煎服。

2.治疗破伤风或小儿急惊风：蜈蚣6克，制南星、防风各7.5克，鱼鳔9克，共为细末，每服6克，黄酒调下（或用温开水送服），一日2次。（《医宗金鉴》蜈蚣散）

禁　忌

蜈蚣有毒，体质虚弱者及孕妇慎用或禁用。

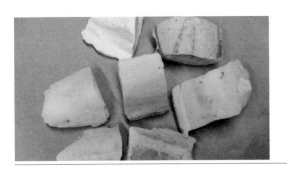

海螵蛸

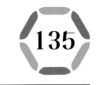

咏海螵蛸

味咸而涩性微温，
收敛止血能制酸。
既能固冲复治痔，
血枯经闭用亦通。

中医认为，海螵蛸性微温，味咸、涩，入肝、肾、脾、胃经，功能收敛止血、涩精止带、调理冲任、敛疮，主治胃痛吞酸、吐血衄血、便血崩漏、遗精滑精、血枯经闭、赤白带下等症；外治损伤出血、疮多流脓。

《神农本草经》称海螵蛸"主女子漏下赤白经汁，血闭，阴蚀肿痛，寒热癥瘕，无子"。

《本草纲目》称海螵蛸"主女子血枯病，伤肝，唾血下血，治痔消瘿。研末敷小儿疳疮，痘疮臭烂，丈夫阴疮，汤火伤，跌伤出血。烧存性，同鸡子黄涂小儿重舌，鹅口；同蒲黄末敷舌肿血出如泉；同银朱吹鼻治喉痹；同麝香吹耳治聤耳有脓汁耳聋"。

前人的经验认为血枯经闭可用海螵蛸，似乎本品有通经活血的作用。现代中医认为海螵蛸主要收敛止血。《素问》中有"四乌贼骨一芦茹"治血枯经闭之说，今人用此方时，多加温补气血药，治由贫血引起的经闭，值得探讨。

现代医学研究表明，海螵蛸含碳酸钙80%~85%、壳角质6%~7%、黏液质10%~15%，并含少量氯化钠、镁盐等。

❁ 功　能

海螵蛸所含碳酸钙可中和胃酸，缓解呕酸及胃灼热症状，又可促进溃疡面炎症吸收，阻止出血，减轻局部疼痛；可促进胃黏液分泌，并增强胃黏膜细胞对酸的耐受性，抗溃疡。此外，还有止血、促进骨折愈合、抗肿瘤、抗辐射等作用。

❁ 临床经验

1.治胃痛、吞酸（胃十二指肠溃疡，胃炎）：海螵蛸90克，浙贝母30克，共研细粉，每服3~6克，饭前温开水送服，每日3次。本方确有卓效。如单用海螵蛸，多服易致便秘，配浙贝母，既能防止便秘，又能加强解痉止痛作用。因为浙贝母有类似阿托品作用，又能缓泻，故相互益彰。

2.治崩漏：海螵蛸、白芍各 12 克，白术 30 克、黄芪、芡实、煅牡蛎、煅龙骨各 18 克，茜草炭、陈棕炭各 6 克，水煎服，送服五倍子细末 3 克，分两次送服。（《医学衷中参西录》固冲汤）

3.治痔疮：海螵蛸、滑石、甘草各等分，研粉外用，治痔疮有良效。（本方出自泉州中医院，在 20 世纪六七十年代曾名噪一时，求诊者众。）

❀ 禁 忌

阴虚血热以及发热者勿用。

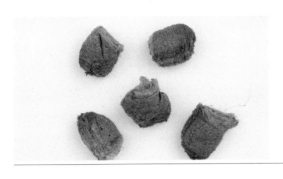

桑螵蛸

咏桑螵蛸

补肾助阳桑螵蛸，
善治溲频与遗尿。
脑震易留后遗症，
回复记忆真奇妙！

中医认为，桑螵蛸性平，味甘、咸、涩，入肝、肾经，功能补肾助阳、固精缩尿，主治遗精遗尿、白浊带下、阳痿早泄、小便频数。

《本经逢源》称："桑螵蛸，功专收涩，故男子虚损，肾虚阳痿，梦中失精，遗溺白浊方多用之"。

《神农本草经》称桑螵蛸"又言通五淋，利小便水道，盖取以泄下焦虚滞也"。

桑螵蛸与海螵蛸均属于中医固涩药范围，但古代中医均认为有通经通淋的作用，难道是古代中医用错药了吗？这是一个值得探讨的问题，我个人倾向很多中药有双向调节的作用。我曾治疗某些因肾虚气血不足而造成闭经的患者，配合山茱萸，能使月经迅速来潮。中医用药，首重于辨证施治，辨证对了，许多病迎刃而解。

在临床上，治尿频、夜尿或小便不禁，如属成人之肾虚多尿，须配山茱萸、沙苑子、当归、黄芪等补益药，方如固脬汤；如属小儿夜间遗尿，则配远志、茯神等镇静药和党参、当归等补益药，方如桑螵蛸散；也可在甘麦大枣汤的基础加桑螵蛸，效果亦佳。

治肾虚遗精、滑泄，属无梦而遗者较适宜，以桑螵蛸为辅助药，佐以补肾药和其他固涩药，虚者加芡实、锁阳、肉苁蓉、覆盆子等；也可在金锁固精丸基础上加桑螵蛸。

现代医学研究表明，桑螵蛸含蛋白质、脂肪、粗纤维、铁、钙和胡萝卜素等物质。

❀ 功　能

桑螵蛸主要有抗利尿，亦有敛汗的作用。

❀ 临床经验

1.治遗精白浊、盗汗虚劳：桑螵蛸（炙）、白龙骨各等分，为细末，每服6克，

空心用盐汤送下。（《本草纲目》）

2.治脑震荡后遗症：笔者用桑螵蛸散治脑震荡后遗症十余例，症见头晕、健忘、多尿，个别的甚至完全丧失记忆力，经一段时间治疗，有的完全恢复记忆力，取得良好效果。桑螵蛸散出自《本草衍义》，药物如下：桑螵蛸、远志各6克，党参、茯神、龙骨各9克，当归、龟甲各12克，菖蒲3克，水煎服。

● 禁　忌

小便短赤，阴虚火旺者忌用。本品一般宜炙用，不宜生用，因生用反而会引起腹泻。

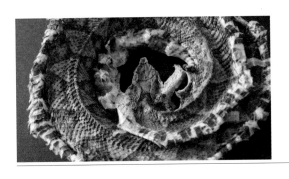

蕲 蛇

咏蕲蛇

蕲蛇亦称五步倒,
善治顽痹人称好。
搜风通络祛风湿,
泡酒疗疾效更高。

中医认为,蕲蛇性温,味甘、咸,入肝经,功能祛风、通络、止痉,主治风湿顽痹、麻木拘挛、中风口眼歪斜、半身不遂、抽搐痉挛、破伤风、麻风疥癣等症。

《雷公炮炙论》称蕲蛇"治风。引药至有风疾处"。

《本草纲目》称蕲蛇"能透骨搜风,截惊定搐。为风痹抽搐、癫痫、恶疮要药。取其内走脏腑,外彻皮肤,无处不到也"。

在临床上,蕲蛇治疗风湿顽痹,中风半身不遂,有相当好的效果。常与防风、羌活、当归等配伍,如"白花蛇酒"。

治小儿惊风,破伤风,蕲蛇入肝,既能祛外风,又能息内风,风走则惊搐自定,常与乌梢蛇、蜈蚣同用,如"定命散"。

治麻风、蕲蛇能祛风止痒,清风毒之邪壅于肌肤,每与大黄、蝉蜕、皂角刺等配伍。如"追风散"。治疥癣,可与荆芥、薄荷等同用。如"驱风膏"。

现代医学研究表明,蕲蛇含有 3 种毒蛋白,氨基酸类含量最高的有天门冬氨酸、亮氨酸等多种氨基酸,并含有明质酸酶、精氨酸酯酶及阻凝剂、骨胶原、脂肪、蛇肉碱等。活蛇头部毒腺内含有血循环及神经混合毒,动物被咬后,快速昏迷、出血,甚至死亡。

🌸 功 能

蕲蛇可直接扩张血管,起到降血压的作用,使血浆中纤维蛋白原沉淀为纤维蛋白,由于纤维蛋白原的耗竭而致血液失凝,致使出血难止。此外还有镇静、催眠、镇痛等作用。

🌸 临床经验

1.治类风湿关节炎:蕲蛇 1 条,乌梢蛇 1 条,小白花蛇 3 条,用 50 度以上优质白酒浸泡 3 个月后服用。每次 10 毫升，每日 2 次，餐后服，有良效。

2. 治风湿性关节炎（不论新久）：蕲蛇（干品）90 克，羌活、防风、秦艽、当归、五加皮各 30 克，浸入 1.5~2.5 千克烧酒内，浸一个月后可服用。每晚餐后服半汤匙，有效。

从我个人经验来看，蕲蛇入药，用酒浸泡服用，较煎剂入药效果更好。仅资参考。

禁　忌

阴虚及血热者不宜。

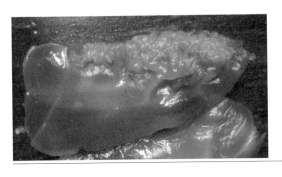

海 蜇

咏海蜇

海蜇味咸清热痰，
降压且能扩血管。
孟英曾创海羹汤，
专攻燥热大便难。

中医认为，海蜇性平，味咸，入肺、肝、肾经，功能清热化痰、消积化瘀、润肠通便，主治阴虚肺燥、痰热咳嗽、瘰疬痰核、食积痞胀、大便燥结等症。

《归砚录》指出"海蛇（即海蜇）妙药也：宜气化瘀，消痰行气而不伤正气，故哮喘、胸痞、腹痛、癥瘕、胀满、便秘、带下、疳积等病，皆可量用"。

《医林纂要》称海蜇"补心益肺，滋阴化痰去结核，行湿邪，解渴醒酒，止咳除烦"。

《本草纲目》称海蜇"有气味，咸温无毒，主治妇女劳损，积血带下，小儿风疾丹毒，汤火伤"。

在临床应用上，海蜇用于治疗温病时热邪伤胃阴，或肺有痰热，咳吐稠痰，口燥咽干，便结难行，可用王孟英的雪羹汤［海蜇（漂淡）30克，荸荠4个，水煎服］。

现代医学研究表明，海蜇含有蛋白质、脂肪、钠、钙、磷、铁等微量元素，以及维生素A、维生素B_1和烟酸等10多种营养物质，是药食两用营养价值及治病效果俱佳的海产品。

❀ 功　能

海蜇有如下功能。

1. 营养丰富：含有丰富的蛋白质、脂肪、维生素和矿物质。

2. 调节血压：含乙酰胆碱样物质，能够扩张血管，降低血压。

3. 防止血管硬化：含有甘露多糖胶质，能防治血管硬化。

4. 防治甲状腺肿大：含碘量高，能防治甲状腺肿大。

5. 排毒：能清理肠胃，吸附毒素，滑肠通便，美容养颜。

临床经验

降血压、辅助防治肺癌、治疗矽肺: 海蜇60克, 荸荠60克, 煎汤, 每日分两次服。

禁　忌

脾胃虚寒, 甲状腺功能亢进禁用。

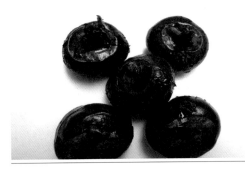

荸荠

咏荸荠

荸荠味甘性滑寒，
润肺解毒能化痰。
儿童多食促发育，
善降血压治便难。

中医认为，荸荠性寒而滑，味甘，入肺、胃经，功能润肺化痰、凉血生津、清热利尿、消食除胀、润肠通便，主治热病口渴、外感风热、咽喉肿痛、咳嗽痰黄、尿赤便难、胃热痞积等症。

《本草纲目》指出"马蹄（荸荠）能清热消渴，治脾热，湿中益气，开胃下食，清心明目"。"主血痢、下血、血崩"。

《名医别录》指出荸荠"主消渴、痹热、热中。益气"。

《本经逢源》称荸荠"治酒客肺胃湿热，声音不清"。

《本草再新》称荸荠"清心降火，补肺凉肝，消食化痰，破利滞，利藏血"。

在临床应用上，荸荠宜用于痰热兼有大便秘结、小便短赤者。常配茅根、竹蔗煮水；或配海蜇，方如雪羹汤。

荸荠捣汁用于清胃热和胃肠热滞的作用更好。与梨汁比较，梨汁清肺热较好，但如肺热而兼大便秘结，则用荸荠为宜。如肺胃热甚伤津，口干舌燥烦渴较重者，两者可同用，方如"五汁饮"。

❀ 功　能

现代医学研究表明，每 100 克荸荠鲜品，含碳水化合物 21.8 克、蛋白质 1.5 克、脂肪 0.1 克、膳食纤维 0.5 克、钙 5 毫克、磷 68 毫克、铁 0.5 毫克、维生素 B_1 0.04 毫克、维生素 B_2 0.02 毫克、维生素 C 3 毫克、胡萝卜素 0.01 毫克。其中磷含量是所有茎类蔬菜中含量最高的。磷元素可以促进人体发育，骨骼增长。同时可以调节糖、脂肪、蛋白质的新陈代谢。

科学家发现，荸荠中含有一种抗菌成分"荸荠英"，对金黄色葡萄球菌、大肠杆菌、铜绿假单胞菌均有一定抑制作用。

针对儿童常有"肝常有余，脾常不足"的生理特点，经常吃一些荸荠，不但能促进发育，还能改善消化系统功能。也适合发热、全身水肿、小便不利以及食管癌、肺癌患者食用。

荸荠能生津止渴，清除胸中烦闷，缓解热病伤津引起的诸多症状。也能利尿排毒，对小便淋沥涩痛有较好的治疗效果，是尿路感染患者的食疗佳品。荸荠富含膳食纤维，能促进大肠蠕动，滑肠通便，可以治疗便秘。此外，能消食开胃，清热生津，润肺化痰，是药食两用的果蔬之一。

🌸 临床经验

1.治疗高血压：荸荠 100 克，海带、玉米须各 30 克，水煎服。

2.治疗高血压：荸荠 5 枚，芹菜 60 克，洋葱、大蒜各 1 枚，番茄一个，水煎服。

3.治痔疮出血：荸荠 500 克，洗净打碎，地榆 30 克，加红糖 150 克，水煎约 1 小时，每日分两次服。

4.治带状疱疹：荸荠 6 个洗净，去皮捣烂取汁，加鸡蛋清一个，调均匀，涂患处。

🌸 禁　忌

虚寒及血虚者慎服。

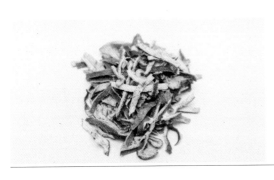

陈 皮

咏陈皮

陈皮苦辛性而温，
健胃止呕能驱风。
咳嗽胸痞多痰湿，
二陈六君可为宗。

陈皮就是橘子皮，在中医界流传着这样一句话："千年人参，百年陈皮"。广东人有这样一句口头语："广东有三宝，橘子皮老姜飞杨草"。这里的橘子皮，是指广东新会的橘子皮，放了百年之后已经变成宝。中医药界也认为广东新会的橘子皮，确系一宝，疗效卓著。橘子皮放得越久越好，故有"陈皮"之称，不但在临床上有很好的治病效果，在日常生活中也有许多巧妙的作用。

中医认为，陈皮性温，味苦、辛，气芳香，入脾、肺经，功能理气健脾、燥湿化痰，主治胸脘痞闷、食少吐泻、咳嗽痰多等症。

《本草纲目》中记载陈皮"疗呕哕反胃嘈杂，时吐清水，痰痞，疟疾，大肠闭塞，妇人乳痈。入食料，解鱼腥毒"。

《名医别录》称陈皮能"下气，止呕"。

中医药界许多老前辈，经常会提到一件事，含有陈皮的"二陈汤"和"六君子汤"，是化痰和健脾的最常用的经典基本方。在这两个方上加加减减，可以治疗呼吸系统和消化系统许多疾病。所以中医界有"二陈六君，医家祖宗"之说。

在临床上治疗呼吸系统疾病，如咳嗽痰多，凡属湿痰，痰白黏稠，胸脘作闷者，都可配陈皮理气化痰，配伍半夏更能加强燥湿化痰作用，方如二陈汤。如属痰热，则配蛇胆汁，方如蛇胆陈皮末，顺气化痰平喘作用较好，小儿尤为适用。

与橘皮有关的橘红、橘络、橘核、橘叶、橙皮，有如下说法。

橘红：为柑橘成熟果实的最外层干燥果皮，成橙红色的薄片，故名橘红，性较陈皮更为香燥，下气消痰之力强于陈皮，但和中理气之力不及陈皮，代表方有"橘红丸"（成药）。

橘络：为柑橘的纤维束管，成网络状。味苦、甘，性平，有镇痛和化痰的作用，凡因咳嗽或挫伤而致胸胁作痛者最为适用。

橘核：为柑橘的干燥种子。味苦、性温。能理气散结、止痛。治虚寒疝痛。

橘叶：为柑橘树的叶，有疏肝行气的作用。先师赵棻教授每喜用鲜橘叶10枚，泡沸水代茶，配合情志调理，治疗妇女乳房小叶增生有良效。

橙皮：为芸香科植物酸橙未成熟果实的干燥果皮，味微辛微苦，性平。可代陈皮，但效力较差。

现代医学研究表明，陈皮主要含挥发油、橙皮苷、胡萝卜素等。

❀ 功 能

陈皮能抑制葡萄球菌的生长。

陈皮所含挥发油对消化道有缓和的刺激作用，有利于胃肠积气的排除。并能使胃液分泌增多，而助消化，亦即行气健脾之说。并能刺激呼吸道黏膜，使分泌液增多，有利于痰液的吐出，此即化痰之说。同时陈皮略有升高血压、兴奋心脏的作用，使用亦应加以注意。

陈皮在生活中有许多妙用：

1.巧防晕车：在上车前一小时，用鲜橘皮内折成2层，对准鼻孔，用手挤捏橘子皮，皮中会喷射出数股细小的橘香油雾，将其吸入鼻孔，在上车后继续按此操作，可有效地防治晕车。

2.巧解酒：用鲜橘皮30克，加盐少许，煎汤饮服，醒酒效佳。

3.巧除异味：用橘皮切细晒干，散放在房间各个角落，能消除异味。

❀ 临床经验

1.治疗胃脘痞闷：陈皮6克，苍术9克，川朴12克，枳壳4.5克，水煎服。

2.治疗醉酒或伤酒呕吐：陈皮、葛花各10克，砂仁3克，水煎代茶。

❀ 禁 忌

陈皮属辛散温燥之品，舌红津少，或内有实热，热痰咳嗽等，均须慎用。

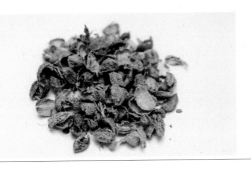

砂 仁

咏砂仁

砂仁建胃能安胎，
性温味辛香自来。
善治呕吐与泄泻，
千杯不醉乐开怀？

中医认为，砂仁性温，味辛，入脾、胃、肾经，功能化湿开胃、温脾止泻、理气安胎、兼能解酒，主湿浊中阻、脘痞不饥、脾胃虚寒、呕吐泄泻、妊娠恶阻、胎动不安、解酒醒醉。

《本草纲目》记载砂仁"补肺醒脾，养胃益肾，理元气，通滞气，散寒饮胀痞，噎膈呕吐，止女子崩中，除咽喉口齿浮热，化钢铁骨梗"。

《本草经疏》指用砂仁"凡腹痛属火，泄泻得之暑热，胎动由于内热，咽痛由于火炎，小儿脱肛由于气虚，肿满由于湿热，上气咳嗽由火冲返肺而不由寒气所伤，皆须详察鉴别，难以概用"。

在临床上用于治疗消化不良，常配木香。如属急性消化不良，加配枳实、白术；如属气虚所致慢性消化不良，或病后脾胃虚弱而致食少腹闷，须配健补脾胃以善其后，则配补气药，方如香砂六君汤。

用于治疗寒湿泻痢，如属急性肠炎，可配苍术；如属慢性痢疾，兼有腹痛脘闷、食欲不振者，可在治痢方中加砂仁、木香，以行气止痛、止泻。

用于脾胃湿滞引起的脘闷呕恶诸症，取砂仁能芳香化湿，和中止呕，多与半夏、藿香等同用。

用于妊娠呕吐，胎动不安，但因胎靠母体气血营养，故多与补气药、补肾药如白术、桑寄生、杜仲等同用。

如缺砂仁，可用益智仁代替。两者性味与功用类似，均有健胃作用，可配木香加入益气药内，以健脾和胃。

砂仁亦是药食两用之中药。民间有用砂仁解酒，千杯不醉之说，笔者曾用砂仁泡沸水代茶，治疗多例因饮酒过量而致呕吐的患者，效果很不错。但不可因砂仁善解酒，而恣意酗酒，以免喝坏身体。

现代医学研究表明，砂仁含挥发油，其中主要为右旋樟脑、冰片、醋酸冰片酯、橙花椒醇等，另含黄酮类成分。

🦋 功　能

砂仁对胃肠双向调节，小剂量促进胃肠蠕动，大剂量抑制胃肠运动；抑制血小板凝集，抗溃疡，能促进胃液分泌，并可排除消化道积气。

🦋 临床经验

1.治疗胃、十二溃疡，慢性胃炎（属脾胃虚寒型）：用鲜猪肚完整一个，里外用盐，地瓜粉反复摩擦，多次用清水冲洗干净，纳入砂仁10克（袋装），放入猪肚内部，两头用缝被线（绵纱线）扎紧，隔水干炖，至烂，分数餐食完，有良效。

2.砂仁粥：粳米100克、砂仁3克（研末过筛备用），粳米淘洗干净，放入砂锅，加入一定量的清水，大火煮沸，小火熬至粥烂且稠，放入砂仁末，加盐及调味品，再煮1~2沸，放入适量麻油、葱花即成。

本粥具有暖脾健胃，化湿行气消胀的功效，适用于老年人脾胃虚弱，食欲不振，或腹胀，恶心欲呕，口中黏腻者服用。其他年龄层，包括妊娠反应，有类似症状者均可服用。尤其是对浅表性胃炎、胃十二指肠溃疡、胃痛、胃胀有效。经常服用，有养胃健脾，暖肺养肾的保健功效。

🦋 禁　忌

阴虚有热之人及妇女产后不宜食用，患有肺结核、支气管扩张、干燥综合征等病者亦不宜食用。

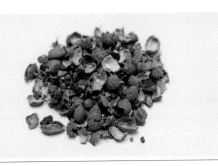

益智仁

<table>
<tr><td>咏益智仁</td><td>益智性温味且辛，
温脾止泻能固精。
改善记忆增智力，
强心抑癌效可钦。</td></tr>
</table>

中医认为，益智仁性温，味辛，入脾、肾经，功能温脾止泻、摄唾暖肾、固精缩尿，主治脾虚泄泻、腹中冷痛、口多唾涎、肾虚遗尿、小便频数、遗精白浊等症。

《本草纲目》称益智仁"治冷气腹痛，及心气不足，梦泄，赤浊。热伤心系，吐血、血崩"。

《本草拾遗》称益智仁"止呕哕，治遗精虚漏，小便余沥，益气安神，补不足，利三焦，调诸气。夜多小便者，取二十四枚，入盐同煎服"。

《医学启源》称益智仁"治脾胃中寒邪，和中益气。治人多唾，当与补中药内兼用之"。

在临床上，益智仁治疗脾肾虚寒所致的泄泻、遗尿、小便频数，常配其他补肾和固涩药，如菟丝子、桑螵蛸、乌药、山药等，方加缩泉丸加味。

治脾胃虚寒所致的腹部冷痛、呕吐、泄泻、食欲不振、唾液分泌增多，常配入陈夏六君子汤或理冲汤内。

现代医学研究表明，益智仁果实内含挥发油，油中主要成分为和桉油精占55%，尚含有姜烯、姜醇以及多种微量元素，丰富的 B 族维生素、维生素 C，还有多种氨基酸；微量元素中有锰、钠、钙、镁、磷、铁、铜等。其中锌、锰、维生素 B_1、维生素 B_2、谷氨酸及天冬氨酸含量最高，高于一般补阳药。

功　能

1. 益智仁对前列腺素合成有抑制作用。

2. 益智仁有强心作用。

3. 益智仁对钙有拮抗作用，对氯化钾引起的大动脉收缩有明显的抑制作用。

4. 益智仁可抑制回肠收缩，并有一定的抗癌作用。

5. 益智仁可抗胃损伤，可升高外周血液白细胞。

6.益智仁能促进机体新陈代谢，增强免疫力及增强记忆力作用。

🈯 临床经验

1.增强记忆力：笔者曾根据国内的"益智1号"加益气聪明汤，在日本、加拿大、新加坡、马来西亚等地试用于学生考试复习时改善记忆力，效果满意。全方如下：益智仁6克，制首乌15克，石菖蒲3克，葛根15克，川芎6克，赤芍9克，蔓荆子9克，升麻6克，黄芪15克，党参15克，黄柏6克，水煎服。

2.治疝痛、连小腹挛搐：益智仁、干姜、甘草、小茴香各9克，乌头（炮、去皮）、生姜各15克，青皮（去皮）6克，上切细，每服12克，水2盏，入盐少许，煎至七分，空心食前温服。（《济生方》益智仁散）

🈲 禁 忌

阴虚火旺者禁服。

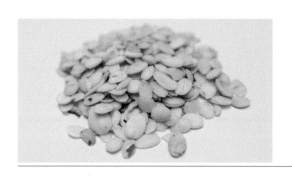

桃 仁

咏桃仁

桃仁性平味苦甘，
活血通经治便难。
名师新拟生化汤，
我辈后学可勤参。

中医认为，桃仁性平，味苦、甘，入心、肝、大肠经，功能活血化瘀、润肠通便、止咳平喘，主治经闭痛经、跌仆损伤、肠燥便秘、咳嗽气喘、产后恶露不净等症。

《本草纲目》记载桃仁"主血滞风痹，骨蒸，肝疟寒热，鬼疰疼痛，产后血瘀"。

《神农本草经》称桃仁治"瘀血血闭，癥瘕邪气，杀小虫"。

《名医别录》称桃仁"止咳逆上气，消心下坚硬，除卒暴出血，通月水，止腹痛"。

桃仁为破血祛瘀要药，用于血滞经闭、血瘀腹痛、蓄血发狂等症，常与桂枝、大黄等同用，如桃仁承气汤。

用于治疗肠燥便秘，取其体润多脂，有润燥滑肠之效，常与郁李仁、杏仁、柏子仁、松子仁等同用，如五仁丸。

桃仁在妇科上应用广泛，治血瘀经痛、经闭，表现有下腹胀痛，经行不畅、夹有瘀块、经血量少，甚至数月未潮，舌质紫暗，或舌边有瘀点，脉涩或沉缓。治宜化瘀与调经相结合，常用桃仁、红花配四物汤；如气血虚弱较甚，用桃仁、红花配八珍汤；如气郁疼痛较明显，可在桃红四物汤基础上再加柴胡、牛膝、枳壳等，方如血府逐瘀汤。福建省中医妇科名家孙朗川主任医师，曾在"生化汤"基础上加黄芪、益母草、山楂；效果更好，可资参考。

现代医学研究表明，桃仁含有野樱苷、苦杏仁苷、磷脂、糖脂、苏氨酸、天冬氨酸、丝氨酸等氨基酸以及蛋白质、甾体、甲基苷等。

❀ 功 能

桃仁可抑制血栓形成，抗凝血；增加血流量，改善微循环；抗过敏；镇痛；帮助通便等作用。

❀ 临床经验

1.治血滞经闭、痛经：桃仁、红花各9克，丹参、怀牛膝各15克，水煎服。

2.治肝脾肿大：桃仁、川芎各9克，醋鳖甲、丹参各15克，水煎服。

❀ 禁　忌

孕妇禁用，体质虚弱者慎用。

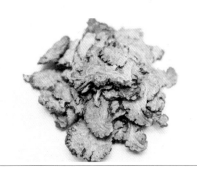

川 芎

咏川芎

上行头目医头痛，
下调冲任能通经。
旁达四肢散瘀结，
风湿痹痛用亦清。

中医认为，川芎性温，味辛，入肝、胆、心包经，功能活血行气、祛风止痛，主治月经不调、经闭经痛、癥瘕腹痛、胸胁刺痛、跌仆肿痛、头痛、风湿痹痛等症。川芎能上行巅顶，下达血海，外彻皮毛，旁通四肢，为活血行气，祛风止痛要药。初学中医，即知"腰痛杜仲，头痛川芎"。

《神农本草经》称川芎"主中风入脑头痛，寒痹，筋挛缓急，金创，妇人血闭无子"。

《药性论》称川芎"治腰脚软弱，半身不遂，主胞衣不出，治腹中冷痛"。

《医学启源》称川芎"补血，治血虚头痛"。

《本草纲目》称川芎"燥湿，止泻痢，行气开郁"。

在临床上，"头痛川芎"，并不是对所有的头痛都适用。川芎性味辛散，擅长于祛风，主要对感冒风寒的头痛以及与风湿有关的偏头痛有效。

治风寒感冒头痛，常配细辛、白芷、防风、荆芥等以加强解表镇痛作用，如"川芎茶调散"。

与风湿有关的偏头痛，除配细辛、白芷、羌活，尚可配僵蚕、胆南星、天麻等以加强祛风作用。

此外，肝郁气滞所致的瘀血头痛，也可以用川芎，配柴胡、枳壳、赤芍、桃仁、红花等，方如"血府逐瘀汤"。

产后血虚所致的头痛，如血虚程度不严重，也可以用川芎，配当归、白芍、香附等。

至于高血压病、肝阳上亢、肝火偏旺、严重血虚所致的头痛，则不宜用川芎，因用后往往头痛没有减轻，甚至会发生眩晕，应加以注意！

用于治疗月经不调：经痛、经迟、经少，甚至闭经而表现有唇淡、面白、小腹痛者，常配其他养血药治疗，著名的四物汤，即由川芎、当归、熟地、白芍组成。福建省著名中医妇产科名家孙朗川，认为这是妇科调经基本方，虚寒较甚者加配肉桂、艾叶、干姜；瘀痛较甚者酌加桃仁、红花、台乌之类。

治疗脑卒中后遗症，出现肢体偏瘫，可加黄芪、赤芍、地龙等，如"补阳还五汤"等。

现代医学研究表明，川芎含生物碱、阿魏酸、挥发油、伪内酯类以及维生素 A、叶酸、甾醇等。

❀ 功 能

川芎能扩张冠状动脉，增加冠状动脉血流量，补充心肌营养，降低心肌耗氧量，增加机体血流量，改善微循环，抑制血小板凝集。其所含阿魏酸的中性成分，对子宫平滑肌作用明显：小剂量能促进子宫收缩，大剂量能抑制子宫收缩，奏调经之效。川芎能抗脑缺血，降血压，加速骨折局部血肿吸收；镇静；抑制支气管平滑肌收缩；增强免疫功能；抗炎；抗肿瘤。

❀ 临床经验

1.治疗慢性阑尾炎：川芎、当归各 10 克，赤芍 50 克，泽泻 25 克，白术、茯苓各 12 克，败酱草 30 克，水煎服。

2.治疗产后气血虚弱，乳汁不足：川芎、王不留行、木通、桔梗、穿山甲各 6 克，黄芪、党参各 15 克，当归、熟地各 10 克，猪脚一对（洗净、去毛、切块），水煎服直至猪脚闷烂，喝汤，吃猪脚。

❀ 禁 忌

月经过多、出血性疾病、阴虚火旺，均不宜用川芎。

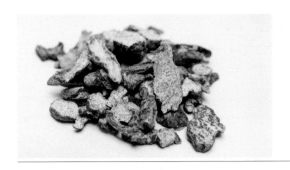

苍 术

咏苍术

苍术燥湿能健脾,
善治夜盲效亦奇。
施师妙用治糖尿,
玄参淮山合黄芪。

中医认为,苍术性温,味苦、辛,入脾、胃、肝经,功能燥湿健脾、祛风散寒、明目,主治脘腹胀满、泄泻、水肿、脚气痿躄、风湿痹痛、风寒感冒、雀目夜盲。

《珍珠囊》称苍术"能健脾安胃,诸湿肿非此不能除"。

《本草求原》称苍术"止水泻殖泄,伤食暑泻,脾湿下血"。

《本草纲目》记载苍术"治痰湿留饮,或挟瘀血成囊,及脾湿下流,浊沥带下,滑泻肠风"。

在临床应用上,苍术为祛湿的重要药物,不论内湿、外湿都可应用。

先师赵菜教授认为:苍术与白术的区别,前者偏外,后者偏内。苍术通过燥湿而健脾,白术通过健脾而燥湿。前者偏攻,后者偏补,有时两者兼用,既清外湿,又清内湿,如"完带汤"中二术并用,则止带效果更好。

北京四大名医施今墨老师,亦善用苍术,曾用苍术、玄参及淮山、黄芪这两个药对治疗 2 型糖尿病,取得良好的效果。

慢性非特异性结肠炎,是一种较为难治的顽疾,其发病率在我国有逐渐增多的趋势;在欧美国家的调查中,1 万人当中该病的发病率为 4.5%。广东省名老中医岑鹤龄,根据自己多年的临床经验,重用苍术,配伍川黄连、车前子等治疗本病,取得较好的疗效。

在临床上应用苍术治疗消化不良,症见胃脘满闷,食欲不振、或吐或泻,配厚朴、陈皮,方如平胃散;如偏于热滞,亦可配神曲、香附、栀子等配合治疗。

苍术用于治疗风湿,常配麻黄、桂枝、薏苡仁等,以加强镇痛效果。如为热痹,则配石膏等清热,方如白虎加苍术汤。

现代医学研究表明,苍术含挥发油,其中主要为苍术醇、苍术酮,又含有大量的维生素 A、维生素 D。

功 能

苍术有如下功能：①健胃。②利尿、发汗。③镇静。④降血糖。⑤强壮、明目。⑥对外科结核病有显著疗效。

临床经验

1.治疗细菌性痢疾：炒苍术90克，制大黄、炒杏仁、羌活、制川乌各30克，共研为细末，1.5克为一包，每次服1包，每日服两次，快则2~4天痊愈，慢则6~8天痊愈。

2.治目疾内外障：苍术30克，黑芝麻10克，石决明15克，栀子、石斛各12克，羊肝、猪肝各30克，用水500毫升煎至200毫升，常服能改善视力。

禁 忌

苍术较辛燥，故阴虚血燥，有咯血、鼻衄者不宜用。

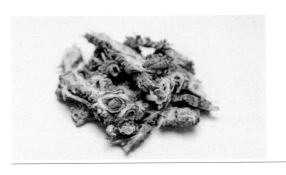

藁 本

藁本味辛性而温，
善治寒湿巅顶痛。
无汗身疼鼻塞重，
酌用局方神术汤。

中医认为，藁本性温，味辛，入膀胱经，功能祛风散寒、除湿止痛，主治风寒表证、巅顶头痛、风湿痹痛。

《神农本草经》记载藁本"主妇人疝瘕，阴中寒肿痛，腹中急，除风头痛，长肌肤"。

《珍珠囊》称藁本"治太阳头痛、巅顶痛，大寒犯脑，痛连齿颊"。

《本草纲目》记载藁本"治痈疽，排脓内塞"。

藁本常用于治疗由外感风寒、寒湿而引起的头痛，即感冒头痛。尤其是适用于巅顶头痛。也可以缓解偏头痛、肩膀酸痛、身痛等症。治疗鼻炎、鼻窦炎引起的头痛也有较好的疗效。常配辛夷花、苍耳子、白芷、川芎等同用。

现代医学研究表明，藁本含挥发油，由藁本酚、双甲氧丙烯苯等组成，并含软脂酸。

🌸 功 能

藁本有镇痛、镇静，解热、降温；抑制平滑肌收缩；解除气管平滑肌痉挛；兴奋子宫；扩张血管，降血压；提高耐低氧能力；抗炎、抗真菌、抗腹泻、促进胆汁分泌、抗溃疡、抑制流感病毒等作用。

🌸 临床经验

1.治疗风寒感冒，湿邪袭表，症见头痛无汗，发热恶寒，鼻塞声重，身体疼痛，咳嗽头晕，以及大便泄泻等症。

方用：藁本、川芎、白芷、羌活、细辛、炙甘草各4.5克，苍术9克，水煎服。[《太平惠民和剂局方》神术散（汤）]

2.治疗风寒脊背酸痛：藁本、防风、骨碎补、威灵仙、桑枝、桂枝各9克，水煎服。

3. 治风湿腹痛：藁本、川楝子、延胡索、制香附各 9 克，生姜 5 克，水煎服。

🌿 **禁 忌**

阴虚阳亢、阴血不足引起的头痛，不宜用藁本。

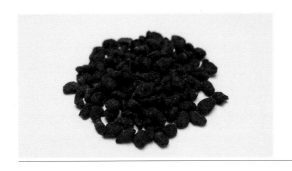

淡豆豉

咏淡豆豉

豆豉苦辛性微凉，
外感初起加姜良。
小儿食积兼感冒，
单味煎汤效力强！

根据其加工方法的不同，淡豆豉性味有偏寒与偏温的区别，目前临床上使用的多属凉性。

中医认为，淡豆豉性微凉，味苦、辛，入肺、脾经，功能解表除烦、宣发郁热、健胃、助消化、止血，主治感冒、寒热头痛、烦躁胸闷、虚烦不眠、消化不良、血尿等症。

李时珍《本草纲目》中记载："豆豉调中下气，治伤寒温毒发斑。其豉调中下气最妙。黑豆性平，作豉则温。既经蒸暑，故能升能散。得葱则发汗，得盐则能吐，得薤则治痢，得蒜则止血"。并指出能"下气，调中，……治呕逆"。

《名医别录》记载淡豆豉"主伤寒头痛寒热，瘴气恶毒，烦躁满闷，虚劳喘吸，两脚疼冷，又杀六蓄胎子诸毒"。

《药性论》称淡豆豉"主下血如刺者，治时疾热病发汗，又寒热风，胸中生疮者"。

在临床应用来看，用于治疗轻型感冒，发热无汗，胃脘饱满，配葱白（葱豉汤）；治疗阴虚感冒也十分合适，取其轻度发汗而不伤阴，配玉竹、薄荷等，如加减葳蕤汤。

用于治疗热病后虚烦不眠，配栀子，方如栀子豉汤。

用于治疗血尿，在相应的方剂中加入淡豆豉，有助于止血尿。笔者曾用福州民间单方，荠菜加淡豆豉、茅根治疗百余例泌尿系统感染引起的血尿，均获良效。

本品尚有健胃、助消化作用，治疗婴幼儿及儿童感冒兼有纳呆者尤宜。

现代医学研究表明，淡豆豉含有蛋白质、胆碱、维生素 B_1、维生素 B_2、多种氨基酸、酶等物质。

❀ 功 能

淡豆豉能轻微发汗，有健胃、助消化、降血脂、降血糖、抗炎、抗肿瘤、镇痛等作用。

日本人称淡豆豉为纳豆，并用纳豆做成保健品。日本因在纳豆泡制过程，控菌取得良好效果，其所制纳豆富含多种营养素，常吃可预防便秘、腹泻等肠道疾病，能提高骨密度，预防骨质疏松。还可以双向调节血压，溶解陈旧性血栓斑块，调节血脂，消除疲劳，能综合提高人体免疫力。长期服用，具有显著抗衰老作用。日本古书《和汉三才图会》记载"纳豆自秦汉以来开始制作，始于中国的豆豉"。

🌸 临床经验

1. 治疗感冒初起而鼻塞流涕，头痛：淡豆豉 15 克，葱白 5 根，水煎服。

2. 治烦闷不眠：淡豆豉、生栀子各 12 克，水煎服。

3. 治小儿食积感冒：淡豆豉 20~100 粒（3 岁小儿 50 粒左右），先将淡豆豉浸泡半小时，然后用火煮沸，转小火再煮 1 小时，变成浓汤则可服用。既治感冒，又消食积，且口感好，小儿易于接受。

🌸 禁　忌

淡豆豉有退乳作用，哺乳期妇女不宜用。

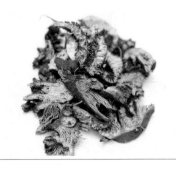

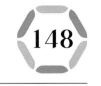

升 麻

咏升麻

微辛微甘性微寒，
阳陷眩晕治不难。
久泻下痢升中气，
清热解毒治口疮。

中医认为，升麻性微寒，味辛、微甘，入肺、脾、大肠、胃经，功能发表透疹、升举阳气、清热解毒，主治时气疫疬、头痛寒热、喉痛口疮、斑疹不透、中气下陷、久泻久痢、妇女崩带、子宫脱垂、疮毒痈肿、脱肛等症。

《神农本草经》记载升麻"主解百毒，辟温疾，瘴邪"。

《日华子本草》指升麻"安魂定魄，游风肿毒，口气疳"。

《本草纲目》记载升麻"消斑疹，行瘀血，治阳陷眩晕，胸胁虚痛，久泻下痢，遗浊、带下、崩中、血淋、下血，阴痿足寒"。

升麻在临床应用上，一般表症较少使用。其有一定清热解毒功力，用以治疗胃火亢盛的牙龈浮烂、口舌生疮及咽喉肿痛，常与银花、连翘、黄连、石膏等配伍。

另一方面，升麻有升举透发的功效，其作用与柴胡、葛根相近而力强。配柴胡则用于升提，配葛根则用于透疹。"泻久应加升提药，一味升麻可当充"，治疗久泻久痢，在辨证基础上，酌加升麻，可提高疗效。

现代医学研究表明，升麻含升麻素、升麻碱、升麻醇木糖苷、水杨酸、阿魏酸、咖啡酸、多种苷类。

🌸 功 能

升麻有抑制结核杆菌、皮肤真菌；解热降温；镇痛；镇静；抗惊厥、抗肝损伤、解除平滑肌痉挛等作用。

🌸 临床经验

1. 治疗脱肛、子宫下垂、中气不足脾虚泄泻：黄芪、甘草各6克，党参12克，白术4.5克，升麻、柴胡、当归、陈皮各3克，水煎服。（《脾胃论》补中益气汤）

2. 治疗口腔溃疡：升麻9克，银花、爵床、积雪草各15克，水煎服。

🌿 禁 忌

脾胃虚寒者慎用；升麻用量不宜过大，常用量 2.4~9 克，超过这个用量，有一定刺激性，易引起呕吐、头目眩晕等副作用。

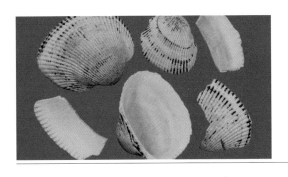

瓦楞子

咏瓦楞子

性平味咸瓦楞子，
能医顽痰与瘿瘤。
胃痛泛酸最适用，
癥瘕痞块服能消。

瓦楞子为软体动物蚶科泥蚶的贝壳，就是泥蚶、血蚶这一类蚶的贝壳。

中医认为，瓦楞子性平，味咸，入肺、胃、肝经，功能消痰化瘀、软坚散结、制酸止痛，主治顽痰积结、黏稠难咳、瘿瘤、瘰疬、癥瘕、痞块、胃痛泛酸等症。

《日华子本草》记载瓦楞子"烧过醋淬，醋丸服，治一切血气、冷气、癥癖"。

《丹溪心法》指出瓦楞子"能消血块，次消痰"。

《医林集要》称瓦楞子"去一切痰积、血积、气块，破癥瘕，攻瘰疬"。

先师赵棻教授生前亦善用瓦楞子。用于消痰软坚，治疗瘰疬、结核、瘿瘤等疾病，常与浙贝、浮海石、炮山甲等同用；用于化瘀散结，治疗妇科炎症及子宫肌瘤、卵巢囊肿，常与莪术、桃仁、鳖甲等同用；用于制酸止痛，治疗各种胃炎引起的泛酸、烧心、胃脘疼痛，可与蒲公英、党参、川黄连、吴茱萸、延胡索等同用；配滑石，能软坚化石，通淋止痛，可治尿路结石之尿道疼痛小便不利等症；配半夏曲，能降逆和胃制酸，消胀止痛，可用于湿郁化热吞酸诸症，大便稀者更为适用。

瓦楞子与海浮石比较：两者都能清化热痰，适用于痰黏不易咳出，其区别为用于风邪热咳时，海浮石较好；用于肺气肿喘息性慢性支气管炎之类，瓦楞子较优。瓦楞子还能入血分散瘀滞，如《伤寒论》治妇人热入血室，发病如狂者，除针刺期门外，还可以用小柴胡汤加桃仁、海蛤壳（瓦楞子）以消散瘀热。

现代医学研究表明，瓦楞子含大量碳酸钙，少量磷酸钙，尚含少量镁、铁、硅酸盐、硫酸盐、氯化物及有机质。

功　能

瓦楞子所含碳酸钙可中和胃酸，减轻泛酸、胃痛等症状。

🌀 临床经验

1. 治胃痛泛酸：瓦楞子 270 克（醋煅 7 次），乌贼骨 180 克，广皮 90 克（炒），研极细末，每次 6 克，食后用温开水送下。

2. 治疗癥瘕肿块，老痰积结：瓦楞子 16 克，三棱、莪术、制半夏、桃仁各 6 克，木香 9 克，醋鳖甲 12 克，水煎服。

🌀 禁　忌

无痰积瘀结者不宜。

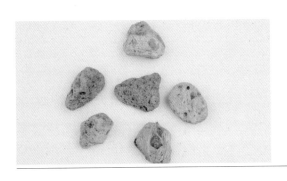

浮海石

> 咏浮海石
>
> 海石味咸性且寒，
> 善能清肺化顽痰。
> 软坚散结消积块，
> 瘿瘤结石医不难。

浮海石为珊瑚之一种，投入水中浮而不沉，故名浮海石。亦有用火山岩浆形成之石块入药者，性味功能大致相同。中医认为，浮海石味咸性寒，入肺经，功能清化热痰、软坚散结，主治肺热咳嗽、顽痰积块、瘿瘤瘰疬、结石等症。

古代名医朱震亨认为："海石，治老痰积块，咸能软坚"。

《本草纲目》记载"浮石，气味咸寒，润下之用也。故入肺除上焦痰热，止咳嗽而软坚。清其上源，故又治诸淋"。

在临床上，浮海石配胆南星，胆南星苦凉，息风清热，豁痰定惊。两者配伍，使清热豁痰功效更加显著，用于治疗痰热壅肺之烦热口渴，气喘胸闷，咳痰黄稠，咳之不爽者，或痰热蒙蔽清窍之神昏、痉厥，惊痫抽搐等症，相互益彰。

浮海石配伍滑石，滑石甘寒，质重而滑，清热渗湿，软坚散结，利水通淋而止痛。用于治疗小便困难，淋沥不净，癃闭，或砂淋、石淋之小便不畅，尿道疼痛等症，均有良效。

浮海石配伍旋覆花（旋覆花味咸性温，入肺、肝、胃经，宣肺平喘，消痰行水，降气止呕），两者合用，共奏清肺宣肺、化痰消痰之功效。用于治疗痰热咳嗽，痰稠咳吐不爽，胸闷不舒等症效果更好。

现代医学研究表明，浮海石一般由铝、钾、钠的硅酸盐所组成，亦含有氯、镁等物质。珊瑚类浮海石含碳酸钙，火山岩浮海石含氧化硅。

🌀 功　能

浮海石对结核杆菌有较强的抑制作用，临床上亦有用于肺结核咳嗽痰稠者。

🌀 临床经验

1.治疗甲状腺良性肿物：海藻、昆布、忍冬藤、水红花子各15克，浮海石、冬瓜皮各30克，水煎服。每日一剂，20剂为一疗程。治疗31例，总有效率为

58%。临床证明，本方能使肿物消失或缩小。（《北京中医》1991.（5）.36）

2.治疗乳腺囊性增生病：柴胡、赤芍、枳壳、青皮、王不留行、莪术、浮海石、夏枯草各15克，甘草5克，水煎服，日一剂。15天为一疗程，治疗96例，结果：痊愈81例、显效9例、好转6例。治疗时间最短者1个疗程，最长者4个疗程。（《四川中医》1990.8（11）：42）

3.治疗尿路结石：浮海石、穿破石、滑石、石韦各30克，台乌、路路通各15克，鸡内金、琥珀各10克。随证加减，治疗35例，除2例中转手术取石外，其余33例服药后排出结石者14例，结石位置下移或缩小（经X线照片）者18例，无效1例。（《实用医学杂志》1991.7.（2）：90）

禁 忌

虚寒咳嗽者不宜。

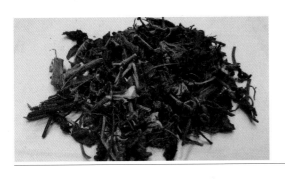

151

野麻草

咏野麻草

从少就识野麻草，
肠炎菌痢服之好。
破碗托得珍珠回，
民间亦称长寿草。

少年时代，笔者经常患肠炎与菌痢，赖老祖母前往山头田边采集野麻草，与红糖板煎服，很快病就痊愈。有时，自己也会前往采集，所以从少就识得这种青草药。长乐人称这种草药为"破碗托珍珠"，亦有称"海蚌含珠"。主要外形像个小小缺角的破碗，夏季腋生细小褐色花，单性，雄花序穗状，雌花序和果均藏于对合的叶状苞片内，叶状苞片又似蚌壳，故又称"海蚌含珠""叶里藏珠"等。还有一个别名叫"铁苋菜"。

中医认为，野麻草性凉，味苦、涩，入心、肺、大肠、小肠经，功能清热解毒、凉血止血、消积止痢，主治肠炎痢疾、吐血衄血、便血尿血、小儿疳积、疟疾、崩漏、痈疔疮疡、皮肤湿疹、皮炎、毒蛇咬伤等症。

《草木便方》记载野麻草"止泻痢，治虚热，牙痛腮肿，二便热结"。

《天宝本草》记载野麻草"利水通淋，走小肠。红痢煎酒下，白痢用茶下"。

从临床应用来看，野麻草为治痢疾之要药，本品单用或配凤尾草、小飞扬、地榆等，可用于治疗阿米巴原虫痢疾、细菌性痢疾、肠炎腹泻、小儿消化不良、肠伤寒等疾病。

在凉血止血方面，可用于吐血、咯血、衄血、便血、坏死性小肠炎、功能失调性子宫出血、外伤出血（外敷用），单用或配伍用。

现代医学研究表明，野麻草含有生物碱、挥发油、甾体类、有机酸类、黄酮苷、酚类、苷类、还原性糖类及其他还原性物质，鞣质等。

野麻草不但是药品，也是营养丰富的菜品。其嫩茎叶可作菜蔬食用。其富含蛋白质、脂肪、糖类及多种维生素和矿物质。所含的蛋白质比牛奶更容易被人体所吸收。所含胡萝卜素比茄果类高出2倍以上。

野麻草中所含的铁是菠菜的1倍，钙的含量则是3倍，为鲜蔬菜中姣姣者。更为重要的是，野麻草不含草酸，所含的钙和铁很容易被吸收利用，对促进小儿生长发育，对骨折的愈合，有一定的食疗价值。

经常服用野麻草，有利于强身健体，提高机体免疫力。民间又称野麻草为"长寿菜""长寿草"是有一定的科学根据。

功　能

野麻草对各种痢疾杆菌均有较强的抑制作用，对伤寒杆菌、铜绿假单胞菌、金黄色葡萄球菌亦有抑制作用。并能提高血小板数量，提高循环内血小板聚集率，故能止血。尚能杀虫、抗癌、止咳祛痰、解蛇毒、抗氧化、抗感染、抗生育、抗溃疡性结膜炎等作用。

临床经验

1. 治菌痢、肠炎：野麻草 30~60 克，水煎服。

2. 治吐血：野麻草 60 克、淡竹叶 15 克，水煎服。

3. 治小儿疳积：鲜野麻草 30~60 克，鲜猪肝适量，水炖服。

禁　忌

本品寒凉，老年气弱、阴盛阳衰体质慎用，孕妇禁用。

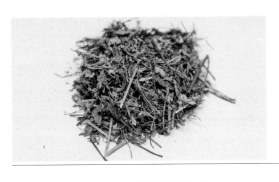

叶下珠

152

咏叶下珠

日开夜合叶下珠，
治病养生多用途。
性味清凉能平肝，
健脾补肾兼明目。
乙型肝炎君莫怕，
长服亦能杀病毒。
小儿禀赋脾胃弱，
只用单味水煎服。

叶下珠也是我从小就认识的青草药之一。少童时代，一但遇到夜间梦呓、磨牙、乱发脾气，家里的大人就会去采集叶下珠，煮水代茶服用，或与鸭肝炖服，或单味煎后加入冰糖烊冲，效果不错。我在那个时候也喜欢服用。留下了深刻的印象。叶下珠蒴果球形如珠，位于叶下，故名"叶下珠"，福州花园草地，多有生长，是一种十分普通的青草药。因为它的叶子日开夜闭，亦称"日开夜闭"。

中医认为，叶下珠性凉，味微苦、甘，入脾、肝、肾经，功能清热解毒、清肝明目、利水消肿、消积退黄，主治目赤肿痛、视力昏花，叶下珠可治痢疾泄泻、黄疸水肿、热淋石淋、小儿疳积、毒蛇咬伤、痈肿、夜盲等症。

《植物名实图考》记载叶下珠"能除瘴气"。

《云南中草药》记载叶下珠"清热除湿，平肝息风。主治破伤风，小儿脐风，小儿黄疸型肝炎"。

现代医学研究表明，叶下珠含没食子酸、阿魏酸、胡萝卜苷、槲皮素、木脂素、黄酮、云香苷、生物碱等。

🌿 功 能

叶下珠有如下功能。

1.保肝。

2.抗菌：对溶血性链球菌、金黄色葡萄球菌、大肠杆菌、福氏痢疾杆菌、伤寒杆菌、铜绿假单胞菌等均有抑制作用。

3.抗乙肝病毒。

4. 抗肝细胞损伤。

5. 抗原发性肝癌。

6. 抗艾滋病毒逆转录酶。

7. 延长凝血活酶时间。

8. 抗肿瘤：包括能抑制胃癌细胞的增殖。

9. 抗内毒素。

10. 镇痛。

从我个人使用叶下珠的临床经验来看，清肝明目是叶下珠最主要的功效。记得家父年过八十之后，有时会感到视力下降，特别到了夜间会看不清东西。他会自行采集叶下珠炖新鲜鸭肝服用，视力很快就得到改善。

叶下珠性凉，对于体内火气较重的人，适当服用能清热解毒，泻火气。在夏天，服用一些叶下珠，有防暑降温，预防泄泻的功用。另外，对湿热内聚或热毒内蕴引起的口舌生疮，有一定的辅助治疗作用。

🌿 临床经验

1. 治疗痢疾、肠炎腹泻：叶下珠、铁苋菜各 30 克，煎汤，加糖适量冲服。

2. 治黄疸：鲜叶下珠 60 克，鲜马鞭草 90 克，鲜半边莲 60 克，水煎服。

3. 治小儿疳积、消瘦、不思饮食：鲜叶下珠 30 克，鲜鸭肝 1 副，炖服，喝汤吃肝。

🌿 禁　忌

体质虚弱、脾胃虚寒者慎用。

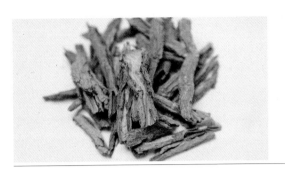

153

地骨皮

咏地骨皮

地骨味甘性而寒，
凉血除蒸治盗汗。
阴虚肺热咳兼喘，
泻白妙用医不难。

地骨皮为茄科植物枸杞的干燥根皮。

中医认为，地骨皮性寒，味甘、淡，入肺、肝、肾经，功能清肺降火、凉血除蒸，主治骨蒸盗汗、阴虚潮热、肺热咳喘、咯血衄血、内热消渴等症。

《神农本草经》记载地骨皮"主五内邪气，热中消渴"。

《本草纲目》记载地骨皮"去下焦肝肾虚热"。

《名医别录》记载地骨皮"主风湿，下胸胁气，客热头痛，补内伤大劳虚极，坚筋，强阴，利大小肠，耐寒暑"。

在临床应用上，本品能清肺止咳，用于肺热咳喘，取其能清肺除热，热去则肺气清肃，喘咳自止，常配桑白皮同用，如泻白散。

地骨皮用于退虚热，由于虚劳及阴虚有汗潮热骨蒸，或久热不退等症，取本品善退有汗骨蒸之效，常与秦艽、鳖甲、知母、银柴胡等同用，如秦艽鳖甲汤、清骨散等。

本品与牡丹皮均可清阳分之热，治劳热骨蒸。但本品宜于有汗之骨蒸，牡丹皮适于无汗之骨蒸，本品善能清肺热，用于肺热咳喘。牡丹皮凉血之功强过地骨皮，并能活血化瘀，因而血热、血瘀之证多用之。

现代医学研究表明，地骨皮主要含桂皮酸和多量酚类物质及甜菜碱、鞣酸、皂苷、枸杞酰胺等。

🌀 功　能

地骨皮主要功能为解热、降压（是直接扩张血管所致），并能降脂、降血糖、抗病原微生物、兴奋子宫等作用。

🌀 临床经验

1. 治疗过敏性紫癜（阴津亏损型）：地骨皮、麦冬、知母各10克，生石膏60克，淮山药 20 克，沙参、石斛、粳米、金银花各 15 克，水煎服。

2. 治疗急性白血病（阴虚内热型）：地骨皮、党参、熟地黄、黄精各 15 克，黄柏、山茱萸、牡丹皮各 10 克，半枝莲 40 克，白茅根 30 克，枸杞子、生地各 20 克，水煎服。

3. 治疗肺热咳喘、间有午后潮热，舌红苔黄，脉细数（包括支气管炎、肺炎等肺热咳喘）：地骨皮 9 克，桑白皮 12 克，甘草 3 克，粳米 6 克（可用淮山药代替），水煎服。本方尤其适用于小孩肺热咳喘。

❀ 禁 忌

外感风寒所引起的发热不要使用本品，以免引邪入里。有脾虚便溏、泄泻者慎用。

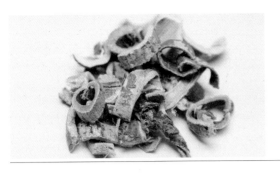

桑白皮

咏桑白皮

味甘性寒桑白皮，
泻肺平喘善利尿。
肌肤浮肿身胀满，
阳水五皮服能消。

中医认为，桑白皮性寒，味甘，入肺、脾经，功能泻肺平喘、利尿消肿，主治肺热咳喘、水肿胀满尿少、面目肌肤浮肿。

本品最早记载于《神农本草经》，李时珍在《本草纲目》中称桑白皮"泻肺，利大小肠，降气散血"。

从现代临床应用来看，桑白皮治肺热咳喘，尤其适用于肺气肿合并感染，以及急性支气管炎之咳喘，一般配枇杷叶、黄芩等；热象较甚，有身热、手足心热时，则配地骨皮等，方如泻白散。本方加减较多用于小儿急性支气管炎。

桑白皮治水肿属于皮水者，所谓皮水，属于阳水范畴，特点是：面目浮肿，四肢肿胀，口渴而不恶寒，小便不利或有咳嗽，可见于急性肾小球肾炎，或由过敏引起的血管神经性水肿，以及病后体弱浮肿偏于热证者。桑白皮能利尿而有助于清热消肿，常配茯苓皮、大腹皮等，方如五皮饮。

现代医学研究表明，桑白皮含黄酮类、呋喃类、香豆素、果胶、挥发油、棕榈酸等。

🌸 功　能

桑白皮有利尿、降压、消炎、镇痛、镇静、抗惊厥等功效。

🌸 临床经验

1.治疗肺结核，症见多痰、咳嗽、咯血、胸痛、潮热、盗汗等：桑白皮、杏仁、百合、陈皮、白及、麦冬、黄芩各9克，柴胡、姜半夏、川贝母、浮海石、竹茹各6克，甘草3克，水煎服。

2.治疗急性支气管炎：桑白皮、杏仁、茯苓、川贝母、枇杷叶、地骨皮各9克，桔梗、甘草各 6 克，水煎服。

3.治小便不利、面目浮肿：桑白皮 12 克，冬瓜仁 16 克，葶苈子 9 克，水煎服。

| ❀ 禁　忌 |

咳嗽和水肿属于寒证者不宜使用。

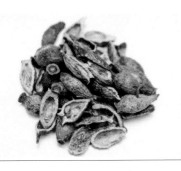

四、其他类

金樱子

咏金樱子

金樱酸涩能固精，
亦治崩漏与尿频。
时人不识抗衰老，
只因富含硒与锌。

中医认为，金樱子性平，味酸、甘、涩，入肾、膀胱、大肠经，功能固精缩尿、止带止漏、涩肠止泻，主治遗精滑精、遗尿尿频、带下量多、久泻久痢、崩漏不止、子宫脱垂等症。

《本草经疏》称"十剂云，涩可去脱，脾虚滑泄不禁，非涩剂无以固之。膀胱虚寒则小便不禁，肾与膀胱相表里，肾虚则精滑，时以小便出。此药（金樱子）气温味酸涩，入三经而收敛虚脱之气，故能主诸症也"。

《蜀本草》记载金樱子："脾虚下泻，止小便利，涩精气。"

在临床应用上，金樱子主要用于补虚与固涩，用途与芡实接近，且常同用。治疗肾虚遗精、尿频、夜尿、脾虚泄泻、白带，方如水陆二仙丸（金樱子、芡实），或与其他补肾固涩药配伍，方如益肾丸（金樱子、益智仁、覆盆子、狗脊、熟地黄、生地、龙骨、牡蛎、茯苓）。本品可治慢性痢疾，常配莲子、芡实等同用。

现代医学研究表明，金樱子含有柠檬酸、苹果酸、鞣酸、鞣质、树脂、维生素C、淀粉、钾、钙、钠等微量元素，特别是含有较为丰富的硒与锌。

🏵 功 能

金樱子有如下功能。

1.固精：含有逆没食子之类物质，功专固敛，善能固精止遗。

2.止遗尿：含有大量的酸性物质和皂苷，能制约膀胱括约肌，延长排尿时间，增加每次排出尿量，可用于治疗遗尿及小便频数。

3.止咳平喘：能抑制平滑肌痉挛，可防止气管痉挛，能止咳平喘。

4.固涩止带：含有收敛物质，可用于肾气亏虚，带脉失约的带下量多清稀等症。

5.涩肠止泻：口服能促进胃液分泌，又可使肠黏膜分泌减少，故有收敛止泻作用。

6.抗菌：含有鞣质等抗微生物物质，对金黄色葡萄球菌、大肠杆菌、铜绿假单胞菌、破伤风杆菌、钩端螺旋体以及流感病毒等均有抑制作用。

7.降血脂：含有脂肪酸、皂苷鞣质，能降低血脂，减少脂肪在血管内沉积，可用于治疗动脉硬化。

8.抗衰老：含有多糖、多种维生素、氨基酸、矿物质，包括丰富的锌、硒等元素，能提高免疫力，延缓衰老。

🐛 临床经验

1治遗精：金樱子、旱莲草、桑椹各15克，水煎服。

2.久虚泄泻下痢：金樱子（去外刺与内瓤）30克，党参9克，水煎服。

🐛 禁　忌

有实火邪热者忌用。本品久服会有便秘及腹痛等反应，应及时停药。

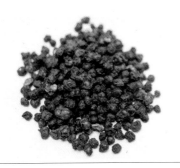

五味子

咏五味子

五味皆备医五脏，
可治心肝脾肺肾。
滋补强壮抗衰老，
收敛固涩担重任。

五味子分南五味子和北五味子，北五味子质量较优。在用药方面，古人对南北五味子有所区分。《本草汇编》记载"五味子治喘嗽，须分南北。生津液止渴，润肺，补肾，劳嗽宜用北者；风寒在肺，宜用南者"。

中医认为，五味子性温，味酸、甘，入肺、心、肾经，功能敛肺滋肾、止津止汗、涩精止泻、镇静安神，主治久嗽虚喘、梦遗滑精、尿频遗尿、久泻不止、自汗盗汗、津伤口渴、短气脉虚、心悸心慌、健忘失眠等症。

《本草纲目》记载"五味子入补药熟用，入嗽药生用。五味子酸咸入肝肾，辛苦入心而补肺，甘入中宫益脾胃"。

《神农本草经》记载五味子"主益气，咳逆上气，劳伤羸瘦。补不足，强阴，益男子精"。

《本草蒙荃》记载"风寒咳嗽，南五味子为奇，虚损劳伤，北五味子最妙"。

《本草通玄》记载五味子"固精，敛汗"。

在临床应用上，五味子用于治疗虚寒喘咳，如偏于肺虚咳喘，有寒痰（如老年慢性支气管炎、肺气肿、支气管扩张等），常配干姜同用。五味子味酸敛肺（镇咳消炎），干姜味辛发散（促进血循环），一敛一开，共奏镇咳平喘之效。前贤曾指出"五味无干姜，肺肾之气仍不能纳降"。从现代医学观点来看，这属于药物的协同作用，能互相增强，相互益彰。此际，五味子用量宜小，3克以下为妥。方如"小青龙汤"。如治肺虚而兼外感之咳嗽，五味子亦宜与干姜或生姜同用。（上述指治肺）

如偏于肾虚喘咳，常配六味地黄汤同用，方如都气丸。虚喘较基者，可加配紫石英、磁石、远志等重镇及安神药，才能收到较好效果。（上述肺、肾同治）

如治慢性肝炎，常配茵陈、大枣等，有降转氨酶作用。（上述治肝）

五味子配麦冬、人参即生脉饮，可治多种心脏病。亦可治疗因汗出过多，气

血耗散而引起的体倦神疲，心悸失眠等症。（上述治心）

五味子配枸杞子、覆盆子、车前子、菟丝子，即五子行宗丸，可治男子弱精不育。（上述治肾）

五味子配补骨脂、肉蔻、吴茱萸、大枣等能温补脾肾，涩肠止泻，治疗多种慢性腹泻与久痢。（上述治脾肾）

现代医学研究表明，五味子含挥发油、五味子素、有机酸、甾醇、多糖、柠檬醛、维生素 C、维生素 E、树脂、鞣质等物质。

🌸 功　能

五味子中的挥发油与非挥发油成分都有镇痛作用。北五味子对中枢神经系统有明显的刺激及强壮作用，故可用于神经衰弱及精神分裂症；对子宫平滑肌有明显的兴奋作用，可用于催产。

五味子能降低转氨酶，减轻肝细胞损伤，促进肝细胞再生，有显著的保肝作用。

五味子有强心作用，可加强心肌收缩力，增强血管张力。

五味子对葡萄球菌、肺炎球菌、伤寒杆菌、痢疾杆菌、霍乱弧菌等均有抑制作用，尤其对铜绿假单胞菌有较强的抗菌作用。

五味子含有多量的有机酸，有健胃助消化功效；并能直接兴奋呼吸中枢，增加呼吸的频率和幅度；能祛痰止咳。

五味子能增强机体对非特异性刺激的防御能力，可增强机体免疫力和抵抗力。又能提高感受器之感受性，对视觉的影响尤佳。前人的经验也认为本品有"补虚明目"之效。其酶提取物还能增强肾上腺皮质功能。因此有强身健体，抗衰老的作用。

🌸 临床经验

1. 治久咳虚喘：五味子 6 克，山茱萸 9 克，熟地黄、淮山药各 15 克，蛤蚧一对，水煎服。

2. 治心悸、失眠：五味子 6 克，生地黄、麦冬、丹参各 15 克，炒枣仁 24 克，水煎服。

🌸 禁　忌

热性喘咳忌用五味子。外感有表邪或内有实热，麻疹初发者慎用五味子。

覆盆子

中医认为，覆盆子性温，味甘、酸，入肝、肾、膀胱经，功能益肾固精、收敛缩尿，主治肾虚遗尿、小便频数、阳痿早泄、遗精滑精、目暗昏花。

《本草衍义》记载覆盆子"益肾脏，缩小便"。

咏覆盆子

覆盆性温味酸甘，
肾虚多尿医不难。
阳痿不育浸酒服，
且能软化心血管。

《本草通玄》记载"覆盆子，甘平入肾，起治阳痿，固精摄溺，强肾而无燥热之偏，固精而无凝涩之害，金玉之品也"。

现代医学研究表明，覆盆子含有有机酸、鞣酸、椴树苷、胡萝卜苷、谷甾醇，丰富的维生素 A、维生素 C、钾、钙、镁等营养元素，以及大量膳食纤维，尚含有水杨酸、酚酸等物质。覆盆子果供食用，在欧洲早有栽培。被欧美国家称为"天然的阿司匹林"，能缓解心绞痛，保护心脏，防治高血压、血管硬化等心脑血管疾病。

功能

覆盆子有明显促进淋巴细胞增殖的作用，能升高睾酮。覆盆子含不饱和脂肪酸，能增强前列腺功能。

临床经验

1.治阳痿不育：覆盆子 60 克，雄蚕蛾 10 克，人参 15 克，蛤蚧 1 对，焙干研末，浸入白酒 1000 毫升，二周后服用，每次 10~20 毫升，每日两次。

2.治疗视物昏花：覆盆子、枸杞子、女贞子各 10 克，熟地黄、制首乌各 15 克，水煎服。

禁忌

本品热而敛小便，凡有小便不利，阴不足而阳亢盛，虚火浮越者不宜用。

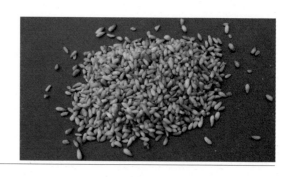

柏子仁

中医认为，柏子仁性平，味甘，入心、肾、大肠经，功能养心安神、润肠通便、止汗，主治阴血不足、虚烦失眠、心悸怔忡、肠燥便秘、阴虚盗汗等症。

咏柏子仁

味甘性平柏子仁，
善能养心与安神。
阴血不足易盗汗，
肠燥便秘服之灵。

《本草纲目》记载"柏子仁，性平而不寒不燥，味甘而补，辛而能润，其气清香，能透心肾，益脾胃，盖上品药也，宜乎滋养之剂用之"。

《药品化义》记载"柏子仁，香气透心，体润滋血。同茯神、枣仁、生地、麦冬，皆浊中清品。主治心神虚怯，惊悸怔忡，颜色憔悴，肌肤瘙痒，皆养血之功也。味甘亦能缓肝，补肝胆之不足，极其稳当。但性平力缓，宜多用之"。

临床应用上，柏子仁为性质平和的安神药，在镇静的同时又兼有一定的补性，对心血虚而致失眠、惊悸、大便燥结的患者，可作为补养药常服。

柏子仁治疗失眠，性能与功用与酸枣仁大致相同，且多配合使用，如柏子宁心汤、天王补心丹。两者的区别是柏子仁专治心血亏损而致的失眠，酸枣仁则兼治肝胆虚火引起的失眠。

柏子仁用于治疗便秘，适用于阴虚、产后和老人的肠燥便秘，性质缓而无副作用，常与火麻仁同用，方如三仁丸（柏子仁、火麻仁、杏仁）。体虚较甚者则配肉苁蓉、当归等。

用于治疗阴虚盗汗，常配牡蛎、五味子、麻黄根和养阴益血之品。

现代医学研究表明，柏子仁含皂苷、脂肪油及挥发油，还含有甾醇、柏木醇、红松内酯、脂肪酸等化合物。

🉐 功 能

柏子仁所含柏木醇，有延长慢波睡眠作用，能治疗失眠；所含谷甾醇，能降胆固醇，可防治高脂血症及预防动脉硬化；所含脂肪油，能润肠通便，治疗便秘。

🌣 临床经验

1. 治疗失眠：柏子仁、枸杞子各 15 克，水煎服，代茶，长期服用有效。

2. 治疗盗汗：柏子仁、党参、枣仁各 15 克，白术、五味子、麻黄根各 9 克，牡蛎 30 克（先煎），半夏曲 6 克，水煎服。

3. 治视力下降：柏子仁与猪肝加猪油适量，蒸后内服。

4. 治脱发：当归、柏子仁各 250 克，共研细末，炼蜜为丸，每日 3 次，每次 6~9 克。

🌣 禁　忌

便溏及痰多者慎用。